TRAITÉ PRATIQUE DE TECHNIQUE ORTHOPÉDIQUE

Conserver la Couverture

TECHNIQUE DU TRAITEMENT

DE

LA COXALGIE

PAR LE

Dr CALOT

Chirurgien en chef de l'hôpital Rothschild, de l'hôpital Cazin-Perrochaud,
de l'hôpital de l'Oise et des départements,
du Dispensaire, de l'Institut orthopédique de Berck, etc.

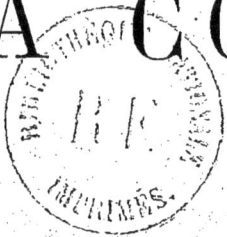

AVEC 178 FIGURES DANS LE TEXTE

PARIS

MASSON ET Cⁱᵉ, ÉDITEURS

LIBRAIRES DE L'ACADÉMIE DE MÉDECINE

120, BOULEVARD SAINT-GERMAIN

1904

TECHNIQUE DU TRAITEMENT
DE LA COXALGIE

TECHNIQUE DU TRAITEMENT

DE

LA COXALGIE

PAR LE

Dr CALOT

Chirurgien en chef de l'hôpital Rothschild, de l'hôpital Cazin-Perrochaud,
de l'hôpital de l'Oise et des départements,
du Dispensaire, de l'Institut orthopédique de Berck, etc.

AVEC 178 FIGURES DANS LE TEXTE

PARIS

MASSON ET Cie, EDITEURS

LIBRAIRES DE L'ACADÉMIE DE MÉDECINE

120, BOULEVARD SAINT-GERMAIN

1904

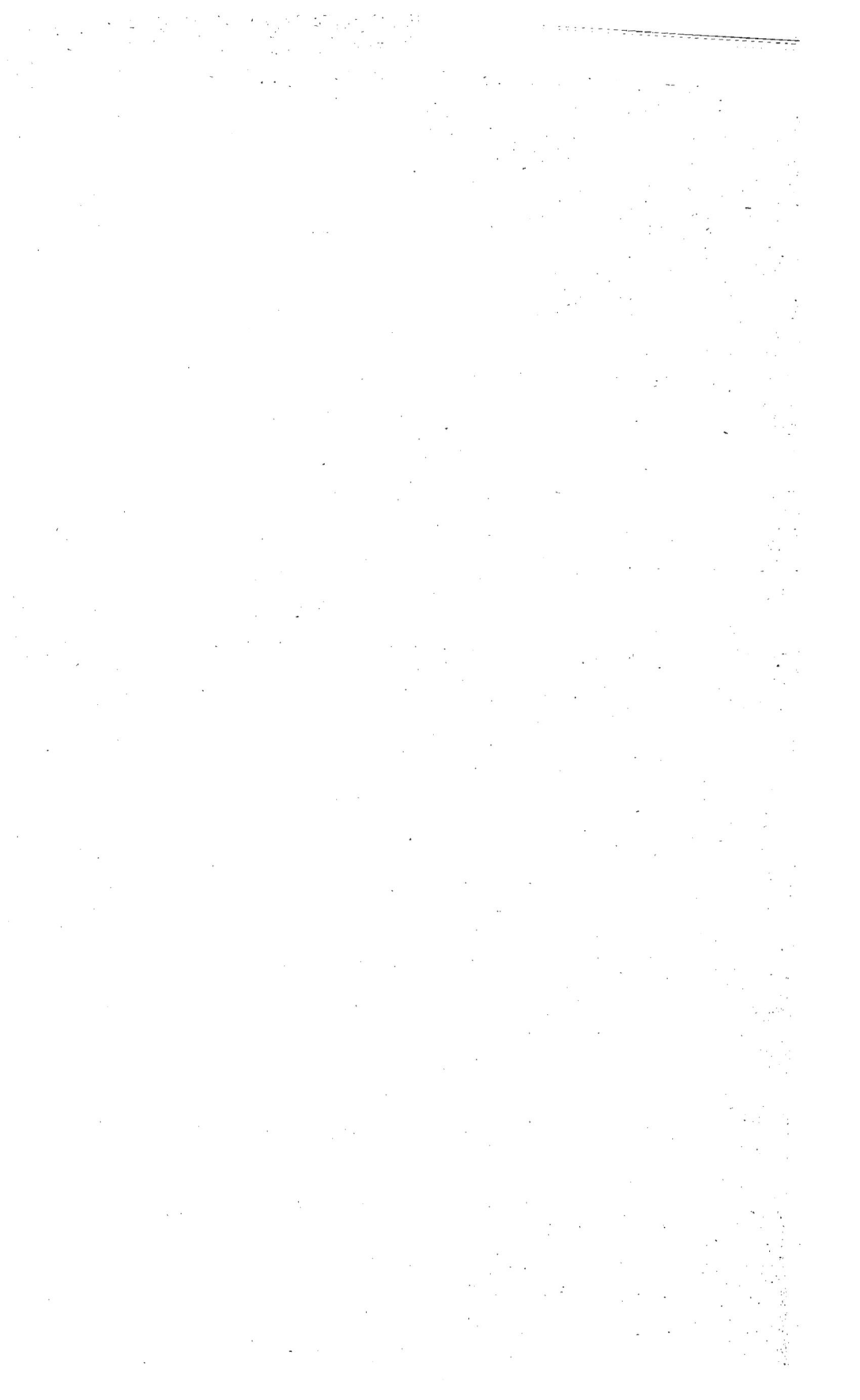

INDICATION SOMMAIRE ET RAPIDE DU CONTENU DE CE LIVRE

(La table détaillée se trouve à la fin du livre, p. 221).

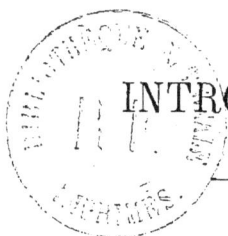

INTRODUCTION

Sommaire. — Ce livre est écrit pour tous les médecins. L'auteur s'y est attaché à indiquer pour chaque déformation congénitale et acquise un traitement, un seul, pratique et simple, que tous les médecins, où qu'ils soient placés, pourront appliquer, ce qui leur permettra de soigner eux-mêmes tous ceux de leurs malades qui, pour des raisons diverses, ne pourront jamais aller au spécialiste...

Se refuser à traiter ces malades, sous prétexte qu'il y a des spécialistes, c'est en réalité, pour qui veut voir les choses telles qu'elles sont, condamner les neuf dixièmes de ces malades à n'être jamais soignés.

S'il n'est pas un médecin qui, un jour ou l'autre, n'aura à soigner une fracture, il n'en est pas un qui n'aura à soigner une coxalgie, un mal de Pott, un pied bot, une luxation congénitale, de la hanche, en un mot une déviation congénitale ou acquise.

Et cela est vrai surtout des médecins éloignés des grandes villes.

Or j'estime que tous les médecins peuvent et doivent arriver à soigner une coxalgie comme ils sont arrivés à soigner une fracture, même compliquée.

Tous les médecins le doivent : — car réserver au seul spécialiste le soin des déviations congénitales ou acquises, c'est en réalité, pour qui veut voir les choses telles qu'elles sont, condamner la presque totalité de ces malades à n'être jamais soignés — puisqu'il n'existe dans la France entière que deux ou trois demi-douzaines de spécialistes, — et mille raisons bonnes ou mauvaises empêcheront toujours l'immense majorité de ces malades d'arriver au spécialiste, ce qui veut dire qu'ils resteront ou deviendront infirmes pour la vie.

Tous les médecins le peuvent : — il n'est pas plus difficile de soigner une coxalgie qu'une fracture ; l'on peut même soutenir que le traitement de la coxalgie comporte moins d'interventions sanglantes, délicates, que celui des fractures compliquées, et je le montrerai dans ce livre.

Ce qui différencie les deux traitements, c'est que l'un est connu et que l'autre ne l'est pas ; — c'est que tous les médecins ont appris à soigner une fracture, et que très peu des médecins de notre génération ont pu apprendre dans nos écoles, avec l'organisation actuelle de notre enseignement, à soigner une coxalgie, un pied bot, une luxation congénitale de la hanche.

C'est dans ce manque d'initiation, si je puis dire, que se trouve l'explication de ce fait, maintes fois avoué et déploré devant moi par bien des médecins, qu'ils n'osent pas se charger du traitement de ces affections orthopédiques qu'ils connaissent mal, et préfèrent s'abstenir et abandonner le malade à son malheureux sort pour échapper ainsi à toute responsabilité... comme si l'on ne pouvait pas pécher par omission, comme si leur responsabilité n'était pas aussi gravement engagée parce qu'ils n'ont pas su éviter une infirmité à cet enfant difforme, que parce qu'ils n'ont pas évité la perte de la vue à cet autre enfant atteint d'ophtalmie purulente, — en négligeant de les soigner l'un et l'autre.

Je ne ferais pas ce rapprochement si je n'avais pas la conviction absolue que tous les médecins peuvent arriver à éviter ce dénouement désastreux, aussi bien dans le cas de difformité que dans celui d'ophtalmie purulente.

Ce qui manque aux médecins, ce sont des notions suffisantes, claires et pratiques, et une technique d'exécution facile qui puissent leur permettre de se conduire aussi bien dans le premier cas que dans le second.

Je le répète, cette insuffisance de préparation est imputable à notre enseignement actuel et nullement aux médecins qui savent faire des traitements (parce qu'on les leur a appris) bien plus ardus et plus difficiles que ceux que comportent les maladies dont je parle.

C'est parce que j'ai cette conviction et cette certitude, c'est parce que tous les médecins français ou étrangers qui m'ont vu à l'œuvre à Berck ont partagé cette conviction, que j'ai entrepris la publication de ces opuscules de technique orthopédique, où je veux donner à tous les praticiens, comme beaucoup me l'ont demandé, les moyens de se rendre utiles et de conduire à bien les coxalgies, les maux de Pott, les pieds bots, les tumeurs blanches, les luxations congénitales de la hanche qu'ils auront à soigner désormais.

Comment, dira-t-on, est-ce que vraiment le besoin de ces nouveaux livres se faisait sentir? N'y a-t-il donc pas, sur ces mêmes sujets, des volumes assez nombreux, assez savants, assez complets, signés des noms les plus considérables!

Oui, certes, répondront les médecins dont je parle. Des livres savants, complets, considérables, il y en a beaucoup, il y en a trop!... L'on y trouve les trente-six méthodes différentes, souvent opposées, qui sont ou ont été en cours dans les divers pays et les divers âges pour le traitement de ces maladies; nous devons faire notre choix un peu au petit bonheur, la vérité paraissant changer suivant les auteurs et suivant les latitudes, et lorsque nous nous sommes décidés pour une méthode plutôt que pour une autre, nous n'en tirons généralement aucun profit. Alors nous ne savons plus qui accuser de l'insuccès : la méthode elle-même ou bien notre maladresse à l'appliquer? Et cette incertitude conduit naturellement au scepticisme et bien vite à l'abstention de toute thérapeutique. Ne sachant ni ce que nous devons, ni ce que nous pouvons faire, nous aimons mieux ne rien faire du tout pour fuir toute responsabilité.

Eh bien, tout cela, c'est le chaos; et les spécialistes voudraient nous masquer dans leurs livres, en paraissant désirer nous la révéler, la vérité sur ces maladies, qu'ils ne s'y prendraient pas autrement.

Ce que nous réclamons de vous, poursuivent-ils, c'est d'abord un exposé de tous les cas qui peuvent se présenter à nous dans la pratique, exposé assez clair pour que nous sachions immédiatement auquel de ces cas rapporter notre malade; ensuite pour chaque cas un traitement, un seul, net et précis, que vous nous apprendrez à appliquer exactement, en guidant à chaque pas nos yeux et notre esprit par l'image et la description écrite de manière qu'il ne nous soit pas possible de nous égarer; vous nous conduirez par la main, du commencement à la fin du traitement. Ce traitement unique, c'est vous qui l'aurez choisi pour nous; nous n'avons ni le loisir, ni la possibilité de le choisir nous-mêmes entre les trente-six procédés que les spécialistes proposent.

Vous nous direz en toute impartialité et sincérité : voici pour chaque cas celui qui m'a le mieux réussi dans ma pratique, celui que je fais actuellement, et voici comment je le fais.

Chaque temps du traitement sera indiqué par une figure ou par plusieurs qui auront été faites sur vos indications et d'après vos malades.

Ne craignez pas d'entrer dans des détails infimes, c'est souvent tel petit détail insignifiant pour vous qui nous arrête et nous fait échouer.

Dites-nous ce qui adviendra de notre malade en cours de route avec le traitement: l'évolution la meilleure et la pire; et la manière de nous conduire dans les deux cas...

J'ai répondu à cette demande parce que je crois qu'on peut combler la lacune signalée.

Il y aura bien toujours le tour de main du spécialiste, oui, sans doute, mais ce tour de main ne compenserait pas pour le spécialiste lui-même l'infériorité qui lui viendrait de la non-observation d'une bonne méthode, — et si vous voulez un exemple, portez-vous au chapitre où est étudiée la construction de l'appareil plâtré dans la coxalgie, suivez les indications très simples que je vous donne et je vous promets que vous ferez un appareil plus précis et plus utile que ceux que font à l'heure actuelle bon nombre de médecins réputés spécialistes.

Deuxième exemple, encore plus démonstratif : N'est-il pas au pouvoir du plus modeste praticien de traiter les abcès de la coxalgie et du mal de Pott par les ponctions et les injections? La technique très simple qu'il trouvera dans ce livre lui permettra de guérir ainsi les coxalgies et les maux de Pott suppurés infiniment mieux et infiniment plus souvent que le plus grand des spécialistes qui interviendrait, à tous coups, le bistouri à la main; or, plus des trois quarts des spécialistes, de par le monde, suivent encore cette pratique désastreuse de l'ouverture des abcès froids symptomatiques...

Mon ambition est grande, on le voit. J'ai voulu écrire les livres que j'aurais désiré trouver au début de ma pratique pour me guider dans le traitement des déviations et des difformités, — mais que je n'ai pas trouvés parce qu'ils n'existaient pas, — et qui n'existent pas davantage aujourd'hui, si j'en juge par les sollicitations dont j'ai été l'objet de la part d'un si grand nombre de médecins.

Il y avait un écueil à éviter : puisque j'étais chargé de faire un choix entre les divers traitements, de m'arrêter toujours à mon traitement personnel en me laissant entraîner parfois par mon amour-propre d'auteur, ou un préjugé de système ou d'école.

Le meilleur moyen de me dégager de tout parti pris et d'échapper à tout reproche, c'était de songer toujours et exclusivement aux médecins à qui je m'adresse. Le seul témoignage que j'attends d'eux est le suivant : Nous avons suivi pas à pas le chemin que vous nous avez tracé et nous sommes arrivés exactement au résultat que vous nous aviez promis.

C'est ainsi que je ne conseillerai pas toujours pour les médecins non spécialistes les traitements qui sont les miens ; car il est dans tel cas exceptionnel des traitements un peu plus parfaits mais plus compliqués, qui n'ont leur raison d'être que dans un institut orthopédique muni de toutes les installations désirables, comme celui que nous avons à Berck : traitements qui ne seraient pas pratiques ni même réalisables dans le milieu où se trouve l'immense majorité des médecins. J'ai donc tenu compte de ces nécessités et de ces différences de milieu, n'ayant d'autre objectif, je le répète, que d'offrir aux médecins le moyen assuré d'arriver à des résultats sensiblement aussi satisfaisants que les miens, heureux si je pouvais faire, suivant le mot d'Ambroise Paré, « qu'il n'y eût personne qui ne devînt par mes écrits beaucoup plus habile que moi ».

Le volume que je donne aujourd'hui est consacré à la coxalgie. Viendront ensuite, — à très bref délai, — les fascicules consacrés à la technique du traitement des tumeurs blanches (par les injections intra-articulaires), à la technique du traitement de la luxation congénitale de la hanche, du mal de Pott, de la paralysie infantile, du pied bot, de la scoliose, etc.

En y regardant bien, dans le traitement de la coxalgie, qui paraît si complexe, au premier abord, tout se réduit en réalité à savoir 1° assurer le repos de la hanche, 2° corriger une attitude vicieuse, 3° maintenir cette correction très exactement par un appareil plâtré bien fait ; à savoir en outre ponctionner un abcès froid et drainer au besoin la jointure de la hanche. Si le médecin sait faire cela, et nous verrons que cela n'est pas difficile avec un bon guide, il sait soigner toutes les coxalgies.

La première partie du livre sera consacrée à l'*étude technique de ces moyens thérapeutiques*.

Dans la deuxième partie, *la partie clinique*, nous dirons les divers cas, les divers aspects sous lesquels la coxalgie se présente à nous et comment nous devons associer et combiner pour chaque cas les moyens thérapeutiques étudiés dans la première partie.

Voilà pour le traitement.

Mais lorsqu'un médecin est appelé auprès d'un enfant qui a boitillé ou s'est plaint de la jambe, les parents demandent d'abord ce qu'a leur enfant, c'est-à-dire le diagnostic, et lorsque le mot de coxalgie aura été prononcé par vous, ils vous demanderont aussitôt s'il guérira, comment il guérira et quand il guérira, c'est-à-dire le pronostic, pour ne s'occuper qu'ensuite de ce qu'il y a à faire, c'est-à-dire du traitement.

Il faut que le médecin puisse répondre à ces questions.

Nous ferons donc précéder l'étude du traitement de deux courts chapitres consacrés au diagnostic et au pronostic de la maladie.

Un livre comme celui-ci ne se conçoit pas sans une illustration extrêmement soignée.

J'y ai apporté toute mon attention; chaque figure a été étudiée par moi avec mon interne et ami Joseph Fouchou, dont le grand talent de dessinateur m'a été très précieux.

Permettre à tous les médecins de faire le diagnostic de la maladie, même dans les cas à peine ébauchés, dès la période d'incubation, d'établir le pronostic autant que cela est possible, de conduire à bien le traitement quel que soit le cas clinique, quel que soit le milieu où ils se trouvent et les ressources dont ils disposent, tel est, en deux mots, le programme que je me suis tracé.

C'est aux médecins qui m'ont demandé ce livre que je dois le dédier en toute justice; c'est à eux seuls qu'il appartient de dire si je leur donne le guide sûr, fidèle, pratique qu'ils ont réclamé, « le fil d'Ariane solide et tirant bien » qui doit les conduire droit au but.

Si j'ai réussi, si ce livre, qui m'a coûté beaucoup de temps et de peine, atteint son but, s'il comble la lacune que les médecins m'avaient signalée, j'aurai la satisfaction d'avoir été utile non seulement aux praticiens, mais encore à tant de malades qui, sans cela, n'auraient pas été soignés et se trouvaient fatalement condamnés à une infirmité lamentable ou à la mort, celle-ci souvent plus douce que celle-là...

TRAITEMENT DE LA COXALGIE

DEUX CHAPITRES PRÉLIMINAIRES
SUR LE DIAGNOSTIC ET LE PRONOSTIC

CHAPITRE I

DIAGNOSTIC

Sommaire. — Nécessité absolue de faire un diagnostic précoce. — Le résultat final du traitement en dépend. — Difficulté de ce diagnostic au début de la maladie.

Règle absolue : — Tout enfant qui, sans cause apparente, se mettra à boiter en marchant ou à souffrir du genou, même d'une façon intermittente, sera examiné nu sur une table. En l'absence d'une mauvaise attitude saisissable, on explorera par la pression digitale directe les extrémités articulaires, et on vérifiera dans tous les sens la mobilité normale de ces articulations. — Si la tête fémorale est sensible à la pression, si la mobilité ou le mouvement d'abduction sont limités, conclure à une arthrite de la hanche, — vraisemblablement de nature tuberculeuse chez un enfant. — S'il y a un petit allongement habituel de la jambe suspecte, si l'atrophie musculaire est déjà manifeste par l'épaississement du pli de la peau, affirmer d'emblée la nature tuberculeuse de l'arthrite, c'est-à-dire l'existence d'une coxalgie vraie. — Enfin, même en l'absence de tout allongement, de toute atrophie musculaire visible, si depuis plusieurs semaines l'enfant boite, souffre d'une façon intermittente, a de la sensibilité à la pression de la tête fémorale et de la raideur aux mouvements d'abduction, diagnostiquer la coxalgie au début.

Je place en tête de ce chapitre trois aphorismes qu'il faut retenir.

1° Lorsqu'un médecin est appelé pour un enfant qui a boité sans raison apparente ou qui s'est plaint en marchant, il doit s'imposer comme règle absolue de l'examiner nu, sur une table. Si tous les médecins agissaient ainsi, les neuf dixièmes des erreurs de diagnostic dans la coxalgie seraient évités.

2° L'examen étant négatif du côté du genou, du pied et de la colonne vertébrale, rechercher du côté de la hanche s'il n'existe pas une douleur, même légère, à la pression de la tête fémorale, ou une limitation, même minime, des mouvements articulaires, surtout du mouvement d'abduction. — Si oui, il y a arthrite coxo-fémorale et, chez les enfants, l'arthrite est presque toujours de nature tuberculeuse.

3° S'il existe un allongement de quelques millimètres du côté suspect, c'est une coxalgie vraie.

Il est bien entendu qu'il ne s'agit ici que du diagnostic de la coxalgie tout à son début.

A la période d'état de la maladie, la boiterie et la douleur à la marche, l'attitude vicieuse de la cuisse, l'effacement du pli inguinal, la transmission des mouvements du membre au bassin, la douleur que causent ces mouvements, l'atrophie de la cuisse, sont des signes tellement pathognomoniques qu'il est impossible à tout médecin attentif de la méconnaître, avant même l'arrivée des abcès. Mais le diagnostic de la coxalgie à sa période d'incubation, lorsqu'elle ne se manifeste que par des symptômes ou des signes très atténués, très passagers, presque latents, qui ne peuvent être dépistés que par un examen sagace, prolongé, répété plusieurs fois, est une source fréquente d'erreur, même pour des médecins expérimentés. Cela se conçoit : un tubercule infime peut exister dans la hanche, dans la tête fémorale, sans se révéler par aucun signe extérieur, si ce n'est à de certains moments très fugitifs qu'il faut saisir ; il se peut qu'une coxalgie mette un an et deux ans, en donnant à peine de temps en temps des signes difficiles à discerner, avant de s'installer de façon définitive [1].

La difficulté du diagnostic est donc souvent très grande tout au début du mal ; et pourtant, si l'on traite la coxalgie dès ce moment, on la fait avorter presque toujours, comme on fait avorter une bronchite tuberculeuse au début, bien plus souvent même et plus facilement que celle-ci, car la tuberculose osseuse est plus bénigne dans son essence que la tuberculose pulmonaire, et nous avons

1. Voir des exemples dans mon livre *Sur la Coxalgie*, 1895, Masson, éditeur.

plus de prise sur la tuberculose de la hanche que sur la tuberculose viscérale.

On peut admettre en principe que le médecin qui saura dépister le plus vite la coxalgie latente, ou soi-disant latente, est celui qui aura le plus de guérisons intégrales.

C'est donc chose capitale pour le médecin et pour son malade de faire le diagnostic précoce de la maladie.

On arrive à ce diagnostic précoce en faisant comme il faut le faire l'examen de la hanche. Neuf fois sur dix, les erreurs de diagnostic procèdent d'un défaut d'examen, et je serais tenté d'ajouter que dans le dixième cas l'erreur vient d'un défaut de méthode dans l'examen fait.

Voici comment les choses se présentent généralement dans la pratique.

On appelle le médecin auprès d'un enfant ou d'un adolescent qui a été pris, sans raison apparente, d'une légère boiterie ou d'une douleur à la hanche ou au genou, douleur et boiterie intermittentes le plus souvent.

Ces manifestations sont d'aspect si bénin, si vagues, que presque tous les médecins déclarent immédiatement : — C'est de la faiblesse; c'est la croissance; c'est de la fatigue; peut-être est-ce la suite d'une chute ou d'un coup passés inaperçus; en tout cas, ce n'est rien. Et ils se hâtent de rassurer les parents et de renvoyer l'enfant, sans même l'avoir examiné, en recommandant de vagues frictions.

Mais vous, qui savez, vous aurez une autre attitude : au lieu de dire : — En tout cas ce n'est rien, — vous direz : — Cela peut être quelque chose, cela peut être même le début d'une affection sérieuse : — coxalgie, ou ostéite, ou tumeur blanche des membres inférieurs ou du rachis lombaire.

Vous le penserez surtout si l'enfant est délicat, s'il relève d'une maladie débilitante, ou bien a autour de lui des personnes de santé mauvaise ou suspecte.

Ayez pour règle absolue de ne pas quitter la maison sans avoir fait, sur l'enfant nu, un examen attentif des membres inférieurs et du bas du tronc.

C'est seulement après cet examen qu'on a le droit de dire : — Il n'y a rien ou : — Il y a quelque chose; — car c'est ainsi, par cette douleur et cette boiterie intermittentes, que débutent les manifestations de la tuberculose sur les jambes et sur le rachis inférieur.

Comment doit se faire l'examen de la hanche pour arriver au diagnostic dans les cas difficiles.

La manière de faire cet examen n'importe guère s'il s'agit d'une coxalgie déjà avancée, où il suffit de regarder pour voir.

Évidemment on ne s'attardera pas à examiner le dos, ou le genou, ou le pied, lorsque la cuisse est fortement déviée en abduction et flexion avec ensellure lombaire, lorsque la hanche est empâtée, fixe et douloureuse.

En pareil cas, l'œil et la main vont d'emblée à la hanche, et l'on a déjà fait mentalement le diagnostic de coxalgie.

Il ne reste plus qu'à le confirmer par la recherche de la douleur à la pression de la tête fémorale, par un essai de mobilisation de la cuisse, essai très doux, car cette mobilisation est douloureuse et très limitée. Ce n'est plus la nature du mal qu'on cherche, mais le degré des lésions qu'il a déjà produites.

Mais prenons le cas le plus difficile, celui où l'attitude du membre entier paraît correcte et où il n'y a pas de modification extérieure notable qui attire plus l'attention sur un point que sur un autre du membre inférieur.

Il est alors nécessaire de passer successivement en revue les divers segments du membre et même des deux membres; car les parents disent bien que l'enfant a boitillé, mais ils ne savent pas toujours dire de quelle jambe; c'est au médecin de le découvrir en faisant l'examen des deux membres. Au reste, il faut faire toujours l'examen comparé des deux jambes; les manifestations morbides apparaissent plus nettes par cette comparaison constante et répétée d'une partie saine avec une partie malade.

Pour savoir si une jointure est malade, nous avons deux moyens à notre disposition.

1° Rechercher la douleur par une pression méthodique avec la pulpe de l'index sur les divers points des extrémités articulaires accessibles; 2° faire la mobilisation de la jointure jusqu'à ses limites normales extrêmes.

L'examen qu'on a fait ainsi du genou (il arrive assez souvent que l'enfant se plaigne du genou) et ensuite du pied, demeure négatif; on ne trouve rien non plus à l'examen de la partie inférieure du rachis.

On passe alors à la hanche (fig. 1).

Si celle-ci n'est pas indemne, l'examen, cette fois, sera positif.

1° **Recherche de la douleur.** — La pression de l'index sur la tête fémorale (fig. 2) éveille une sensibilité.

Comparez avec l'autre côté.

Une pression égale sur la tête fémorale opposée n'en éveille pas.

Quelquefois la différence est petite. On ne peut la saisir qu'en recommençant trois, quatre, cinq, dix fois cette recherche, en

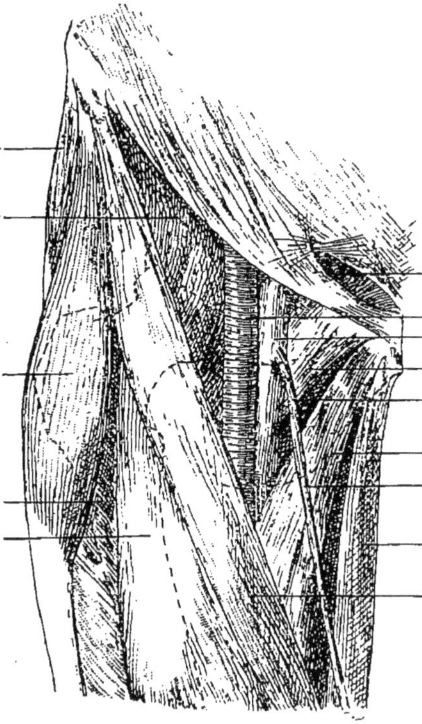

Fig. 1. — Rapports anatomiques de la tête fémorale et des vaisseaux inguinaux.

exerçant une pression d'abord douce, puis de plus en plus forte, faite successivement sur les deux côtés.

La pression sur la tête fémorale se fait en avant (fig. 2 et 3), à un centimètre en dehors de l'artère fémorale qu'on sent battre sous son doigt, et à un centimètre au-dessous de l'arcade crurale; en arrière entre le trochanter et l'os iliaque (fig. 4); ou même en dedans, en passant contre les adducteurs.

Il faut la faire mathématiquement égale sur les deux têtes fémorales, et comparer à chaque instant les degrés de réaction accusés par l'enfant, suivant qu'on presse de l'un ou l'autre côté.

Que, d'ailleurs, on ne s'en rapporte pas toujours à ses réponses. Il vous trompera souvent, volontairement ou involontairement. Très brave, il ne se plaint pas, même lorsqu'on lui fait du mal; très timoré, il pleure dès qu'on le touche de l'un ou l'autre côté.

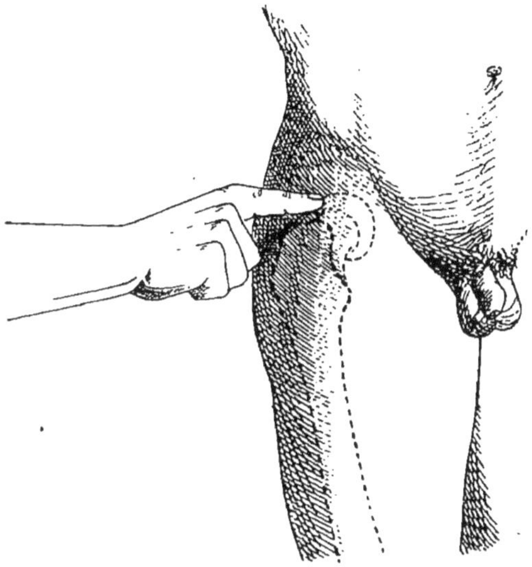

Fig. 2. — *1er signe* d'une arthrite quelconque de la hanche. La douleur à la pression de la tête fémorale. — Manière de faire cette pression digitale.

S'il est trop brave, on fait une pression plus forte et on suit l'expression de son visage; s'il y a véritablement douleur, ses traits se contractent malgré lui.

S'il ne l'est pas assez, on fait d'abord une pression légère, puis plus forte, et l'on voit bien si sa figure reste la même, ou si la tonalité de ses cris et l'abondance de ses larmes ne changent pas.

Après avoir répété cette exploration six, huit, dix fois, on saura dire, sans qu'il reste aucun doute, si la hanche suspecte est plus sensible ou non que la hanche opposée.

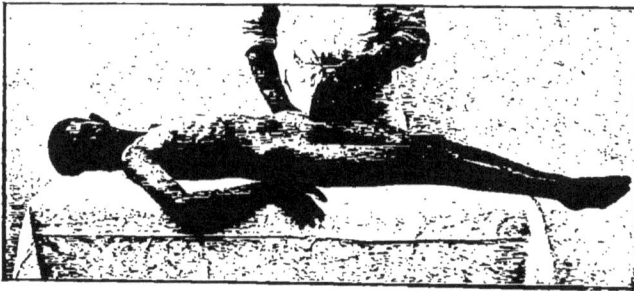

Fig. 3. — A travers les parties molles, même exploration.

2° **Exploration des mouvements de la hanche. La mobilisation de la hanche.** — On procédera de même pour l'exploration des mouvements de la hanche.

Il faut toujours comparer le côté suspect avec l'autre et recommencer dix fois l'examen, si c'est nécessaire.

Fixant le bassin d'une main, de l'autre vous portez la jambe

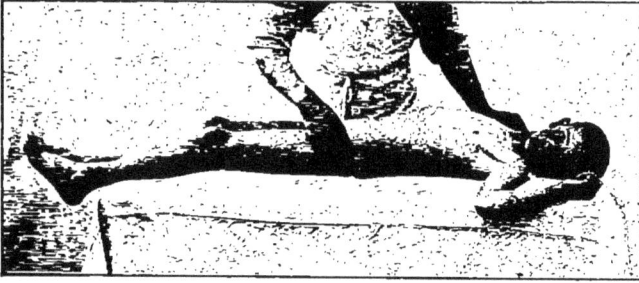

Fig. 4. — Exploration de la sensibilité de la tête fémorale par une pression faite sur le côté externe. L'index s'enfonçant à un cent. au-dessus du bord supérieur du trochanter.

successivement dans les diverses directions, jusqu'à la limite normale extrême de chaque mouvement :

Abduction extrême (fig. 5);

Flexion extrême (fig. 6);

Extension (fig. 7).

La figure 5 montre que le mouvement d'abduction extrême est impossible d'un côté.

Or c'est le mouvement le plus important : lorsqu'il est limité d'un côté, ne fût-ce que de quelques

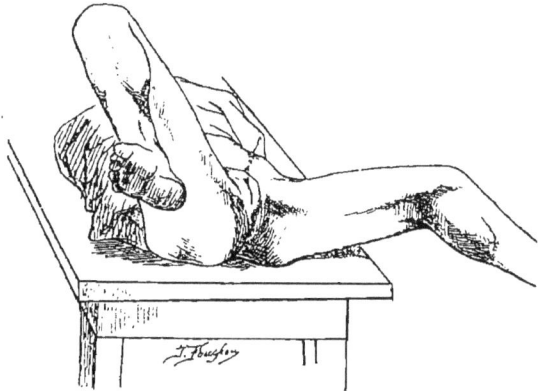

Fig. 5. — *2e signe* d'une arthrite quelconque de la hanche. Limitation des mouvements communiqués. Ici se voit la limitation de l'abduction à droite (côté malade), comparée avec l'abduction extrême du côté gauche (sain).

degrés, par comparaison avec le côté opposé, l'on peut affirmer que la hanche n'est pas normale.

La figure 6 indique la limitation du mouvement de flexion extrême.

On explore ensuite les limites de l'extension en retournant le sujet sur le ventre. Une main presse sur la fesse pour immobiliser le bassin et l'autre soulève la jambe en arrière : ce mouvement est plus dur et un peu plus limité du côté suspect que du côté opposé (fig. 7).

En procédant ainsi nous avons trouvé de la sensibilité à la pres-

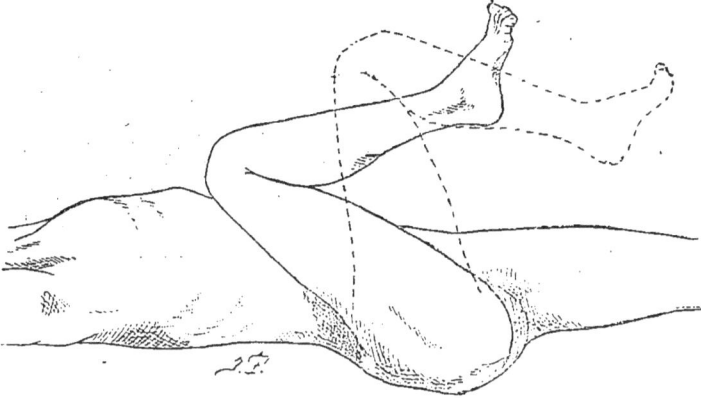

Fig. 6. — Limitation du mouvement communiqué de flexion représenté par le pointillé. — Les traits pleins représentent la flexion extrême normale.

sion de la tête fémorale et une limitation des mouvements de la hanche. Qu'en pouvons-nous conclure?

S'il y a une coxalgie, ces deux signes existent. Mais la réciproque n'est pas vraie. De l'existence de ces deux signes nous

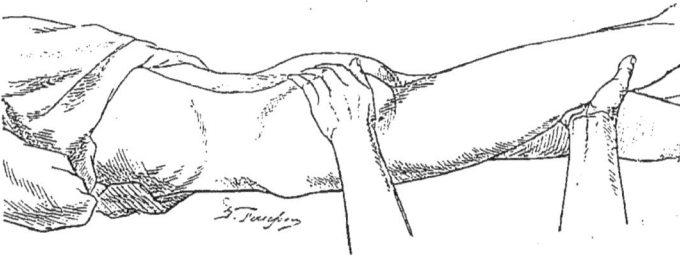

Fig. 7. — Limitation du mouvement d'extension, et manière de faire cette recherche.

pouvons conclure que la hanche est malade, mais non pas fatalement et sûrement qu'il s'agit de coxalgie, c'est-à-dire d'arthrite tuberculeuse.

Ce peut être un rhumatisme, une arthrite scarlatineuse, une entorse, une ostéomyélite; toutefois, nous verrons plus loin que, lorsqu'il s'agit de ces affections, les commémoratifs sont différents et l'évolution beaucoup plus courte.

Mais sans attendre cette évolution, n'y a-t-il pas quelque signe direct nous permettant de faire d'emblée et dès le premier examen, même dans les cas qui ne sont encore qu'ébauchés, le diagnostic de coxalgie vraie, c'est-à-dire tuberculeuse?

Oui, généralement.

Ce signe, c'est l'*attitude de la cuisse en abduction*.

Comment dépister cette abduction, qui est pathognomonique de l'arthrite tuberculeuse au début?

Au lieu de chercher directement l'abduction, on cherchera l'allongement du membre. C'est en réalité la même chose que l'abduction, mais la constatation en est beaucoup plus facile.

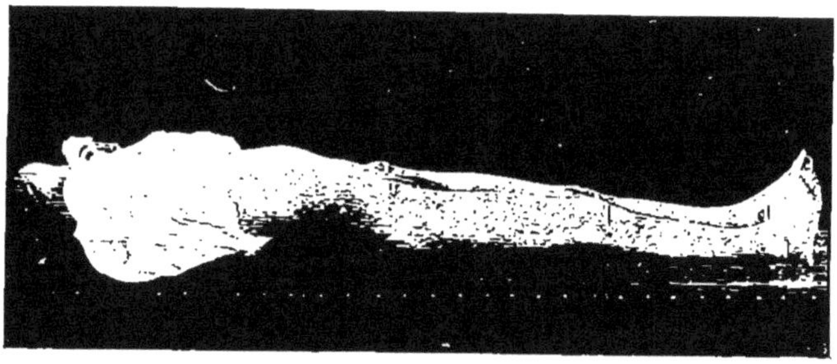

Fig. 8. — Allongement de la jambe malade (droite). Signe, non plus seulement d'arthrite quelconque de la hanche, mais de coxalgie vraie.

Voici la manière de chercher cet allongement qui, d'ordinaire, mesure quelques millimètres à peine.

L'enfant étant couché à plat sur la table, vous lui dites de rapprocher les pieds — ou bien vous les rapprochez vous-même, sans vous occuper des épines iliaques, contrairement à ce que disent les auteurs.

Le talon de la jambe suspecte descend à quelques millimètres au-dessous du talon opposé (fig. 8).

Un enfant d'un certain âge peut bien, par un effort volontaire, surtout lorsqu'on le lui demande, ramener les deux talons au même niveau; mais, lorsqu'il n'y pense pas, le talon suspect est toujours à quelques millimètres plus bas.

Couchez ensuite l'enfant sur le ventre; vous pourrez voir de même que, s'il rapproche les talons, le talon du côté suspect est de quelques millimètres au-dessous de l'autre, en même temps que le pli fessier est abaissé du côté malade (fig. 9).

Cet allongement du membre, tout à fait caractéristique de la coxalgie, est, on le voit, beaucoup plus facile à reconnaître, je le répète, qu'une abduction de la cuisse, dont il n'est, en somme, que la traduction.

Il est un deuxième signe révélateur de l'arthrite tuberculeuse à son début, dont l'importance est presque aussi grande que celle du précédent, mais qui est plus difficile à saisir : c'est l'*atrophie du membre*.

Il est rare qu'elle s'aperçoive directement; elle est presque

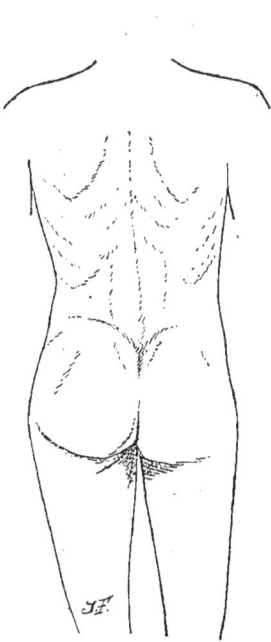

Fig. 10. — Atrophie de la cuisse, autre signe important (bien que non pathognomonique) de coxalgie vraie. L'épaississement de la peau est l'indice de cette atrophie de la cuisse. Le pli cutané plus épais du côté malade.

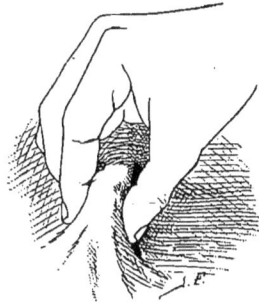

Fig. 9. — Abaissement du pli fessier du côté malade indiquant aussi l'allongement. — En outre, saillie trochantérienne plus forte du côté sain.

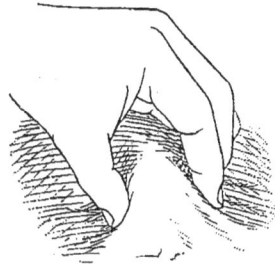

Fig. 11. — Pli cutané plus mince sur la cuisse du côté sain.

toujours masquée par l'épaississement de la peau qui l'accompagne généralement et qui compense pour l'œil l'amoindrissement de la masse charnue.

Mais on la dépiste très facilement au moyen d'un pli fait à la peau de la cuisse des deux côtés (fig. 10 et 11).

Si le pli cutané du côté suspect est sensiblement plus épais que du côté sain, c'est un signe d'atrophie; et l'atrophie, à cette période tout initiale, est surtout le fait de la coxalgie vraie.

Si, du côté où la peau est épaissie, les masses charnues paraissent sensiblement plus molles, l'existence de l'atrophie devient encore plus certaine.

Ce que l'on doit dire et faire après cet examen. — Trois cas.

1er cas. — Outre la sensibilité à la pression de la tête fémorale et la limitation des mouvements, on a trouvé un allongement, si minime soit-il, du membre suspect et un épaississement de la peau au pli de la cuisse du même côté.

A défaut d'autres signes (en général, il y en aura d'autres : boiterie, ensellure lombaire, adénite inguinale, etc.), cela suffit pour affirmer l'existence d'une coxalgie vraie, et pour appliquer le traitement de cette maladie (voir page 163 et suiv.).

Si les parents s'y refusent, vous pouvez les menacer d'une déviation plus grande et d'une progression du mal qui rendra impossible un peu plus tard une guérison complète; tandis que, s'ils font immédiatement le traitement, ils ont de grandes chances de faire avorter le mal et d'arriver à une guérison intégrale. Vous parlerez très nettement, sachant bien que vos prédictions se réaliseront si les parents laissent l'enfant sans traitement.

Soyez fermes, sévères même si c'est nécessaire, et rappelez-vous que les parents qui vous résistent le plus, sont ceux qui, dans la suite, vous reprocheront le plus amèrement de n'avoir pas eu assez d'énergie.

2e cas. — Il y a douleur à la pression de la tête du fémur et limitation des mouvements, mais sans allongement ni atrophie appréciables.

Dites à la famille :

— Il y a sûrement quelque chose à la hanche, mais c'est probablement sans importance — une simple entorse passée inaperçue. Cependant laissez l'enfant au repos jusqu'à ce que tout soit redevenu normal.

Si cette douleur de la jambe ou cette boiterie se sont déjà manifestées plusieurs fois avant votre visite, montrez-vous un peu plus préoccupé, parce qu'une simple entorse ne se conduit pas ainsi; et montrez-vous préoccupé surtout, si la santé générale de l'enfant est médiocre et l'entourage suspect.

Dites alors :

— La hanche est malade, mais on ne peut pas actuellement

parler de coxalgie. J'ai besoin de revoir l'enfant dans quelques jours, à un autre moment; en attendant, tenez-le au repos.

Et à votre deuxième ou troisième examen, tel autre jour, vous trouverez peut-être le petit allongement pathognomonique de la coxalgie.

A défaut de ce signe, si, quelques jours après, vous constatez encore, malgré le repos observé, la douleur à la pression de la tête fémorale et la limitation des mouvements, si ces symptômes

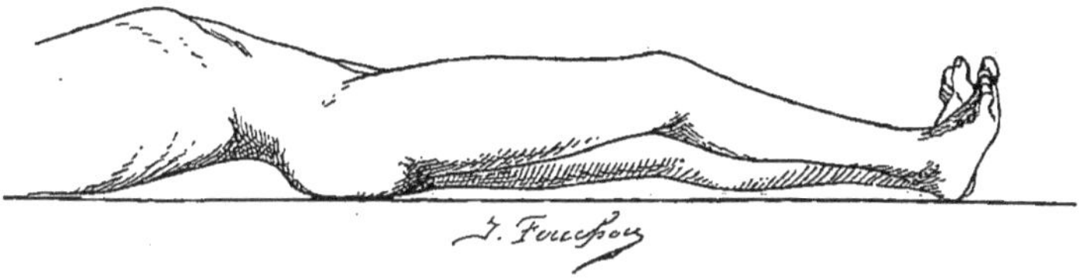

Fig. 12. — Cas le plus fréquent. — Ensellure lombaire et flexion du genou très apparentes dès le 1er examen.

persistent après deux ou trois semaines, vous serez encore plus absolu dans la prescription du repos, car vous penserez alors non plus seulement que la coxalgie est possible, mais qu'elle existe — chez cet enfant à antécédents personnels ou héréditaires suspects.

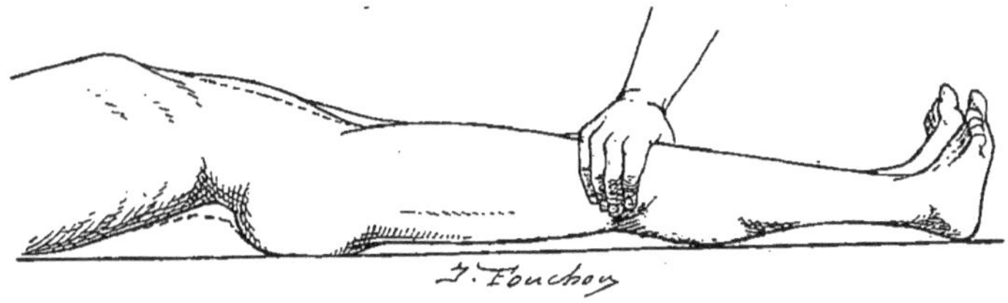

Fig. 13. — La même. — L'ensellure s'accuse par pression sur le genou. Le pointillé indique l'ensellure primitive.

Si, au contraire, après quelques jours de repos, tout est redevenu normal, relâchez-vous de votre sévérité, rendez l'enfant graduellement à la vie ordinaire, mais sans cesser votre surveillance pendant quelques mois encore. On ne perd rien, en l'espèce, à pécher par excès de précautions.

3e cas. — Si, lorsqu'on vous appelle pour un enfant qui a boité ou souffert en marchant, vous ne trouvez absolument rien en aucun point de la jointure ou du rachis inférieur, rassurez les parents; mais demandez à revoir l'enfant, si c'est possible, et surveillez-le, ou faites-le surveiller. N'oubliez jamais qu'une coxalgie ou un mal de Pott peuvent couver un an ou deux, et ne donner, pendant cette longue période de temps, que des signes fugitifs et très atténués qui passent inaperçus des yeux peu attentifs et des

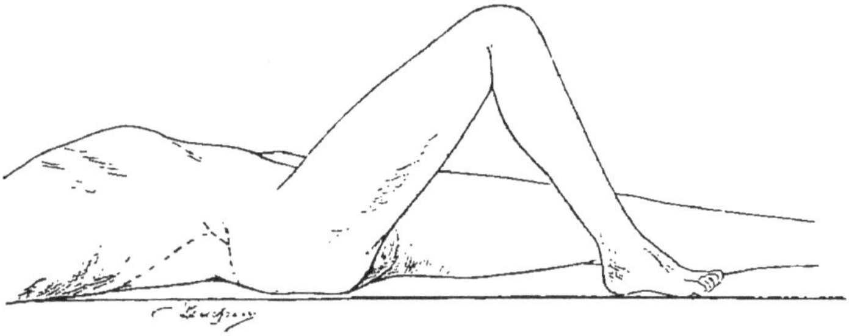

Fig. 14. — La même. — L'ensellure disparait si l'on fléchit davantage le genou.
(Le pointillé indique l'ensellure primitive.)

médecins non avertis. Ces signes fugaces, vous saurez les voir et leur donner leur véritable signification.

En agissant avec cette prudence, vous dépisterez la coxalgie à sa manifestation initiale et vous éviterez bien des infirmités à vos malades, car vous ferez avorter la maladie, comme il est possible bien souvent lorsqu'elle est encore si limitée.

Je répète que je n'ai voulu parler dans ce chapitre que des cas ébauchés et de diagnostic très difficile.

En réalité, dans la pratique, lorsqu'il s'agit d'une vraie coxalgie, vous pourrez voir presque toujours, dès votre premier examen :

1° Une boiterie appréciable, le malade tirant, traînant la jambe;

2° Une attitude vicieuse caractérisée par la flexion de la cuisse et l'ensellure lombaire, et une abduction du membre (fig. 12, 13, 14, 15);

Fig. 15. — La même. — Coxalgie droite. — Abduction et allongement très apparents dans la station debout : la malade plie naturellement le genou du côté malade.

3° Une douleur vive à la pression de la tête fémorale;

4° Une limitation marquée des mouvements;

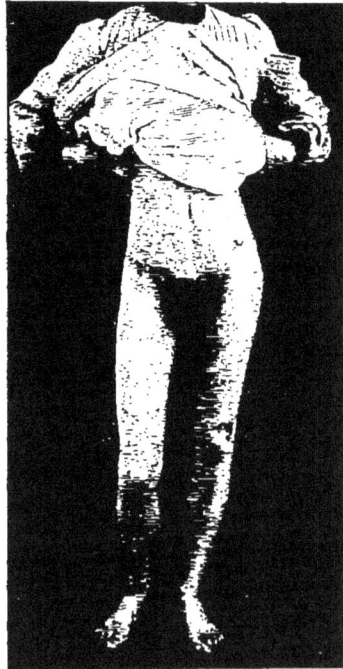

5° Une adénite inguinale.

Pour voir la coxalgie en pareil cas il vous suffira de regarder, c'est-à-dire d'examiner l'enfant nu, debout et marchant, puis couché sur une table.

Diagnostic différentiel de la coxalgie vraie et d'autres maladies.

Rappelons les signes essentiels de la coxalgie : douleur à la pression de la tête fémorale ; limitation des mouvements de la jointure ; allongement du membre, ne fût-ce que de quelques millimètres.

Ces trois indications, bien présentes à l'esprit, nous permettent de ne pas confondre cette maladie avec d'autres dont l'aspect s'en rapproche par certains points.

Nous allons passer celles-ci en revue, en les rangeant en deux groupes : 1° maladies des parties voisines de la hanche ; 2° autres maladies de la hanche.

A. Diagnostic de la coxalgie avec les maladies des régions voisines de l'articulation de la hanche.

1° Lésions péri-articulaires du trochanter et du fémur, du pubis, des ailes de l'os iliaque ou de l'articulation sacro-iliaque.

Signes communs avec la coxalgie. — Boiterie ; douleurs spontanées ; flexion de la cuisse.

Signes différentiels. — La douleur à la pression se manifeste sur des points osseux extra-articulaires, ou sur l'interligne sacro-iliaque, mais non pas sur la tête fémorale.

Les mouvements de la hanche, dans ces maladies, sont entièrement libres, ou à peu près ; même dans le cas d'abcès ou de fistule de la région de la hanche provenant de ces points extra-articulaires, la mobilité de la hanche sera presque normale. Au contraire, dans les abcès venant d'une coxalgie vraie, les mouvements sont abolis, ou tout au moins très limités, dans l'articulation coxo-fémorale.

En outre, il n'y a pas d'allongement de la jambe dans ces diverses ostéites.

2° Les lésions du rachis inférieur (mal de Pott lombaire).

Signes communs. — Boiterie et douleurs en marchant.

Signes différentiels. — Dans ce mal de Pott, pas de douleur à la pression de la tête fémorale, liberté normale ou presque normale des mouvements de la hanche; au contraire, douleur quelquefois sur les apophyses épineuses du rachis inférieur.

De plus, lorsqu'on regarde marcher l'enfant nu, on le voit mouvoir le bas du tronc d'un seul bloc, en masse, comme soudé ou plié en deux, au lieu de tirer la jambe, comme il le ferait dans la coxalgie.

Enfin, au lieu d'allongement, il y a ou égalité de longueur des jambes, ou raccourcissement de l'une d'elles par la rétraction de l'un des muscles psoas-iliaques, raccourcissement du côté où les mouvements de la hanche sont un peu limités.

3° **Maladies du genou** (la coxalgie débutant souvent par une douleur spontanée du genou).

Signes communs. — Boiterie et douleurs spontanées dans le genou; allongement du membre.

Signes différentiels. — *L'examen direct* révèle la douleur à la pression et la limitation des mouvements au genou, et non pas à la hanche, comme dans la coxalgie.

B. Diagnostic avec les autres affections de la hanche.

1° **Rhumatisme; entorse; congestion épiphysaire de croissance.**

Signes communs. — Boiterie; douleurs spontanées ou à la pression de la tête fémorale; limitation des mouvements.

Signes différentiels. — Commémoratifs d'entorse ou de rhumatisme, ou de scarlatine.

Raccourcissement au lieu d'allongement.

Pas d'épaississement du pli de la peau tout au début, ni d'adénite inguinale. En outre, tous les phénomènes morbides s'effacent en quelques jours, ce qui ne se produit pas dans la coxalgie vraie.

2° **Ostéomyélite aiguë de la hanche.**

Signes communs. — Boiterie; douleurs; limitation des mouvements.

Signes différentiels. — Début à grand fracas, avec fièvre; phénomènes généraux presque typhiques en certains cas; abcès chaud apparaissant au bout de quelques jours, tandis que, dans la coxalgie, le pus met au minimum plusieurs mois avant de se former et cela sans fièvre, ou avec une fièvre infime de 38°.

Raccourcissement au lieu d'allongement.

Plus tard, lorsqu'on veut faire le diagnostic rétrospectif, on interrogera les commémoratifs et le mode de début.

En outre, l'ostéomyélite laisse des os hypertrophiés; la tuberculose, au contraire, laisse des atrophies, des usures, des destructions plus ou moins considérables des parties du squelette de la hanche qu'elle a touchées.

3° **Luxation congénitale de la hanche.**
Signes communs. — Boiterie et limitation de l'abduction.
Signes différentiels. — L'enfant — une fillette généralement — a marché tard; elle boitille depuis qu'elle a commencé à marcher; ne souffre ni spontanément ni à la pression de la tête fémorale; celle-ci au reste ne se sent plus à sa place normale.

Trochanter au-dessus de la ligne de Nélaton; raccourcissement au lieu d'allongement.

Faire l'examen aux rayons X pour lever immédiatement tous les doutes.

4° **Paralysie infantile de la hanche.**
Signe commun. — Boiterie, atrophie de la cuisse.
Signes différentiels. — Pas de limitation des mouvements, pas de douleur spontanée, ni à la pression de la tête fémorale; pas d'allongement.

Commémoratifs : la boiterie est venue après une fièvre nocturne qui a attiré plus ou moins l'attention.

Il faut avoir l'esprit particulièrement obtus pour croire à une *appendicite* en présence d'une coxalgie. C'est pourtant une confusion que certains chirurgiens déclarent avoir faite.

Comment reconnaître la *coxalgie hystérique*, dont parlent tous les auteurs?

Dût ceci vous étonner beaucoup, je n'en ai jamais vu. Par contre, j'ai vu des cas où ce diagnostic avait été fait et où il s'agissait tout simplement d'une coxalgie tuberculeuse. Aussi, sans nier absolument la coxalgie hystérique, je mets en fait qu'elle doit être infiniment rare. Méfiez-vous donc. La coxalgie prétendue hystérique est, à peu près toujours, une coxalgie vraie, mais qui s'annonce avec plus de fracas que d'habitude et que les lésions anatomiques n'en comportent; il s'agit d'un malade nerveux, une jeune fille généralement, réagissant d'une manière excessive. Il suffit que vous retrouviez les signes indiqués plus haut : douleur à la pression de la tête fémorale, limitation même infime des mouvements, petit allongement, pour que vous ne vous y trompiez pas.

Enfin, tout le monde conseille, dans les cas très difficiles, de recourir à l'emploi du chloroforme pour faire le diagnostic.

S'il y a des craquements, c'est une coxalgie vraie, dit-on.

L'assertion n'est pas exacte. Le rhumatisme vrai peut donner des craquements, et la coxalgie vraie peut n'en pas donner pendant un assez long temps au début. En outre cette exploration fatigue les enfants, surtout lorsqu'on s'avise d'imprimer des mouvements longs et vigoureux en tous sens à la hanche supposée atteinte de tuberculose.

Je conseille donc de s'abstenir de ces manœuvres faites sous chloroforme; elles sont toujours inutiles, et pas toujours inoffensives.

Nous savons maintenant reconnaître une coxalgie et la distinguer des autres maladies de la région.

Quant au diagnostic de la nature et du degré des lésions de la coxalgie (abcès, fistule infectée ou non, luxation, etc.), et aux indications thérapeutiques qu'elles comportent, nous en parlerons dans les chapitres où chacune de ces lésions est étudiée particulièrement.

CHAPITRE II

PRONOSTIC

Sommaire. — Les trois questions inévitables des parents après le diagnostic de, coxalgie :

    1° L'enfant guérira-t-il?

    2° Comment guérira-t-il, sans que la maladie laisse de traces — ou bien avec une infirmité?

    3° Quand sera-t-il guéri?

Réponses. — 1° *Oui, le malade guérira sûrement,* — à moins toutefois qu'on n'ait pas su éviter à temps la production d'une fistule qui a pu s'infecter et produire, par retentissement sur l'état général : *la fièvre vespérale continue, l'albuminurie, l'hypertrophie du foie.*

    2° *Le résultat final* dépend pour la plus grande part de la période de la maladie à laquelle a débuté le traitement et du choix de ce traitement.

Au début. Le long repos dans la position couchée, sévèrement appliqué *dès le premier signal de la maladie,* amènera le plus souvent un arrêt de l'inflammation avant l'usure des extrémités osseuses, assurant ainsi une guérison intégrale. Au pis aller, l'enfant conservera un peu de raideur articulaire, mais il marchera sans boiter.

Plus tard, quand l'usure articulaire a donné naissance à un abcès, nous pouvons promettre que l'enfant marchera sans boiterie, mais avec une jambe raide. Notre objectif principal sera d'assurer à la jambe une guérison sans raccourcissement et sans attitude vicieuse, fût-ce *au détriment de la mobilité.* Nous posons en principe qu'il n'y a, dans ce cas, que peu de chances de conserver un membre à la fois de longueur normale, d'attitude normale et de mobilité normale, et nous sacrifions la mobilité au profit de la longueur et de l'attitude.

En résumé, le malade guérira, si l'on se garde d'ouvrir le foyer de la hanche et les abcès.

Il guérira avec une bonne jambe si l'on sait faire des appareils extrêmement précis de la hanche.

    3° *La durée du traitement,* ne peut pas se préciser. A titre de renseignement, voici quelques chiffres.

Coxalgie légère prise au début : de six mois à un an.

Coxalgie avec déviation marquée ou douleurs vives : de dix-huit à trente mois, avec grande probabilité d'abcès au cours du traitement.

---

1. Voir, chapitre x, 4ᵉ cas, la manière de faire le diagnostic de l'infection d'une fistule.

Coxalgie avec abcès bien traité : guérira quelques mois après la guérison
de l'abcès; celui-ci demande de deux à trois mois pour guérir.
Coxalgie avec douleur sans abcès : deux, trois, quatre ans.
Coxalgie avec fistule non infectée [1] : peut se guérir en quelques mois.
Coxalgie avec fistule infectée : souvent plusieurs années sans qu'on puisse
affirmer rien.

Après avoir reconnu l'existence d'une coxalgie, il faut savoir
dire ce qu'il y a à craindre et à espérer. On vous le demandera
avant même de vous demander ce qu'il y a à faire.

Dire ce qu'il y a à craindre et à espérer, c'est établir le pronostic de la maladie.

Il y a trois questions que les parents ne manquent jamais de
poser tout d'abord :

1° Le malade guérira-t-il?

2° Comment guérira-t-il — sans que la maladie laisse de traces,
ou bien avec une infirmité : boiterie ou jambe raide?

3° Quand sera-t-il guéri?

Nous allons examiner successivement les réponses qu'on doit
pouvoir faire à ces questions.

1° *Le malade guérira-t-il?*

Oui, nous pouvons l'affirmer pour cet enfant qu'on nous apporte
au premier signal, dès les premiers symptômes de la maladie.

On ne peut plus être aussi affirmatif lorsque le coxalgique nous
arrive avec une ou plusieurs fistules.

Le grand danger, je dirais presque le seul, pour la vie du coxalgique, c'est la dégénérescence du rein et du foie; or cette dégénérescence du rein et du foie ne se produit, je l'ai démontré, que
si l'on ouvre — ou qu'on laisse s'ouvrir — le foyer tuberculeux de
la hanche. En effet, c'est ouvrir la porte à des infections secondaires qui, associées à la bacillose primitive, centuplent la gravité
de la maladie et conduisent aux dégénérescences viscérales mortelles.

J'ai déjà formulé cette vérité ailleurs : « *Aux coxalgies fermées*
(*c'est-à-dire sans fistules*), *la guérison sûre; ouvrir les coxalgies* (*ou*
les laisser s'ouvrir), *c'est ouvrir une porte par laquelle la mort peut*
entrer... La mort peut entrer; je ne dis pas entrera sûrement, car
la guérison est encore certaine si la fistule n'est pas infectée (ni

fièvre, ni albumine), parce que nous saurons empêcher qu'elle ne
s'infecte.

La guérison est au contraire peu probable s'il y a des signes
d'infection viscérale (albuminurie et hypertrophie du foie), à moins
que cette infection viscérale ne soit de date toute récente, auquel
cas on peut quelquefois, par le régime lacté et une asepsie locale
parfaite, en avoir raison.

La conclusion à retenir, c'est que le danger à éviter par-dessus
tout dans la coxalgie, c'est la fistule. Nous verrons d'ailleurs qu'il
est facile de l'éviter : il suffit 1° de ne pas ouvrir les abcès, 2° de
ne pas les laisser s'ouvrir, et nous dirons comment on y parvient.

Pourquoi, jusqu'à ces derniers temps, mourait-on si souvent
de la coxalgie?

Parce qu'on ouvrait les abcès; — d'où une fistule, qui ne tardait
pas à s'infecter localement; l'infection gagnait bientôt les viscères,
et le malade mourait d'albuminurie, conséquence dernière de l'ouverture de son abcès.

Mais n'y a-t-il pas d'autres causes de mort possibles, en dehors
de l'infection viscérale, suite de fistule?

Une généralisation de la tuberculose? — Cette généralisation ne
survient à peu près jamais chez l'enfant qui est placé dans de
bonnes conditions générales (séjour à la mer ou à la campagne,
suralimentation).

Une méningite? — Oui, sans doute; c'est dans l'ordre des choses
possibles, mais au même titre que les autres généralisations tuberculeuses. On les évite chez un enfant dont on augmente la résistance générale par la suralimentation et le séjour à la mer, si
l'on a soin par ailleurs de ne rien faire qui puisse amoindrir la
résistance locale du cerveau. Donc pas de travail cérébral pendant
un an ou deux; quelques lectures simplement, pour chasser
l'ennui; — suppression de toute douleur provenant de la maladie
ou du traitement (dans la mesure du possible, bien entendu); —
et surtout suppression, à la période floride de la coxalgie, de toute
manœuvre mécanique intempestive qui pourrait amener un broiement des fongosités de la hanche et un saignement dans les parties
infectées, favorisant une inoculation et une colonisation bacillaires
au loin...

En tenant compte de ces observations, on peut considérer comme
presque négligeable ce danger de méningite, et promettre aux
parents que leur enfant guérira.

2° *Comment guérira-t-il? Avec une infirmité ou sans tare?*

Cela dépend de l'*état* dans lequel vous le prenez, — avec ou sans destructions osseuses déjà produites, — et du *traitement* que vous ferez.

Vous avez les plus grandes chances de le guérir sans tare, si vous avez fait un diagnostic précoce de la maladie, lorsqu'il n'existe encore dans la hanche que des lésions superficielles infimes, lorsque la déviation et les contractures sont nulles ou presque nulles. A ce moment, la guérison intégrale est possible, pourvu qu'on fasse sans retard tout ce qu'il faut pour faire avorter le mal, qu'on adopte le traitement général le meilleur, — séjour prolongé à la mer, suralimentation, etc., — et un traitement local qui consiste dans le repos complet de la hanche malade dans la position couchée, repos maintenu pendant de très longs mois.

— A ces conditions, direz-vous aux parents, il est presque certain que nous guérirons l'enfant sans tare. — Et vos prédictions se réaliseront... *si vous avez un peu de chance*; car ce que j'ai dit n'est pas absolu; nous ne pouvons pas garantir absolument que chez tel enfant, même pris au début, ne surviendra pas une déviation ou un abcès.

Mais c'est aussi peu probable, dans les bonnes conditions où nous allons le placer, que ce serait à craindre dans les conditions inverses.

Lorsqu'un enfant vous arrive avec un *abcès* ou une *déviation* déjà accusée ou ancienne, vous ne pouvez plus, vous ne devez plus promettre une guérison parfaite avec la totalité des mouvements de la hanche.

Mais vous pouvez dire encore : — L'enfant guérira sans boiterie, avec une hanche raide sans doute, mais ne l'empêchant pas de bien marcher ni même de s'asseoir; car, si l'enfant est jeune, il se fera des suppléances dans les articulations de la partie inférieure de la colonne vertébrale qui masqueront cette raideur.

Le fémur, en ces cas, n'a plus exactement la longueur normale. Mais en le mettant en légère abduction, en le fixant solidement dans cette attitude (et c'est pour cela que la hanche devra être raide), on peut lui donner une longueur fonctionnelle suffisante.

Grâce à cet allongement artificiel, l'enfant sera capable de marcher sans boiterie, moyennant un peu d'attention; tandis que, si nous lui conservions les mouvements (car nous le pourrions dans une mesure plus ou moins large), nous rendrions cet allongement instable et par cela même sa marche moins correcte.

Donc, en ces cas d'abcès ou de déviation déjà marquée, dites bien aux parents que c'est à dessein, pour que la marche soit plus correcte et la guérison plus solide, que vous ne recherchez pas la mobilité de la hanche.

En résumé :

1° Si la coxalgie est prise tout au début sans abcès, sans déviation ou avec déviation récente et légère, on recherchera la guérison intégrale avec conservation des mouvements de la hanche, et on l'obtiendra très souvent en se plaçant dans les conditions indiquées au chapitre suivant;

2° Si c'est une coxalgie avec vieille déviation ou avec abcès, on ne recherchera pas la mobilité, mais une attitude solide en légère abduction, pour suppléer à ce qui manque d'étoffe dans la jambe; ce qui permettra à l'enfant de marcher sans boiterie.

Ce n'est que lorsque le malade nous vient avec des destructions osseuses déjà étendues, que nous ne pouvons pas supprimer entièrement la boiterie, mais nous pouvons encore l'atténuer en une très large mesure, même dans les cas qui paraissent les plus défavorables.

3° *Quand sera-t-il guéri?*

Ici, nous ne pouvons pas donner de réponses aussi précises qu'aux deux premières questions.

Lorsqu'une lésion tuberculeuse commence, et que nous sommes décidés à n'en pas demander à une opération sanglante, la guérison qui serait d'ailleurs désastreuse au point de vue fonctionnel; lorsque nous attendons cette guérison d'un bon traitement général et du repos, nous ne pouvons pas dire à quel moment le foyer sera éteint complètement : cela peut demander six mois, cela peut demander un an et davantage, même dans les cas en apparence les plus bénins.

Lors donc qu'on dit : — La coxalgie dure de deux à trois ans, — cela ne veut rien dire.

Est-ce qu'on dirait-on d'une bronchite tuberculeuse : — Cela durera de deux à trois ans ?

Tout ce qu'on peut répondre aux parents, le voici :

Pour une coxalgie tout au début, sans déviation, ou avec une déviation infime, n'existant que depuis quelques jours ou quelques semaines, nous pouvons espérer que dans cinq ou six mois, sans rien préciser absolument, les symptômes auront disparu.

A partir de ce moment, une surveillance de six mois dans la position couchée est encore nécessaire.

Cela représente un an de traitement ou de repos avant de faire marcher l'enfant, en supposant, bien entendu, qu'il ne survienne pas de complications.

Pour les coxalgies avec déviations accusées ou douleurs très vives, on peut dire aux parents que la maladie durera probablement de dix-huit mois à deux ans, et même davantage ; à moins qu'un abcès ne se produise, ce qui est fréquent dans cette forme de la maladie.

Pour les coxalgies avec abcès, l'abcès, traité par les ponctions et les injections, demande deux mois environ pour se guérir ; cela abrège la durée de la maladie, et trois ou quatre mois après la disparition de l'abcès, on peut mettre l'enfant sur pied avec un petit appareil.

Mais s'il ne survient pas d'abcès, ou qu'on ne traite pas l'abcès par les ponctions et les injections, la maladie sera plus longue et pourra durer encore une ou plusieurs années.

En résumé, nous pouvons répondre aux parents qui nous interrogent dès que nous avons fait le diagnostic de coxalgie :

1° L'enfant guérira.

2° Comment ? — Nous pouvons espérer, s'il est pris tout au début et si nous ne négligeons rien pour faire avorter la maladie, qu'il guérira sans tare aucune, bien que nous ne puissions obtenir ce résultat à coup sûr. En tout cas et en mettant les choses au pis, l'enfant arrivera à marcher sans boiter, en conservant une raideur de la hanche. S'il a un abcès ou une usure osseuse déjà profonde, il aura une hanche raide, mais nous pouvons espérer le faire marcher sans boiterie, ou avec une boiterie très atténuée.

3° Quant à la date de la guérison, sans pouvoir rien préciser, il est très probable que la coxalgie sans déviation, prise au début, durera de six à douze mois.

Que la coxalgie avec déviation ou douleurs aiguës durera de dix-huit mois à deux ans et donnera un abcès ;

Que telle coxalgie avec abcès se terminera dans quelques mois, si nous lui appliquons le traitement opportun;

Que les coxalgies avec usures osseuses mais sans abcès peuvent durer trois ans et même davantage, si elles s'accompagnent de douleurs sourdes, à répétition;

Et enfin que les coxalgies avec fistule demandent tantôt une ou plusieurs années, tantôt quelques mois seulement pour se guérir, suivant que la fistule est infectée ou non.

COUP D'ŒIL SUR LES LÉSIONS DE LA COXALGIE

D'APRÈS DES RADIOGRAPHIES DE NOTRE COLLECTION.

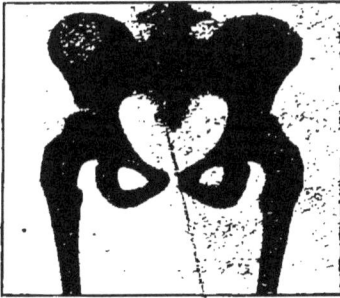

Fig. 16. — Coxalgie gauche au début : pas de déviation : pas de déformation du squelette mais raréfaction du tissu osseux qui paraît plus clair du côté malade. Interligne articulaire moins net.

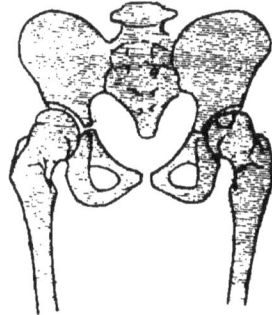

Fig. 17. — Un degré de plus. Échancrure en coup d'ongle sur la partie supérieure de la tête fémorale.

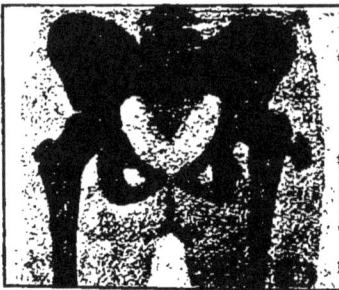

Fig. 18. — Autre type plus avancé. Coxalgie gauche : usure notable de la tête, du col et du plafond de la cavité. En outre, en dehors du trochanter, une tache noire, que l'examen clinique démontre être un petit abcès.

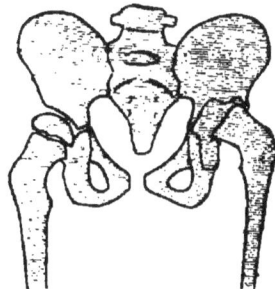

Fig. 19. — Usure complète de la tête et agrandissement considérable de la cavité.

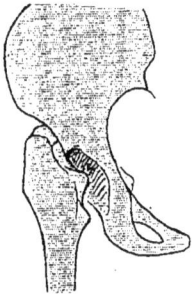

Fig. 20. — Autre type plus avancé. Usure complète de la tête et du col. Il ne reste de ce dernier qu'un petit appendice en forme d'épine qui est encore dans la cavité. Ankylose fibreuse.

Fig. 21. — Coxalgie droite. — Type d'ankylose osseuse en abduction. (L'ankylose osseuse est rare dans la coxalgie.)

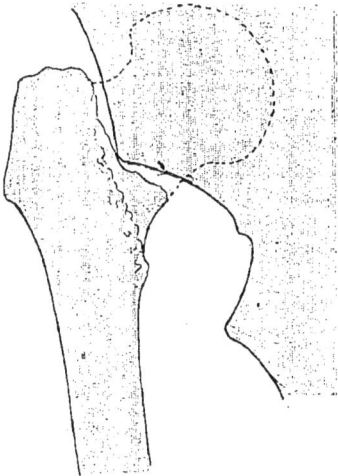

Fig. 22. — Pseudo-luxation (type rappelant celui de la fig. 20). Usure presque complète de la tête et du col dont les limites normales sont figurées en pointillé sur la figure. Il ne reste qu'un petit moignon formé par la partie inféro-externe du col.

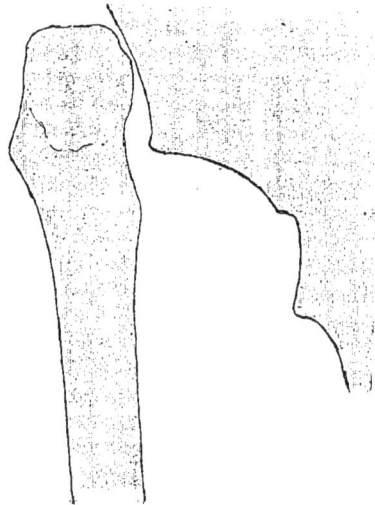

Fig. 23. — Luxation vraie. La tête fémorale ou plutôt le petit moignon qui en reste est complètement sorti de la cavité cotyloïde (le fémur a tourné généralement en rotation externe).

PREMIÈRE PARTIE

ÉTUDE TECHNIQUE DES MOYENS THÉRAPEUTIQUES

CHAPITRE III

PRINCIPES GÉNÉRAUX DU TRAITEMENT DE LA COXALGIE A CONNAITRE ET A APPLIQUER

Sommaire. — La tuberculose s'est implantée dans la hanche sous des influences générales et locales. — Créer, pour la guérir, des influences générales et locales inverses.

Conditions générales : Séjour à la mer ou à la campagne; — Suralimentation; — Observance d'une hygiène générale et d'une hygiène alimentaire rationnelles; — Usage de quelques médicaments consacrés : huile de foie de morue, etc.

Conditions locales : Repos de la jointure malade, qu'il faut soustraire au poids du corps; ce qu'on obtient par le *repos et l'immobilisation de la hanche dans la position couchée.*

Effets de cette immobilisation. — Quoi qu'on en ait dit, la santé générale n'est en rien compromise, à condition que l'enfant soit porté et vive en plein air comme à Berck, où il passe toute la journée sur la plage.

Ses avantages. — Les guérisons fonctionnelles les plus belles s'obtiennent par le repos et l'immobilisation. — Dans les coxalgies au début, la position couchée suffit souvent à amener la guérison parfaite. — En tout cas, elle limite l'envahissement de l'articulation par la tuberculose. — Proscrire dans la coxalgie les opérations sanglantes. — La tuberculose de la hanche n'aime pas le bistouri. — Dans la coxalgie le bistouri guérit exceptionnellement, aggrave habituellement et mutile toujours.

Pour éteindre le foyer tuberculeux de la hanche, il y a un *double* traitement à faire :

1° Un traitement général de la tuberculose, sur lequel je ne veux pas insister parce que tous les médecins le connaissent bien : séjour du coxalgique dans un climat et un milieu très sains, à la mer ou à la campagne; suralimentation; usage des médicaments réputés bons contre la tuberculose.

2° Un traitement local qui crée des conditions favorables à l'extinction du foyer morbide.

C'est du traitement local, qui est le moins bien connu, que nous parlerons exclusivement ici.

Enlèvera-t-on par une opération immédiate ce foyer tuberculeux de la hanche?

On l'a fait; on ne le fait plus et on n'a plus le droit de le faire. La question est jugée aujourd'hui; le remède est pire que le mal, car l'opération, pour avoir quelque chance d'être suffisante, doit supprimer la tête fémorale et le plafond de la cavité cotyloïde, d'où une impotence lamentable pour la vie.

Ajoutons qu'en enlevant la tête fémorale et même le plafond cotyloïdien, on n'est pas encore sûr d'avoir tout enlevé, et qu'en outre une inoculation des parties jusqu'alors saines peut se produire pendant l'opération et du fait de l'acte opératoire même.

Donc, pas de traitement sanglant, à moins qu'il ne soit démontré que le traitement conservateur est absolument impuissant.

Or s'il est une chose bien acquise aujourd'hui, c'est que ce traitement est capable de donner une guérison intégrale, le noyau tuberculeux finissant par disparaître sans avoir compromis la forme et les fonctions de la hanche.

Il faut attendre cette guérison un assez long temps, c'est vrai; mais un résultat aussi parfait vaut bien qu'on mette un peu de temps et de peine pour l'obtenir.

Voyons donc ce que sera ce traitement conservateur.

Les injections intra-articulaires de liquides modificateurs nous donnent, depuis dix ans, pour les tumeurs blanches des autres jointures, des guérisons très belles, constantes, peut-on dire, et relativement rapides. Malheureusement, elles ne peuvent pas entrer encore dans la pratique courante pour le traitement de la coxalgie à cause de la disposition anatomique de l'articulation de la hanche; il n'est indiqué d'y avoir recours que dans des cas très particuliers, que nous dirons [1].

1. Je réserve actuellement ce traitement des injections intra-articulaires aux cas, heureusement exceptionnels, de coxalgies extrêmement tenaces, sèches, sans abcès, où les sujets conservent encore, malgré un repos de plusieurs années, des douleurs à répétition de la hanche. Les injections finissent par avoir raison de ces douleurs tardives (voir fig. 105 et 106, page 135, le manuel opératoire de ces injections).

Le traitement local qui s'impose et qui suffit dans la presque totalité des coxalgies consiste à assurer le repos le plus parfait de la hanche malade et à soustraire les extrémités articulaires à la pesée du tronc.

Ce qui veut dire : repos du sujet dans la position couchée (pour supprimer sûrement la pesée du corps), et immobilisation de la hanche (pour assurer son repos parfait).

Telles sont les conditions propices à la limitation et à l'extinction du foyer tuberculeux de la hanche.

Les cures de repos ont fait leurs preuves dans le traitement des tuberculoses locales — et même viscérales, — et la nécessité de soustraire à la fatigue de la marche et de la position debout l'enfant coxalgique était universellement acceptée comme un axiome fondamental.

Mais voici qu'on remet en question, au delà de nos frontières, ces principes primordiaux d'un traitement rationnel; et une espèce de snobisme s'en mêlant avec l'attrait de la nouveauté, bien des parents s'en vont au loin chez tel médecin ou chirurgien qui a promis de laisser marcher le coxalgique avec un appareil orthopédique.

Quel attrait, quelle tentation pour les parents, lorsque les médecins dont je parle viennent leur dire : — Pourquoi condamner cet enfant à la position couchée dans une gouttière pendant un an ou deux, et quelquefois davantage? Il va s'étioler dans cette longue inertie, si vous le laissez à la maison ou à l'hôpital. Et si vous voulez le porter chaque jour au grand air, quel assujettissement de le traîner dans une petite voiture spéciale, et quel ennui de mener cette triste existence pendant si longtemps!

Ils insistent : — Oui, pourquoi tout cela, lorsqu'on peut remplir les indications thérapeutiques en permettant la marche? Quoi! La hanche a besoin de repos pour guérir? Eh bien! nous l'immobiliserons dans un appareil portatif. Elle a besoin d'être déchargée du poids du corps? Eh bien! cet appareil, en même temps que l'immobilisation, réalisera cette décharge : l'enfant marchera sur la semelle de l'appareil et non pas sur sa jambe, laquelle sera soumise à une traction continue dans ce bandage. Ainsi, grâce à cet appareil orthopédique bien fait, votre enfant, au lieu d'être enlevé à la vie normale pendant un an ou deux, vivra sensiblement de la vie de tout le monde, et la maladie se passera, pour lui et pour les siens, sans ennui, sans grand dérangement, sans tristesse.

Certains chirurgiens français font de même marcher leurs coxalgiques; ils croient remplir la double indication de l'immobilisation de la hanche et de la décharge du poids du corps par un appareil plâtré ou orthopédique et l'usage des béquilles, avec une semelle haute sous le pied sain, de sorte que le malade marche sur les béquilles et sur la jambe saine, exclusivement.

L'état général de l'enfant est sauvegardé, disent-ils, par la liberté qu'il a d'aller et venir, et l'enfant n'a guère besoin, grâce à cette liberté, qu'on s'occupe de lui.

J'ai pris grand soin, on voudra bien le reconnaître, de n'omettre ni d'affaiblir l'un quelconque des arguments qui servent à ces médecins, français ou étrangers, pour s'autoriser à faire marcher les coxalgiques dès le début.

Voici ma réponse :

Si mettre l'enfant au repos équivaut, étant donnée sa situation sociale, à s'étioler dans un mauvais réduit, — et c'est malheureusement le cas, je l'avoue, des enfants de bien des familles pauvres dans une grande ville, — ou à végéter dans une salle d'hôpital sans air ni lumière, d'où on ne le sortira jamais, oui, il vaut mieux lui permettre d'aller et venir au dehors avec des béquilles et un bon appareil immobilisateur.

Il aura encore plus de chances de guérir que s'il est condamné à moisir dans un taudis.

Il guérira sans doute avec une jambe raide, une jambe atrophiée, puisque, pendant une ou plusieurs années, il ne pourra marcher que sur sa jambe saine; mais il guérira presque toujours.

Hors de ce cas unique, jamais je ne permettrai la marche dès le début de la maladie.

Lorsqu'à l'enfant au repos vous pourrez assurer, autant que s'il était debout, la vie au grand air, vous le laisserez couché. Quoi qu'on ait dit, il n'est pas vrai que pour ces enfants la position couchée amène la déchéance de l'état général. Que ceux qui en doutent viennent passer quelques heures à la plage de Berck : ils y verront plus de cent coxalgiques couchés, dont le visage reflète l'entrain et la joie, avec la santé générale la plus satisfaisante.

De même, les coxalgiques de nos hôpitaux dont les infirmeries s'ouvrent sur la plage, conservent, malgré la position couchée, leur appétit, leur entrain, leur gaieté, et aucun d'eux n'a rien

à envier, au point de vue général, aux enfants qu'on laisse
marcher.

Tous ceux qui les voient peuvent se convaincre que, si ce trai-
traitement est peut-être moins facilement accepté au début par les
parents, il est des plus agréables pour les enfants, ce qui n'est
pas toujours vrai des traitements permettant la marche, pour peu
que la coxalgie soit douloureuse.

Tout ceci ne serait pas suffisant pour déterminer un choix entre
les deux systèmes, s'il n'y avait d'autres raisons qui militent en
faveur du traitement par le repos.

Ces raisons, ou plutôt la raison capitale, c'est qu'avec la marche
vous aurez des résultats fonctionnels médiocres, tandis qu'avec le
repos les résultats sont incomparablement plus satisfaisants, toutes
choses égales d'ailleurs, c'est-à-dire le séjour à la plage étant
assuré aux enfants des deux groupes avec les soins de chirurgiens également habiles.

Dans un organe quelconque atteint d'inflammation tuberculeuse, le repos favorise l'extinction et la disparition du tubercule.
Le mouvement favorise son extension et sa progression dans les
tissus.

Avec le repos, une coxalgie au début peut guérir et guérira souvent sans tare aucune.

Avec la marche, l'enfant finira par guérir, je le veux bien, mais
jamais, ou à peu près jamais, sans une ankylose et une atrophie
marquées.

Tandis que je puis montrer plus de cent coxalgiques dont le diagnostic n'était certes pas douteux, ayant été fait par d'autres
médecins que moi, qui sont guéris sans boiterie ni raideur de la
hanche. (Ollier en a montré aussi, et bon nombre de spécialistes
français peuvent en montrer également; par contre, les chirurgiens
qui font marcher leurs coxalgiques n'en montreront jamais d'aussi
parfaitement guéris, — d'une coxalgie vraie, s'entend.)

Tous les résultats que j'ai vus dans de nombreux voyages au
delà de la Manche et au delà des Vosges n'ont fait que confirmer
ce que je dis là.

Vous mettrez donc aux parents le marché à la main, en leur
disant :

— Vous voulez que votre enfant marche, soit; nous lui appli-
querons un appareil en plâtre, ou en celluloïd, ou en cuir. Nous
lui ferons faire, si vous voulez, un appareil aussi joli que celui de

Hessing (notez que le vieil appareil de Raspail, par exemple, bien connu des orthopédistes, est encore plus ingénieux que celui de Hessing, et que nos très habiles fabricants français sont capables de faire les plus beaux appareils de marche qu'on puisse demander) et votre enfant guérira — mais il guérira plus tard, il guérira avec une jambe ankylosée et raccourcie — et il paiera par une boiterie fâcheuse de toute sa vie l'agrément (?) très discutable de n'avoir pas cessé de marcher pendant la maladie.

Aucun de ces appareils orthopédiques, non pas même celui de Hessing, ne réalise un repos vraiment parfait de la hanche, comparable à celui que réalise notre appareil plâtré modelé. Aucun de ces appareils orthopédiques amovibles ne peut empêcher de petites déviations.

Mais je nie surtout qu'ils déchargent réellement le fémur du poids du corps. Ce n'est pas avec une traction d'un à deux kilogrammes sur le cou-de-pied, la seule que l'enfant tolère, qu'on peut réaliser cette décharge. Et cela est si vrai que plusieurs des chirurgiens qui permettent la marche, et non des moindres, ont renoncé à l'appareil orthopédique et font un simple bandage plâtré, sans aucune prétention à la décharge du poids du tronc.

Ces appareils orthopédiques sont incontestablement très jolis, mais ils ne tiennent pas leurs promesses; et les tiendraient-ils au point d'assurer la décharge qu'ils n'empêcheraient pas l'ankylose et l'atrophie marquée du membre, même dans les cas les plus bénins.

Au contraire, si vous acceptez le repos, cela vous ennuiera peut-être davantage au premier abord, vous, mais votre enfant cela ne l'ennuiera pas du tout après quelques jours d'accoutumance; et nous aurons ainsi de très grandes chances d'arriver à la guérison sans boiterie et sans raideur. Supposons même un cas un peu rebelle où la maladie n'avorte pas par le repos, nous aurons toujours un résultat fonctionnel incomparablement supérieur, comme force, attitude et longueur de jambe, à celui que nous laisserait la marche.

En d'autres termes, un résultat d'à peu près vous suffit-il, un résultat qui se fera attendre plus longtemps, qui sera inférieur? Tenez-vous surtout à avoir un traitement agréable pour vous? — Laissons marcher l'enfant.

Au contraire, recherchez-vous avant tout le bien du malade, et voulez-vous assurer son avenir, fût-ce au préjudice de votre agrément? Voulez-vous, en un mot, le guérir le mieux et le plus vite possible? — Alors mettons-le au repos dans la position couchée.

Ainsi renseignés, choisissez.

Dans l'un et l'autre cas, vous aurez le résultat que vous aurez mérité.

Voilà l'exacte vérité. Les médecins étrangers eux-mêmes en conviennent, car, à bout d'argument, ils m'ont tous dit :

— C'est vrai, l'on peut avoir de meilleurs résultats en faisant comme vous faites ; mais c'est un trop grand dérangement et de trop grandes complications pour les familles ; très peu sont à même de garder une ou plusieurs années un enfant au repos et de faire des traitements aussi encombrants.

Je réponds : — Il suffit de venir à Berck pour voir que ce traitement est très simple, fort peu dérangeant et à la portée de toutes les personnes et de toutes les bourses. D'ailleurs, ce traitement par le repos, on peut à la rigueur le faire partout, pourvu qu'on soit en très bon air, et surtout pourvu qu'on le veuille.

Cette question de principe, à savoir la nécessité du repos de la hanche dans la position couchée, devait être discutée et résolue avant de passer à l'étude du traitement proprement dit de la coxalgie.

Trois éventualités peuvent se produire. Il y a un foyer tuber- culeux dans la hanche mais sans attitude vicieuse.

Il y a une déviation, il faut la corriger et la maintenir corrigée.

Il y a un abcès ; il faut le traiter par les ponctions et les injec- tions. — Si cet abcès est ouvert, et qu'il y ait une fistule, il faut la panser simplement s'il n'y a pas de fièvre. S'il y a de la fièvre, il faut la faire tomber en drainant la jointure, et même en enlevant la tête fémorale, si cela est nécessaire pour assurer le drainage.

En somme, le traitement de la coxalgie comprend :

a) Le repos dans la position couchée, qui, avec un bon traitement général, amènera la disparition du foyer tuberculeux de la hanche.

b) La correction de l'attitude vicieuse, soit par l'extension con- tinue seule, soit par une traction faite sous chloroforme avec, dans certains cas, une ténotomie ou une ostéotomie sous-cutanée, ou la rupture non sanglante des tendons ou de l'os ; correction suivie de l'application d'un bon appareil plâtré, seul capable de la maintenir intégralement.

c) Le traitement de l'abcès fermé (ponctions et injections) et de la fistule (pansement aseptique quand la fistule n'est pas infectée ;

drainage de la jointure, nécessitant parfois l'ablation de la tête fémorale, quand la fistule est infectée).

Si l'on sait faire cela, on sait soigner toutes les coxalgies.

Nous avons donc à dire comment il faut faire tout cela, et c'est la partie technique de notre thérapeutique, ou première partie.

Nous exposerons dans la deuxième partie l'emploi qu'on doit faire de ces moyens thérapeutiques suivant les cas, et c'est la partie clinique.

Il faut que tous les médecins s'initient à ce traitement, un peu minutieux peut être, mais nullement difficile à faire.

Il le faut, car le coxalgique ne guérira pas tout seul en conservant une bonne jambe; il ne guérira ainsi qu'à la condition que vous, médecin, vous connaîtrez et ferez votre devoir, et que vous, parents, vous obéirez aveuglément à votre médecin.

Il n'y a peut-être pas une maladie qui ait plus bénéficié des progrès de la thérapeutique que la coxalgie.

Autrefois on ne guérissait pas de la coxalgie, ou bien l'on n'en guérissait qu'au prix d'une infirmité.

Cela est encore vrai aujourd'hui pour les coxalgiques soignés par des médecins qui ne savent pas leur métier et qui ne veulent pas l'apprendre.

L'enfant guérira donc avec une bonne ou avec une mauvaise jambe, suivant qu'il sera bien ou mal soigné. Telle est l'importance du traitement pour décider du sort du coxalgique.

CHAPITRE VI

MOYEN D'ASSURER LE REPOS DANS LA POSITION COUCHÉE

Sommaire. — Ce repos est obtenu par un cadre ordinaire, facile à construire partout. — Deux sangles fixent le tronc et les deux jambes bien à plat. — Disposition spéciale, permettant les fonctions naturelles sans nécessiter la mobilisation de l'enfant. — Ce cadre est bien préférable à la gouttière de Bonnet, qui est chère, mal construite, et laisse les enfants se dévier sans qu'on s'en aperçoive. Tous les médecins savent que fréquemment on retire de la gouttière de Bonnet un enfant difforme.

N'est-il pas oiseux de consacrer un chapitre à la manière d'assurer le repos du malade dans la position couchée? Je ne le crois pas.

Il suffit, semble-t-il, de le placer dans un lit.

Oui, sans doute, si le matelas en était dur, régulier, bien plat, et si ce lit pouvait être facilement transporté au dehors, pour permettre à l'enfant de passer toute la journée au grand air.

Il est plus pratique de placer l'enfant sur une planche ordinaire bien rembourrée, plus mobilisable, ou sur le cadre en bois que voici, matelassé de crin, portant de chaque côté des arrêts pour des sangles destinées à brider le corps; ces sangles sont fixées d'un côté, et se bouclent de l'autre (fig. 24).

Aux deux extrémités de la planche ou du cadre sont deux anses permettant de porter l'enfant et de le placer soit sur deux chaises, soit sur une voiturette dans laquelle on le promènera. Cette planche et ce cadre matelassé peuvent se fabriquer partout. Votre menuisier ou votre tapissier ordinaires vous les construiront.

Ces moyens très simples sont bons; mais pour les cas où il faut le repos absolument parfait de la hanche, je leur reproche de laisser ballotter l'enfant un peu trop librement, de nécessiter la mobilisation, c'est-à-dire une secousse fâcheuse, chaque fois que l'enfant veut aller à la garde-robe.

Pour supprimer jusqu'à ces petits déplacements, j'ai fait construire des cadres avec une large ouverture médiane, pratiquée au
niveau du siège. Dans l'intervalle des garde-robes, cette ouverture

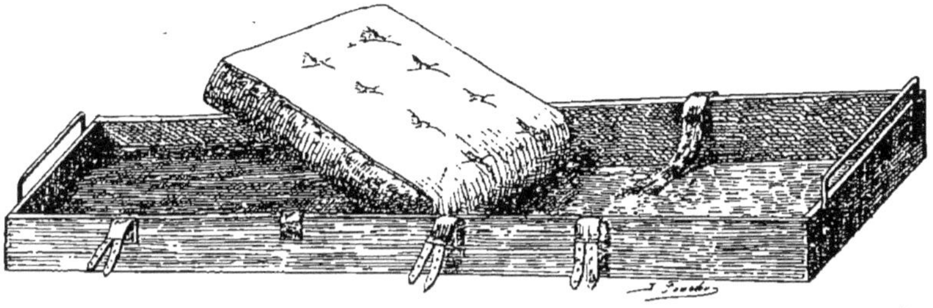

Fig. 24. — Cadre de bois ordinaire, garni d'un matelas de crin et de quatre courroies
destinées à immobiliser l'enfant.

médiane est exactement comblée par un coussin bien régulière-

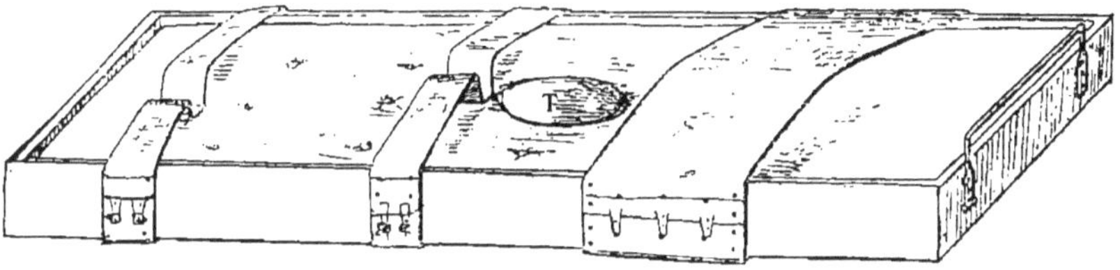

Fig. 25. — Notre cadre. — Cadre ordinaire modifié avec une ouverture médiane au niveau du
siège; ouverture fermée en temps ordinaire par un tampon T qui vient s'y ajuster à frottement.

ment arrondi qui s'y engage à frottement, et ce coussin est soutenu
par une planchette coulissant sur une
glissière placée sous le cadre.

Au moment de la garde-robe on tire
la planchette, on enlève le coussin et
on glisse à sa place un bassin de forme
et de dimension semblables, et qui,
par conséquent, s'adapte à l'orifice; dès
qu'il y est adapté, on tire en dessous la
planchette comme pour le coussin, de
manière à le maintenir en place pendant tout le temps nécessaire (fig. 25,
26, 27).

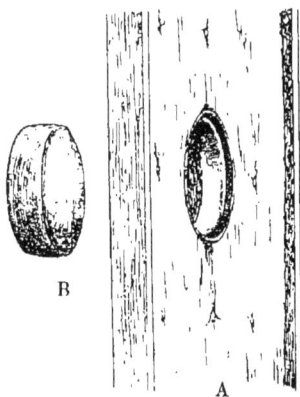

Fig. 26. — Notre cadre. — A, Bassin
en place, vu d'en haut. — B, Tampon
matelassé qui vient se loger à la
place du bassin et reste en place
dans l'intervalle des garde-robes.

Pour assurer plus exactement la
fixation des jambes, on peut disposer
les sangles des jambes et des genoux
en double boucle · une boucle pour chaque jambe (fig. 28).

La fixation du tronc est assurée par deux larges sangles, ou par un gilet en coutil passé sur la chemise, gilet dont les deux épaulières et les bords inférieurs sont fixés par des courroies aux bords du cadre.

Avec la gouttière de Bonnet on arrive également à cette fixation,

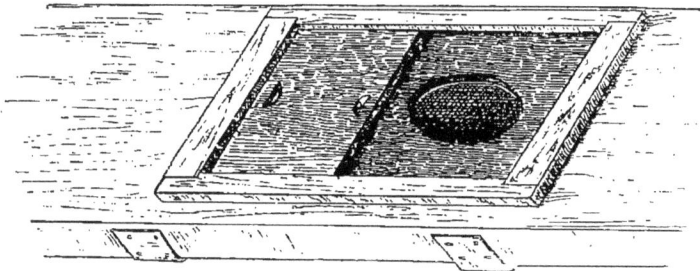

Fig. 27. — Notre cadre vu en dessous avec sa glissoire.

mais les gouttières de Bonnet sont chères et ne se trouvent pas partout. Il y a une autre objection plus sérieuse : la gouttière de Bonnet est généralement mal construite, pas assez régulière, pas assez plate; elle se laisse déprimer et déformer, et masque les déviations qui s'y élaborent silencieusement, si bien qu' « on retire souvent de la gouttière de Bonnet un enfant difforme ».

J'aime mieux conseiller l'emploi du cadre ordinaire tel que je l'ai modifié. Il a les avantages de la gout-

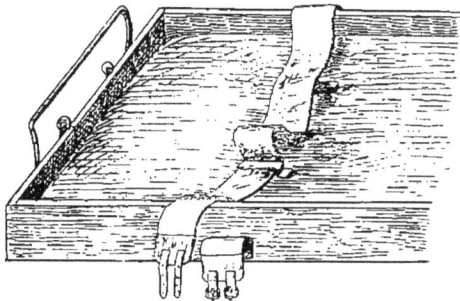

Fig. 28. — Notre cadre. — La sangle des jambes est fixée par son milieu pour embrasser le membre dans une boucle.

tière sans en avoir les inconvénients; il peut être fabriqué par le plus petit menuisier de village à très bas prix; il sera complété par un matelas régulier et dur fait par un tapissier ou par la mère de l'enfant elle-même. Ce matelas doit être un peu plus épais au niveau du siège, pour maintenir le bassin soulevé, et lutter contre l'ensellure.

On peut adapter à l'extrémité inférieure du cadre des baguettes transversales sur lesquelles, dans une échancrure remplaçant une poulie, passera la corde de l'extension continue (fig. 29).

Je tiens à ce que les deux jambes soient maintenues pour deux raisons : la première c'est que la jambe saine étant libre pourrait, par ses mouvements exagérés, imprimer quelques secousses au bassin ; la seconde, c'est qu'il y a intérêt pour l'avenir à ce que les deux jambes soient mises au même régime de repos absolu pendant la durée de la maladie, surtout lorsqu'on recherche, comme c'est le cas ici, par ce traitement dans un cadre sans appareil plâtré, une guérison intégrale.

En effet, la guérison ne pourrait pas être intégrale si l'on main-

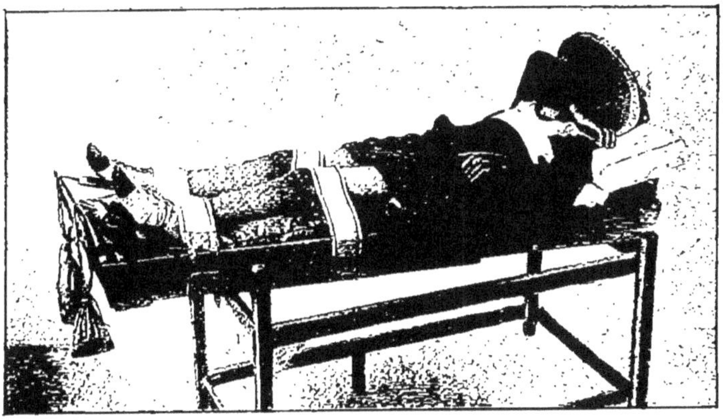

Fig. 29. — Enfant dans son cadre. On voit les deux sangles des jambes et des cuisses fixées par leur partie médiane et embrassant les membres dans une double boucle. La contre-extension est assurée par le poids du corps pourvu que l'on relève la partie inférieure du cadre par une ou deux briques placées sous les pieds du support en bois.

tenait étroitement une jambe (la malade), tandis que l'autre (la saine) serait libre d'évoluer sans entraves dans le lit, d'agir sans discontinuité. Après un an et demi ou deux de ce régime — la jambe bridée serait amaigrie, tandis que la jambe libre serait hypertrophiée très souvent.

Lorsque le malade se lèvera, il ne fera pas des pas symétriques avec une jambe faible et l'autre très solide. Si les deux jambes sont également faibles, au contraire, il leur demandera le même effort, elles reprendront symétriquement et simultanément leur force et leur habileté. Les jambes étant plus égales, la marche en sera plus régulière et la guérison plus parfaite.

J'ajoute que les enfants couchés sont vêtus généralement de longues blouses de flanelle, ouvertes sur la ligne médiane postérieure. On les transporte au grand air dans une voiturette, comme celles que nous avons à Berck.

Pour les repas, on permet à l'enfant de soulever légèrement la tête, tandis que ses épaules sont calées avec un petit coussin.

Toutes les six semaines environ, vous ferez enlever l'enfant de son cadre ou de sa gouttière pour le poser sur une table ordinaire, ce qui vous permettra de vérifier la position et l'état de la jointure. La mère en profite pour faire une toilette complète de l'enfant. Cet examen mensuel suffit à empêcher la hanche de s'enraidir.

CHAPITRE V

EXTENSION CONTINUE

Sommaire. — La meilleure ou la pire des choses, suivant l'usage qu'on en
fait. — Le plus souvent on la fait mal, on l'installe mal, on la surveille
mal. On s'endort dans la satisfaction trop prompte du devoir accompli,
et pendant ce temps l'enfant se déforme.

Conclusion. — Ne pas faire d'extension continue, si l'on ne peut compter
sur l'intelligente sollicitude des parents et sur la surveillance presque
quotidienne du médecin. — Y recourir en ville *rarement*, à l'hôpital
jamais. — Lui préférer l'immobilisation par l'appareil. — En présence
d'une déviation, faire plutôt la correction immédiate suivie de l'application d'un plâtre. — Technique de l'extension continue : un bas ou une
guêtre lacée par devant, à laquelle s'attache le poids au moyen d'une
corde passant sur une tringle ou sur une poulie. Toutes les six semaines,
vérifier la direction et la position, l'enfant nu sur une table.

Vous savez déjà certainement faire l'extension continue; il ne
s'agit que de l'appliquer à la cuisse malade.

Il y a dix manières de fixer au membre malade les liens qui doivent soutenir le poids de l'extension. Si vous avez un procédé que
vous connaissiez bien, tenez-vous-y.

Si vous êtes habitué aux bandes de diachylon, c'est très bien :
faites-les remonter jusqu'au tiers supérieur de la cuisse pour agir
non pas seulement sur la jambe et le pied, mais sur la cuisse
directement.

Si vous n'avez pas de système préféré, voici celui que je conseille, parce qu'il peut être employé partout et que les parents
sont d'ordinaire capables de le bien surveiller en votre absence,
ce qui est nécessaire pour que l'extension soit vraiment continue.

Faites faire en coutil, ou mieux en cuir doux, en basane, par
votre cordonnier, un long bas qui remontera jusqu'au tiers supérieur de la cuisse, qui sera lacé par devant, avec des œillets et des
pattes comme dans les chaussures lacées; qu'on laisse une fenêtre,

ou tout au moins qu'on ne mette pas de couture sous le talon, pour
éviter de le blesser. Du milieu de la partie jambière du bas part
de chaque côté une lanière de cuir qu'on maintient écartée des
malléoles, sur lesquelles elle pourrait amener une pression douloureuse, écartée au moyen d'une baguette de bois transversalement

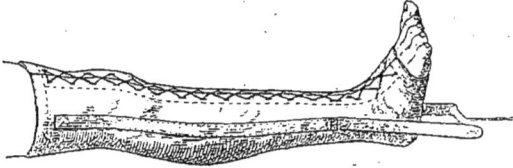

Fig. 30. — Guêtre en coutil ou en cuir pour l'extension continue.

posée, sensiblement plus large que la plante du pied et à chaque
extrémité de laquelle se trouve un crochet passant dans le trou que
porte l'extrémité de chaque lanière (fig. 30, 31, 32).

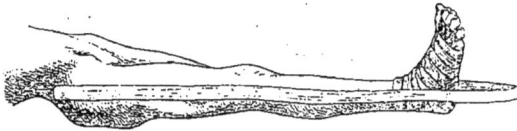

Fig. 31. — Appareil extemporané d'extension continue. Le pied est bandé jusqu'au-dessus des
malléoles. Une bande est placée en étrier sous la plante : les deux chefs de cette bande
remontent jusqu'à la racine de la cuisse.

A la partie moyenne de la baguette est un autre crochet où se
fixe la corde qui soutient le poids; cette corde passe sur une poulie,
ou, à défaut de poulie, sur la tringle transversale du pied du lit ou

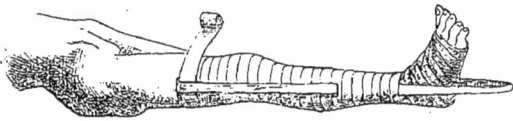

Fig. 32. — Les deux chefs de la bande en U sont recouverts jusqu'au dessus du genou. Ils sont
ensuite rabattus de chaque côté du membre et l'on continue le bandage en descendant jusqu'aux malléoles.

du cadre, ou bien encore dans un trou creusé dans le rebord terminant le cadre ou le lit en bois. Rien n'est plus facile à adapter.
A l'extrémité de la corde on met un poids en plomb ou en sable de
la valeur de deux, trois, quatre kilogrammes, suivant l'âge de
l'enfant et le résultat qu'on veut obtenir; s'il s'agit d'une déviation
à corriger, on augmente la valeur du poids.

Le bas sera lacé plus ou moins étroitement, en tout cas assez solidement pour qu'il ne soit pas entraîné par le poids extenseur.

C'est là une affaire de tâtonnement de la part des mères, qui guetteront le degré de tolérance de l'enfant.

Voilà pour le cas où l'on tire sur une jambe sensiblement droite.

Mais si la jambe est très pliée, presque à angle droit, il faut modifier un peu le système, qui, sans cela, donnerait une traction trop indirecte.

Le mieux, en ce cas, est d'employer un système de traction un

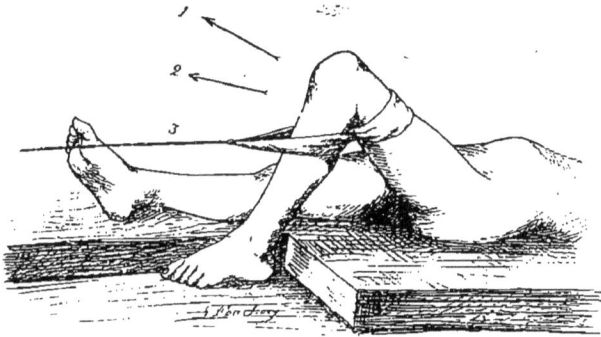

Fig. 33. — Extension continue dans le cas de flexion notable de la cuisse sur le bassin; pendant une première période on élève la poulie de façon à donner à l'extension la direction donnée par la flèche 1. On abaisse progressivement la poulie au fur et à mesure que la correction se fait, ce qui donnera, dans la suite, les-directions 2 et 3. Dès que la direction de la cuisse est devenue presque normale, on applique la traction suivant le mode ordinaire. Pour éviter le gonflement du pied et de la jambe, on les entoure d'un bandage ouaté.

peu analogue à celui dont se sert Hennequin pour les fractures de cuisse (fig. 33).

La partie moyenne d'une serviette pliée suivant sa longueur est appliquée sur la partie antérieure du tiers inférieur de la cuisse. Les parties latérales de la serviette passent ensuite derrière la cuisse, près du jarret, pour s'y entre-croiser et revenir en avant se nouer au niveau de la tubérosité antérieure du tibia.

A ce nœud s'attache la corde qui soutient le poids extenseur.

Si le fémur est en rotation externe, vous mettrez la corde un peu en dehors du nœud. Si le fémur est en rotation interne, vous la mettrez un peu en dedans.

— Mais la jambe repliée et le pied? — Eh bien, la jambe repliée et le pied, vous pouvez les maintenir en calant le genou de chaque côté avec un épais coussin de sable, ou bien en creusant légèrement le matelas pour placer la jambe et le pied dans cette dépression.

Pour produire ce creux, on découd le matelas à la partie inférieure du côté correspondant à la jambe malade; on enlève la
bourre sur un espace un peu plus large que la jambe et un peu
plus long que la jambe et le pied, et on maintient le creux ainsi
fait en fixant sur son pourtour, avec des épingles de sûreté, les
deux parois de toile du matelas.

Lorsque la jambe s'est défléchie, qu'elle est revenue à une position rapprochée de la normale, la corde qui soutient le poids se
rapproche des malléoles et finalement on peut reprendre le mode
d'extension ordinaire, la jambe reposant sur le même plan que la
cuisse.

Il est difficile, en pareil cas, d'agir sur le levier supérieur pour
aider à la correction de la déviation lombaire.

L'os iliaque est porté en avant et l'ensellure augmente sous
l'effet de la traction de la jambe. On cherche à repousser le bassin
d'avant en arrière, c'est-à-dire de haut en bas pour l'enfant couché,
avec des sangles bien serrées, en ayant soin d'interposer entre la
peau et les sangles des coussins de protection; on empêche ainsi
plus ou moins complètement les reins de s'enseller et on rend plus
effective la traction sur le genou.

Contre-extension. — Le moyen le plus simple, c'est d'élever les
pieds du lit de l'enfant et de fixer, c'est-à-dire de retenir par
quelques tours de bande Velpeau, le tronc de l'enfant sur le cadre
ou sur le lit en bois; ou bien on peut faire une contre-extension
directe en mettant un écheveau de laine très douce à la racine du
membre sain et en adaptant les deux extrémités de cet écheveau
à des anneaux situés à la partie supérieure du cadre ou du petit lit,
de manière à tirer en haut le côté correspondant du bassin de
l'enfant.

Si la jambe est en abduction, l'écheveau se place sur l'aine du
côté malade.

Si la jambe est en adduction, l'écheveau se mettra du côté sain.

Le maintien du tronc par un gilet de coutil, dont les extrémités sont fixées au cadre, assure également cette contre-extension.

Après un peu, très peu de temps, le soin de l'extension, telle
que je viens de la décrire, pourra être confié à la mère de notre
petit malade ou à une garde attentive; c'est pour cela que j'indique
ce système de préférence à tel ou tel autre, car le médecin ne peut
guère exercer lui-même une surveillance suffisante.

En suivant vos instructions et après quelques tâtonnements, les

mères intelligentes sauront obtenir beaucoup par l'extension continue ; mais ce moyen thérapeutique demande de très grands soins
et une certaine adresse. Si vous n'êtes pas bien secondé, il vaut
autant y renoncer.

Dans les hôpitaux, où il y a trop de malades, ce n'est pas non
plus un système pratique.

Enfin il ne faut pas demander à l'extension continue plus qu'elle
ne peut donner.

Il y a des cas de coxalgies douloureuses ou de déviations
rebelles, où elle ne suffit pas à faire disparaître soit la douleur, soit
la déviation.

Cette douleur ne sera calmée qu'avec l'appareil plâtré, et cette
déviation ne sera effacée que par une correction faite sous chloroforme, suivie immédiatement de l'application d'un bon appareil
plâtré.

CHAPITRE VI

CHLOROFORMISATION

Sommaire. — *Criterium absolu de la narcose* : conservation du réflexe cornéen, en même temps que sont abolies : la sensibilité générale du sujet et la résistance des muscles des membres. — Par réflexe cornéen on entend la contraction active, immédiate, des paupières (toujours appréciable sur la paupière supérieure), provoquée en touchant de l'index la cornée du sujet. — Si le sujet est insensible et inerte, la résolution est suffisante pour tout ce qu'on peut avoir à faire : corrections orthopédiques, interventions sanglantes. L'anesthésie est assez poussée. — On est sûr qu'elle ne l'est pas trop, tant que le réflexe cornéen est conservé. La sécurité est alors entière. — Pendant toute la durée de l'opération, ne dépasser ce degré ni en deçà, ni en delà, et l'entretenir par quelques gouttes de chloroforme administrées de temps en temps.

Pour endormir un enfant de dix ans, verser dix gouttes de chloroforme sur une compresse qu'on applique bien sur la face. — Toutes les sept ou huit respirations donner de huit à dix gouttes de nouveau, jusqu'à ce que l'enfant dorme. — Puis, entretenir la narcose par quelques gouttes données toutes les sept à huit respirations.

Je n'écris pas ici un traité complet de la chloroformisation chez l'enfant; mais il est quelques notions capitales que je crois indispensable d'exposer.

Bien retenues et bien observées, elles donnent une sécurité entière, et l'on n'a plus aucun prétexte pour hésiter à insensibiliser l'enfant chaque fois que cela peut être utile.

Le criterium absolu — le seul — pour savoir si le sujet — enfant ou adulte — dort assez profondément mais pas trop, est fourni par le réflexe cornéen; *il faut que ce réflexe soit conservé, tandis que la sensibilité générale et la résistance des muscles des membres sont abolies.*

Mais, d'abord, qu'est-ce que le réflexe cornéen? Cela n'est pas clairement dit ni nettement expliqué par les auteurs, et je n'ai pas encore vu un seul de mes internes, venant d'un autre service hospitalier, qui sût exactement ce que c'est que le réflexe cornéen, ni qui connût bien la manière de le rechercher.

Il est donc bon d'entrer dans quelques détails à ce propos.

Lorsque le sujet paraît endormi, vous introduisez doucement la pulpe de l'index entre les deux paupières et vous touchez avec une légère pression la cornée ou la conjonctive. Instantanément les paupières se contractent, se plissent et se rejoignent avec force si vous avez retiré votre doigt. Cette contraction, ce plissement actif est plus visible sur la paupière supérieure. Eh bien, cette contraction active, c'est le réflexe dont nous parlons. Si cette contraction immédiate n'existe pas, si la paupière supérieure ne retombe pas, ou si elle retombe, lentement, passivement, sans plissement transversal, uniquement par son propre poids, le réflexe est aboli.

Il est facile de comprendre que lorsqu'on veut rechercher le réflexe, les paupières ne doivent pas être fixées par les doigts de l'explorateur. Comment se rejoindraient-elles après que la pulpe de l'index a touché la cornée, si vous les maintenez écartées de force. Et cependant j'ai vu beaucoup de médecins chercher le réflexe de cette façon.

Retenons ces deux aphorismes :

1° Lorsque le sujet est *insensible* et *inerte*, mais qu'il *conserve en même temps le réflexe cornéen*, il *dort assez* et *pas trop*. On tâchera de l'entretenir à ce degré pendant la durée de l'intervention : la narcose est suffisante et la sécurité complète.

2° *Lorsque le sujet a perdu le réflexe cornéen, on ne sait plus où l'on en est, et il se peut qu'on soit trop loin.*

En dehors du réflexe cornéen, rien n'est absolu. La respiration, le pouls, la coloration de la face, la dilatation ou le rétrécissement de la pupille ne signifient pas grand'chose. Je veux dire que la respiration peut rester parfaite, le pouls normal, la face rosée, la pupille contractée, et que tout, en un mot, peut paraître parfait, jusqu'à ce que, subitement, sans signes annonciateurs, la respiration et le pouls s'arrêtent, et alors il est peut-être trop tard.

Rapportez-vous-en uniquement au réflexe cornéen; lui seul ne vous trompera pas. Le reste est illusoire, je le répète. Le sommeil peut être excellent, soit avec une respiration silencieuse, soit avec une respiration bruyante; il peut être parfait même avec un pouls faible, avec un visage pâli, avec une pupille qui reste constamment dilatée; mais il peut être aussi trop profond, et le danger réel se cache sous ces mêmes signes, comme sous les signes contraires, d'ailleurs.

Les auteurs se trompent en disant : — Pour que la résolution soit complète, il faut que le réflexe cornéen soit aboli. — Non, la résolution peut être obtenue très suffisante et même complète sans que le réflexe cornéen ait disparu.

Au reste, voici comment les choses se passent dans la chloro-formisation :

1ʳᵉ période. — Le sujet perd la conscience de ce qui l'entoure, mais il se défend encore par des mouvements réflexes inconscients, et il pousse une plainte si on le pique ou si on lui incise la peau.

2ᵉ période. — Le sujet est insensible même à la piqûre et les muscles des membres sont complètement inertes : la résolution est donc complète; cependant il a encore le réflexe cornéen.

3ᵉ période. — Il n'a plus le réflexe cornéen.

Eh bien, n'allez pas à cette troisième période, contrairement à ce que disent les auteurs. Tenez-vous à la limite de la deuxième et de la troisième période, c'est-à-dire faites que le sujet soit inerte et insensible tout en conservant le réflexe cornéen; vous saurez alors que vous êtes assez loin et pas trop.

Le talent du chloroformisateur consiste justement à entretenir cet état, à se tenir constamment à ce degré, à se garder d'une part de laisser se réveiller le malade, ce qui se traduirait par des mouvements de défense des membres ou par des plaintes ; à se garder d'autre part de laisser la narcose devenir plus profonde, ce qui se traduirait par la perte du réflexe oculaire.

Dans le premier cas, si le sujet fait quelques mouvements de défense (inconscients encore), vous donnez 6 à 8 gouttes de chloroforme toutes les dix respirations (ne pas se presser, ne pas donner du chloroforme en masse à ce moment), jusqu'à ce que, de nouveau, le malade ne bouge plus.

Dans le deuxième cas, lorsque le réflexe oculaire est perdu, s'arrêter, ne plus donner de chloroforme jusqu'à ce que ce réflexe ait réapparu ; — et ainsi de suite, jusqu'à la fin de la chloroformi-sation.

— Mais si le réflexe existe, direz-vous, le malade est toujours sur le point de s'éveiller, et, s'éveillera à plusieurs reprises.

— Je réponds : — Cela n'aurait guère d'inconvénients, à ce léger degré. Il vaut encore mieux se tenir un peu en deçà qu'au delà du degré de narcose voulu; mais il ne se réveillera pas si vous

avez une certaine habitude du chloroforme, habitude vite acquise;
je le vois par mes aides qui la contractent tous très rapidement.

Voici, d'ailleurs, une indication : Si le malade a un réflexe
entièrement ou presque entièrement conservé, c'est-à-dire s'il se
produit un plissement extrêmement fort de la paupière, c'est qu'il
est sur le point de se réveiller, et vous vous hâtez d'ajouter quelques
gouttes de chloroforme, sans attendre qu'il y ait un mouvement de
défense des membres, ni que le malade ait poussé une plainte.

L'appréciation de ces nuances est, de la part du chloroformisateur, une affaire de tact et d'attention. Il y a des chloroformi-
sateurs plus ou moins « élégants ». Mais la sécurité, qui est la
grosse affaire, vous l'aurez en même temps qu'une résolution complète du sujet dès votre première chloroformisation, si vous retenez
ce que je viens de dire.

On cherche le réflexe toutes les vingt ou vingt-cinq respirations,
par exemple, avec un doigt très propre.

Vous voyez que le chloroformisateur n'a pas le loisir de s'occuper
d'autre chose que de la narcose pendant toute la durée de l'opération.

Cela lu et relu, vous saurez administrer le chloroforme

Et maintenant, dans quelles conditions doit être l'enfant à
chloroformiser? Il est préalablement ausculté, pour établir l'état
des poumons et du cœur; il est à jeun depuis cinq ou six heures,
à moins qu'il ne s'agisse d'opération très urgente. Il est débar-
rassé de ses vêtements et de tous liens capables de gêner la respiration ou la circulation; son nez, sa bouche, son menton sont
enduits de vaseline pour les préserver des brûlures du chloroforme.

L'opérateur a près de lui une pince à langue stérilisée.

L'enfant est couché bien à plat et maintenu par les bras et les
jambes, tandis que le chloroformisateur applique sur sa bouche et
son nez une compresse, ou une serviette, ou un mouchoir, où
l'on a versé la quantité voulue de chloroforme sur une surface de
quelques centimètres carrés. On l'applique bien sur la bouche et
le nez, et on maintient les bords de la compresse étroitement
appliqués sur la racine du nez, les joues et le menton.

1° Manière d'endormir ordinaire. — Pour un enfant de cinq ans,
on verse de 6 à 8 gouttes de chloroforme sur la compresse.

Nous conseillons ces mêmes doses chez les adultes, ce qui nous
donnera chez eux la résolution dans l'espace de huit à dix minutes

sans rien de pénible. Après six ou huit respirations, on verse de nouveau de 6 à 8 gouttes sur la face extérieure de la compresse, qu'on retourne ensuite vivement sur la figure de l'enfant, de manière à ce que la partie imbibée vienne entre le nez et la bouche.

Déjà, avec cette deuxième dose, la conscience d'un enfant de cinq ans devient confuse, le sommeil commence à venir.

De nouveau, après six ou huit respirations, on remet 8 ou 10 gouttes de chloroforme sur la face externe de la compresse et on la retourne pour la réappliquer, cette fois plus étroitement encore, pour brusquer un peu les choses et obtenir instantanément le sommeil.

Si l'enfant se débat, faites-le maintenir solidement. Après encore quelques respirations, il ne se débat plus, il dort; la résolution a été obtenue en une minute ou une minute et demie.

Si la résolution n'est pas suffisante, on ajoute quelques gouttes de chloroforme. Vérifiez, dès que l'enfant ne se débat plus, qu'il a encore certainement le réflexe oculaire et entretenez-le dans cet état de la manière que nous avons dite plus haut.

Si l'enfant est un peu plus âgé, on donnera quelques gouttes de chloroforme en plus, 10 à chaque fois, et l'on mettra deux fois plus de temps pour l'endormir, de deux à trois minutes. S'il est moins âgé, on met 4 ou 5 gouttes de chloroforme au lieu de 8. — Cela se devine.

2° **Manière d'endormir instantanément.** — Si l'enfant est très nerveux, si l'appréhension et l'angoisse le font crier et se débattre violemment à votre approche, s'il résiste à toutes vos observations, s'il ne veut pas être rassuré ni rien entendre, il y a intérêt pour lui à brusquer tout à fait les choses, à l'endormir instantanément.

Tandis qu'on lui maintient les mains et les pieds, versez vivement de 15 à 20 gouttes de chloroforme sur une compresse et appliquez-la très étroitement sur la figure sans laisser passer l'air pur. Les cris cessent instantanément; l'enfant lutte à peine quatre ou cinq secondes; il perd aussitôt la notion de ce qui l'entoure. Vous maintenez la compresse de dix à quinze secondes, puis vous l'enlevez. L'enfant a la figure un peu congestionnée, mais il est déjà inerte et insensible, ayant cependant encore très nettement le réflexe oculaire.

A partir de ce moment allez doucement; la face va redevenir rosée au bout de quelques secondes.

Si les premières bouffées de chloroforme n'avaient pas suffi à abolir les grandes résistances, chez un enfant de plus de six ou sept ans, par exemple, redonnez une deuxième dose.

Puis faites comme il a été dit plus haut, en ayant soin de relever avec les doigts le menton de l'enfant, ce qui facilite beaucoup sa respiration.

S'il vomit, c'est qu'il se réveille. Donnez-lui quelques gouttes de chloroforme toutes les dix ou quinze secondes, et mettez une minute ou deux pour le rendormir. Ne le rendormez pas trop brusquement, ce serait dangereux.

Si la respiration s'arrêtait (*mais cela n'arrivera qu'à la suite de la perte du réflexe oculaire que vous n'aurez pas assez attentivement surveillé*), il faudrait immédiatement prendre la langue de l'enfant avec la pince spéciale ou simplement une épingle ordinaire de sûreté et la maintenir au dehors en pratiquant une légère traction sur un côté, la tête étant tournée et couchée sur ce côté, tandis qu'un doigt, introduit dans la bouche entre les dents et la joue opposée, soulève celle-ci.

Cette manœuvre de la prise de la langue et du soulèvement de la joue suffit bien souvent pour que la respiration reprenne.

Si elle ne suffit pas, on fait la respiration artificielle. Il n'y a que cela de vrai en pareil cas. Le chloroformisateur maintient la tête ni trop fléchie ni trop étendue sur la table : la laisser pendre en dehors, comme beaucoup le conseillent, est mauvais; cela peut produire une tension trop forte et, par suite, une oblitération partielle des voies respiratoires. Un aide maintient les jambes pour résister à la traction que vous allez faire vous-même sur le haut du tronc. Vous saisissez en effet les mains de l'enfant, vous portez les bras en haut et en dehors pour dilater la poitrine, puis vous les abaissez contre la base du thorax, de manière à exercer avec vos mains embrassant celles du malade une pression sur la cage thoracique comme pour dégonfler le poumon; et vous recommencez en faisant rythmiquement et alternativement, comme dans la respiration ordinaire, des inspirations et des expirations artificielles, jusqu'à ce que la respiration reprenne, — ce que vous reconnaissez lorsque, arrêtant deux ou trois secondes vos manœuvres, vous voyez le ventre qui se soulève, puis qui se creuse, montrant que le jeu du diaphragme a repris.

Ne permettre le réveil que lorsque l'intervention est entièrement terminée et l'adaptation de l'appareil bien assurée.

Laissez l'enfant se réveiller doucement.

Je veux signaler que lorsque le malade est au moment du réveil, il paraît quelquefois n'avoir plus de réflexe oculaire, tandis que la respiration devient silencieuse. Ne vous effrayez pas; pressez un peu davantage sur la cornée, et vous verrez la paupière réagir; en outre le facies est alors celui d'un enfant qui dort d'un sommeil absolument normal.

CHAPITRE VII

MANIÈRE DE FAIRE UN APPAREIL PLATRÉ DE COXALGIE

Sommaire. *A.* — Matériel nécessaire.

1º Pelvi-support improvisé : deux piles de livres de 15 à 20 centimètres de haut et de largeur inégale, placées sur une table de cuisine, la pile plus large supportera les épaules de l'enfant, la plus étroite le sacrum.
2º Un jersey ou fin gilet de tricot, qu'on mettra à l'enfant comme un caleçon, la jambe dans une manche et l'abdomen recouvert par le corps du gilet.
3º A défaut de jersey, de l'ouate ordinaire, non hydrophile, roulée en bandes de 15 centimètres environ de large et d'un centimètre d'épaisseur.
4º Trois litres environ de plâtre frais à modeler.
5º Dix mètres de mousseline empesée, dont se servent les couturières pour faire des « patrons ». Cette mousseline sera débitée en bandes de 5 mètres de long et de 10 à 12 centimètres de large. On fera ainsi de dix à douze bandes. Six bandes suffisent pour un appareil de taille moyenne. Les dix bandes sont nécessaires pour un grand appareil ou pour un enfant de grande taille.
6º Deux ou trois cuvettes et de l'eau froide.

B. — Personnel.

1º L'opérateur :
2º Un aide « moral », la mère si possible, qui soutienne la tête de l'enfant et l'encourage.
3º Deux aides, un pour chaque jambe, jeunes, forts, inexpérimentés si l'on veut, mais préalablement instruits de leur rôle, et qu'on dirigera par quelques commandements sobres, nets, précis.

C. — Application de l'appareil.

1º L'enfant revêtu du jersey est placé comme le tablier d'un pont sur les deux piles de livres, les épaules appuyées sur l'une et le sacrum sur l'autre. La mère lui tient la tête et l'occupe. Les deux aides, — à la rigueur un aide suffirait, — lui tiennent les pieds, tendant les jambes comme les brancards d'une brouette.
2º Explication, « à sec », aux aides, de l'effort qu'ils auront à produire dans quelques instants, pendant la prise du plâtre, et du sens dans lequel ils

devront appliquer cet effort pour assurer, selon les indications particulières à chaque cas, telle ou telle attitude correctrice ou compensatrice. Ces efforts sont de trois sortes :

    a) Rotation du pied en dedans ou en dehors;

    b) Traction ou refoulement de la jambe;

    c) Abduction ou adduction de la jambe.

3° Bouillie de plâtre. — Dans une cuvette vide et sèche, mesurez cinq verres de plâtre. Ajoutez trois verres d'eau. Gâchez.

Plongez une bande roulée dans cette bouillie, dont elle s'imprégnera pendant que vous l'y déroulerez et l'enroulerez de nouveau. Vous avez dix à douze minutes avant que se fasse la prise du plâtre qu'elle renferme. — A votre exemple, un aide plâtrera les autres bandes, et vous commencerez l'application.

4° *Premier temps*. — Application des bandes plâtrées. — Débuter par un premier tour de bande en ceinture. Continuer à recouvrir l'abdomen par des circulaires, en déroulant la bande sans pression, continuer par un spica de l'aine, puis circulaires de la jambe jusqu'au point où l'appareil devra s'arrêter, y compris le pied dans les grands appareils. Appliquer ainsi les six ou dix bandes plâtrées, *prenant soin d'assurer au niveau du pli de l'aine, qui est le point fragile, la solidité* en imbriquant les uns sur les autres plusieurs spicas. A ce moment, l'enfant est soulevé comme une planche horizontale par les pieds, par le bassin et par les épaules; les deux piles sont rapidement enlevées, et il est déposé sur la table.

5° *Deuxième temps*. — C'est celui qui décide de la valeur de l'appareil. *Trois préoccupations* :

    a) Assurer l'adhérence intime du bassin à la carapace plâtrée qui l'entoure. A cet effet, l'*opérateur*, disposant ses deux mains en gouttière par une demi-flexion des doigts, vient coiffer les deux crêtes iliaques en déprimant avec les éminences thénars les fosses iliaques internes, pendant qu'il applique fortement les doigts allongés sur la fosse iliaque externe. En même temps, de tout son poids, il fixe le bassin sur la table, et il ne bouge plus jusqu'à ce que la prise du plâtre soit complète.

    b) Les *aides des jambes* font : 1° la rotation du pied; 2° la traction ou le refoulement de la jambe, suivant le côté ; 3° l'abduction ou adduction, telle qu'elle leur a été indiquée.

    c) Une *troisième personne* vient coiffer de ses deux mains comme de deux calottes sphériques la région du genou, afin de prendre avec le plâtre l'empreinte de la rotule et des condyles, empêchant ainsi que la jambe puisse tourner dans l'appareil autour de son axe, ce qui se produirait évidemment, malgré la fixation de l'appareil sur les crêtes iliaques, si l'on n'avait soin d'utiliser tous les reliefs de l'articulation du genou qui forment autant de clavettes entre le manchon plâtré et la jambe.

6° *Troisième temps*. — Quand le plâtre est définitivement durci, les aides abandonnent leur poste, et on procède à diverses échancrures qui facilitent la respiration abdominale, la flexion du genou, le pansement d'une fistule, etc.

Un appareil plâtré peut être défectueux pour deux raisons :

1° *Parce qu'il ne fait pas corps avec le malade*. Il est alors inutile. Ce défaut vient :

    a) De la couche d'ouate, souvent trop épaisse, qui est sous l'appareil et qui empêche le plâtre d'épouser intimement les reliefs, lesquels sont des points d'appui naturels. — C'est pourquoi nous préconisons le simple jersey sur la peau.

b) De ce que l'appareil, bien fixé au niveau des crêtes iliaques, ne l'est pas suffisamment au niveau de la rotule et ne maintient pás la rotation du pied telle qu'on la désirait. — On a toujours comme ressource, dans ce cas, de prendre le pied dans l'appareil.

2° De ce que l'appareil, tout en étant irréprochable au point de vue de la contention, ne réalise pas l'attitude de correction ou de compensation désirable.

Il ne suffit pas d'obtenir la correction exacte et complète de l'attitude vicieuse, il faut maintenir intégralement, mathématiquement, cette correction.

Tous les médecins peuvent arriver aisément, à l'aide du chloroforme, à la correction et même à l'hypercorrection. Mais un très petit nombre, même parmi les spécialistes, savent conserver exactement cette correction. Et, cependant, on conviendra que tout est là.

A quoi cela sert-il de corriger, si l'on ne conserve pas la correction faite?

Or, très peu de chirurgiens, même spécialistes, je le répète, savent faire des appareils suffisamment précis pour garder mathématiquement la position nouvelle donnée au membre malade.

J'en connais qui font des appareils « comme des sacs » autour du bassin; ils tomberaient sur les pieds de l'enfant si l'on ne prenait pas la précaution de les maintenir à l'aide de bretelles. La présence de ces bretelles suffit pour faire juger de la valeur de ces appareils.

Il va de soi que pour maintenir la correction d'une déviation tant soit peu rebelle, l'extension continue proposée par Lannelongue après cette correction ne suffira généralement pas; il en est de même des appareils silicatés (Ollier), qui ne prennent leur forme définitive qu'après vingt-quatre heures. L'enfant a cent fois le temps de se dévier et d'imposer une forme défectueuse à l'appareil avant que celui-ci ne soit solide.

Il n'y a qu'un moyen d'assurer le maintien de la correction obtenue. C'est d'appliquer un plâtre, et de maintenir très mathématiquement la correction jusqu'à ce que le plâtre soit pris. La chose est possible avec le plâtre et n'est possible avec aucune autre substance.

Mais il ne suffit pas d'employer du plâtre pour être sûr de faire une bonne contention.

Ainsi les appareils à bretelles dont je parlais tout à l'heure sont en plâtre, et cependant vous devinez combien ils sont insuffisants. Les enfants mis dans ces appareils avec une jambe de longueur normale, se retrouvent deux mois après avec un raccourcissement de 2, 3, 4 et 5 centimètres, qui s'est produit dans le plâtre et malgré lui.

Autant vaudrait ne rien mettre que de mettre des plâtres aussi défectueux. En tout cas, il est bien préférable d'employer intelligemment l'extension continue après la correction, plutôt que ces appareils mal construits.

L'art de construire un appareil de contention parfait est presque tout dans la coxalgie.

Il faut donc à tout prix que les médecins sachent faire des bons plâtres, ce qui leur servira pour bien autre chose encore que le traitement de la coxalgie.

— Mais, direz-vous, si la majorité des spécialistes eux-mêmes ne sait pas les faire, comment pourrons-nous apprendre, nous qui ne sommes pas spécialistes, qui n'avons pas souvent l'occasion de construire de tels appareils?

Je réponds malgré que ceci puisse paraître paradoxal, qu'il n'est pas plus difficile de faire un bon plâtre de coxalgie que d'en faire un mauvais.

Si les spécialistes dont je parle ne savent pas les faire, c'est parce qu'ils ont de mauvais principes et qu'ils ne veulent pas en démordre. De même il y a des chirurgiens de profession qui ne seront jamais propres ni aseptiques, et cependant l'asepsie et la propreté sont, je pense, à la portée de tous les médecins. Mais, vous le savez, il n'y a pas de pires sourds que.....

Vous allez juger de la facilité de faire un bon appareil de coxalgie en lisant après le sommaire de ce chapitre, les quelques pages suivantes.

Il y a deux conditions à remplir pour faire de bons appareils de coxalgie.

La première, c'est de ne pas interposer, entre le plâtre et les parties à maintenir, une couche d'ouate telle que les os, dès que l'ouate se sera tassée, puissent jouer dans l'intérieur de l'appareil.

Or, beaucoup de spécialistes appliquent quatre ou cinq doigts d'épaisseur d'ouate entre la peau et leurs bandes plâtrées; vous voyez ce que cela peut faire après quelques semaines, lorsque l'ouate s'est tassée ou a été arrachée peu à peu par l'enfant.

La deuxième condition, c'est de bien modeler le bord supérieur du bassin, de coiffer les crêtes iliaques, en faisant une dépression d'un gros doigt au plâtre au-dessus de ces crêtes iliaques; sans quoi, *l'appareil étant circulaire*, les crêtes peuvent remonter ou redescendre à leur gré et reproduire la déviation dans le plâtre et malgré le plâtre. — Ce modelage, les spécialistes dont je parle ne le font pas davantage.

Voici les règles très simples et très sûres qu'il faut suivre pour faire du premier coup un appareil plâtré de coxalgie très exact.

1° Comme revêtement du sujet (fig. 34), au lieu d'ouate [1], mettez à l'enfant, en guise de caleçon, un maillot ou jersey ordinaire ou bien même deux jerseys l'un sur l'autre; la manche recouvrira la jambe, et le bord inférieur du maillot deviendra ici le bord supérieur (fig. 34).

L'appareil ira des fausses côtes au pied malade inclusivement. Comme la manche s'arrête à mi-jambe et ne recouvre pas le pied, vous le chausserez de l'autre manche du jersey que vous aurez coupée d'avance. Le bord supérieur de cette sorte de chaussette empiétera sur l'extrémité inférieure de l'autre manche jusque vers le genou.

L'enfant, ainsi revêtu du jersey ou du double jersey, est placé sur un pelvi-support, que vous pouvez improviser partout avec deux caisses, deux petits bancs ou deux piles de livres, de manière à soutenir les épaules et la tête d'un côté, et le bassin de l'autre (fig. 35).

Les pieds sont maintenus dans la position voulue par un aide.

2° Reste à faire le plâtre.

On parle partout d'attelles en bois, ou en métal, ou en plâtre. Ces attelles ne sont pas nécessaires.

Voici la manière la plus simple et la plus sûre de faire un bon plâtre du premier coup.

Vous avez des bandes de tarlatane gommée du commerce, de 5 à 6 mètres de long et de 10 à 15 centimètres de large.

Trempez-les dans une colle de plâtre que vous avez préparée séance tenante avec trois verres d'eau froide et cinq verres de plâtre (*donc, ni sel ni eau chaude*).

Ces bandes de mousseline mises roulées dans cette bouillie ne

---

1. Je me sers volontiers d'ouate en n'en mettant qu'une très légère couche, et j'ai des appareils parfaits; mais je n'ose pas en recommander l'emploi, parce qu'il est trop difficile pour les débutants d'en mettre juste assez, mais pas trop!

s'en imprègnent pas; mais déroulez-les dans la cuvette de bouillie

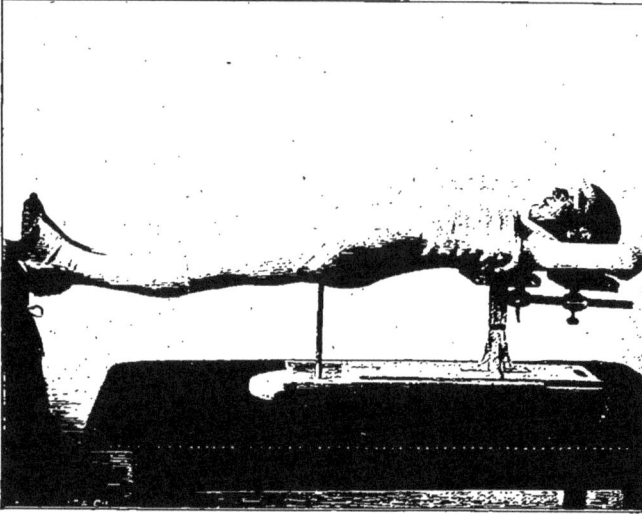

Fig. 34. — L'enfant revêtu de son maillot simple ou double, mis à la manière d'un caleçon.

et enroulez-les de nouveau « tour par tour » (fig. 36); elles s'imprégneront ainsi de la quantité de colle qu'il faut.

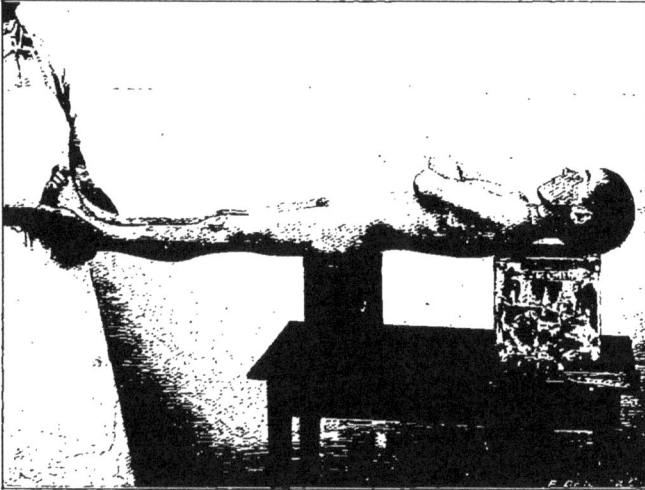

Fig. 35. — Pelvi-support improvisé.

Vous prenez la première bande sans l'exprimer et vous en faites l'application sur le malade.

Pendant ce temps, une personne ou deux qui vous ont vu préparer cette bande, en préparent une, deux, trois, quatre, cinq autres.

Elle vont (surtout si elles sont deux ou trois) aussi vite pour les préparer, *sensiblement*, que vous pour en faire l'application sur le malade.

Au reste, si vous n'avez personne pour ce travail, si vous n'avez pour vous aider, — ce qui sera bien rare, — qu'une personne

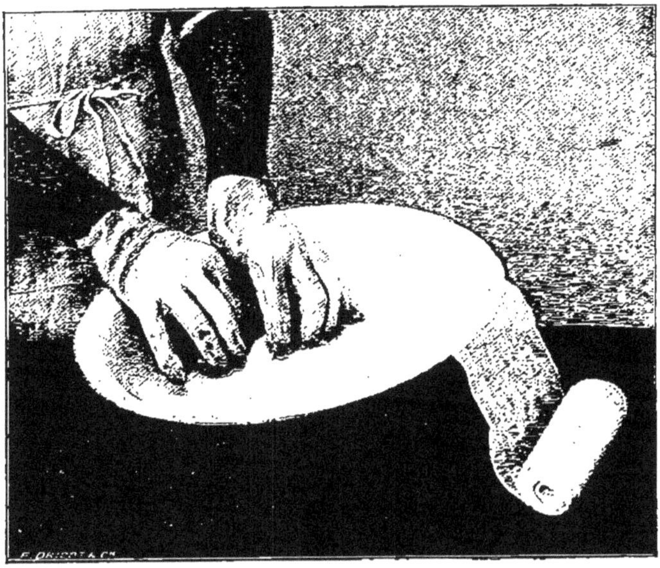

Fig. 36. — Manière de préparer les meilleures bandes plâtrées. — On roule une bande de mousseline gommée dans de la colle plâtrée (trois verres d'eau pour cinq verres de plâtre).

occupée à tenir les pieds du malade, vous pouvez préparer vous-même toutes les bandes, avant d'appliquer la première.

En effet, j'ai calculé qu'avec une pareille bouillie, faite avec du plâtre à modeler ordinaire, les bandes imprégnées mettent environ de dix à quinze minutes avant de se prendre.

Vous avez donc le temps de les préparer et de les enrouler toutes sur le malade, à raison d'une demi-minute par bande (il faut sept ou huit bandes pour un enfant de dix ans), avant qu'elles commencent à sécher.

A la cinquième ou sixième minute, l'appareil est fini. Vous enlevez l'enfant du pelvi-support, vous le posez sur la table, vous vérifiez et vous rectifiez la position que vous maintenez en attendant que cela sèche, c'est-à-dire de cinq à six minutes, comme je l'ai dit.

Mais revenons un peu en arrière pour fixer deux points : la manière de rouler les bandes autour du corps et la manière de modeler ensuite les parties à maintenir.

1° **Comment rouler les bandes** (fig. 37). — On les roule et on les applique exactement sur le maillot, *mais sans pression* ; on les roule comme on ferait un spica de l'aine avec une bande de toile.

Si on les applique exactement, l'appareil ne sera pas trop lâche.

Si on ne fait pas de pression, il ne sera pas trop serré.

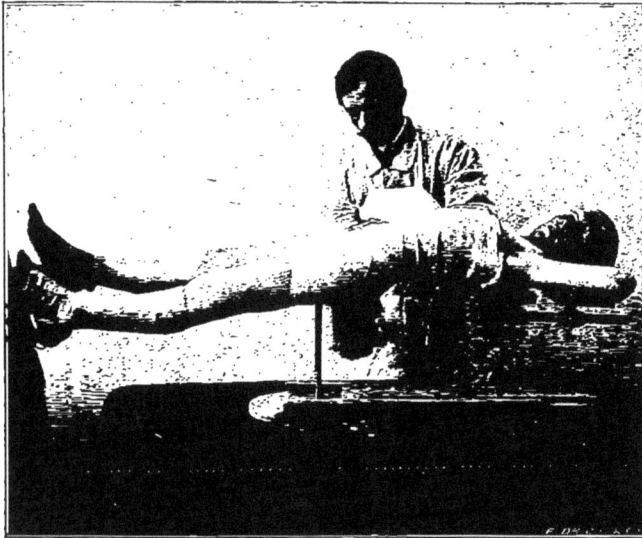

Fig. 37. — On roule la première bande.

On recouvre ainsi régulièrement le tronc, depuis la circonférence passant par l'appendice xyphoïde jusqu'au pied inclusivement.

Il faut, ai-je dit, six à sept bandes de 6 mètres de long et de 15 centimètres de large pour un enfant de dix ans.

Souvenez-vous que l'appareil se brise surtout à la région inguinale. Consolidez donc ce point en repliant la bande plusieurs fois sur elle-même ou en imbriquant les uns sur les autres plusieurs spicas ; cela vous dispense d'y mettre une attelle quelconque (fig. 38 et 39.)

2° **Comment modeler les parties à maintenir : crêtes iliaques, genou** (fig. 40, 41, 42, 43, 44, 45, 46, 47, 48). — On s'occupe de ce modelage dès que l'enfant est descendu du pelvi-support et remis sur la table, quelques minutes avant la prise du plâtre.

On coiffe les crêtes iliaques en faisant, au-dessus (non pas sur, mais au-dessus) et en avant d'elles, une dépression au plâtre avec les mains légèrement fléchies, pouce en avant, et l'index avec

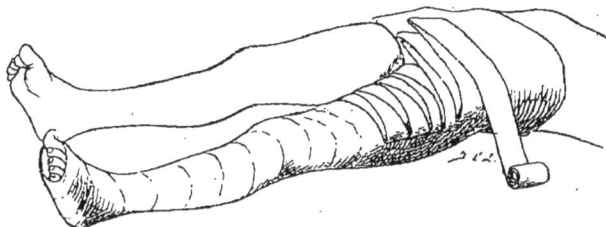

Fig. 38 — Pour consolider la partie fragile de l'appareil au niveau de l'aine malade, on replie la bande sur elle-même plusieurs fois. Ce qui remplace les attelles de renforcement.

les autres doigts en arrière. De plus, on déprime aussi le plâtre au-dessous de la crête iliaque sur la fosse iliaque externe, de manière à placer la crête entre deux dépressions : la supérieure,

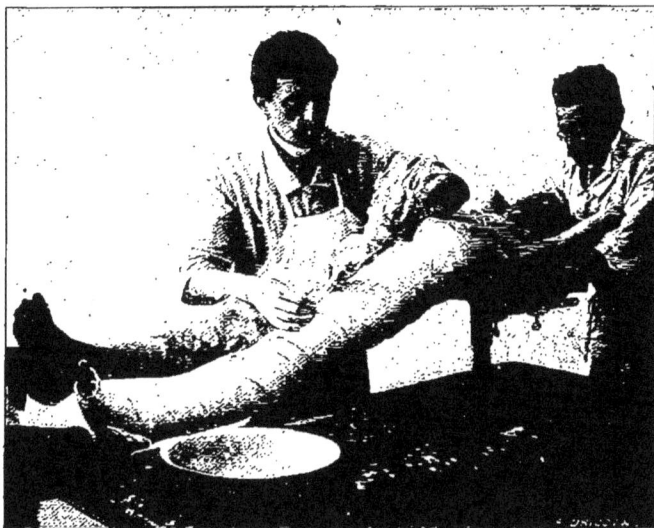

Fig. 39. — Dernière bande.

plus profonde, dans l'espace ilio-costal, et l'inférieure, sur la fosse iliaque externe, moins marquée.

Avec les mains, l'on abaisse ou l'on remonte un des côtés du bassin, suivant ce qu'exige la correction.

On applique également le plâtre sur les condyles fémoraux et de chaque côté de la rotule, en renfermant par conséquent la rotule entre deux dépressions...

Et voilà tout le secret pour faire des appareils plâtrés parfaits!

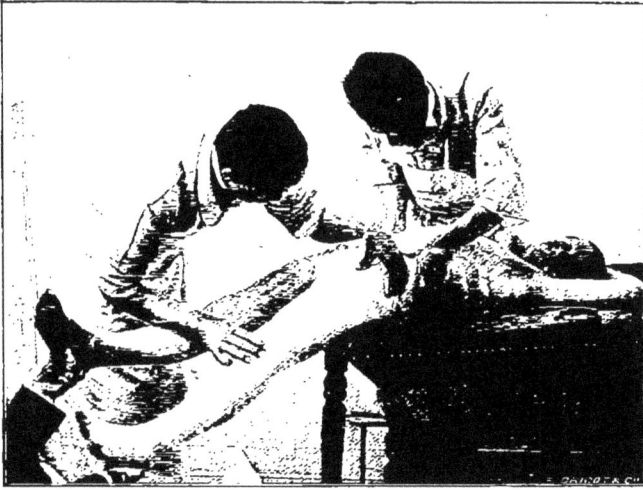

Fig. 40. — L'appareil terminé, on remet l'enfant sur la table. — On vérifie et rectifie au besoin la position. — On coiffe les crêtes iliaques. — On emboîte la rotule entre deux dépressions latérales.

Si après la correction vous maintenez ainsi, vous ne verrez pas

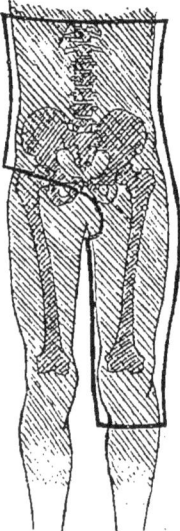

Fig. 41. — Mauvais appareil; — appareil plâtré sans dépression, tel qu'on les fait partout malheureusement.

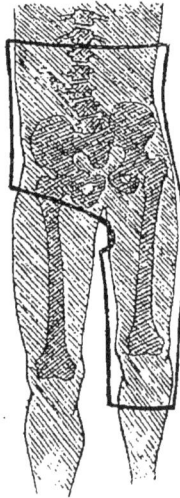

Fig. 42. — Les os iliaques peuvent librement s'incliner et se déplacer dans cet appareil. Appareil mal fait.

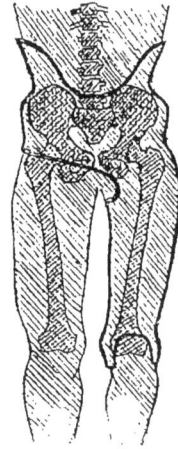

Fig. 43. — Appareil bien fait, bien modelé sur les crêtes iliaques et de chaque côté de la rotule. Les os iliaques ne peuvent pas se déplacer ni en haut ni en bas. L'appareil ne peut pas tourner au genou.

cette correction se perdre dans le plâtre, je ne dis pas de 5 centimètres, comme on le voit chez certains spécialistes, mais pas même d'un millimètre.

Manière de découper le plâtre (fig. 49). — En haut, en forme de cœur, sur la région abdominale.

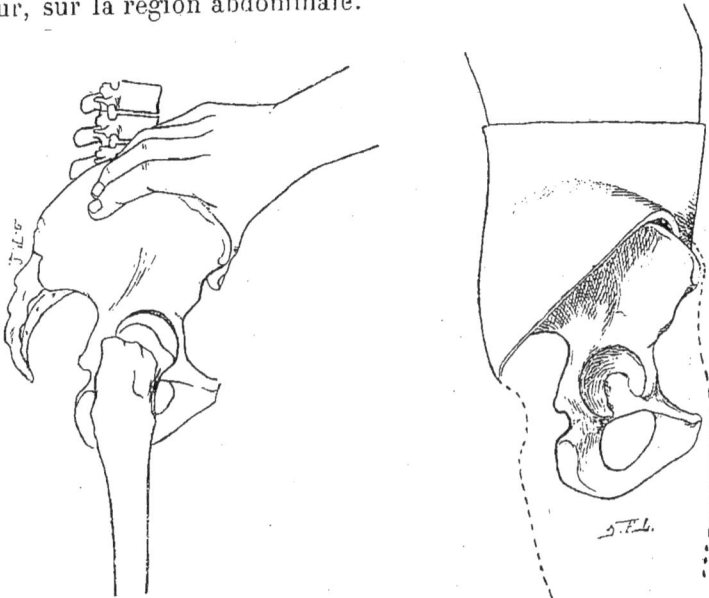

Fig. 44. — Manière de coiffer les crêtes iliaques ; — la place des mains pour modeler l'appareil sur les crêtes iliaques.

Fig. 45. — Coupe d'un appareil bien modelé au-dessus des os iliaques.

Au genou, vous pouvez faire une petite fenêtre pour la rotule, et une autre sous le talon également.

Vous pouvez faire une fenêtre aussi pour le traitement d'un

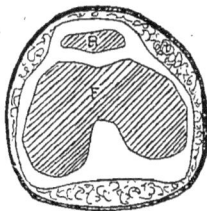

Fig. 46. — Coupe schématique du genou dans un appareil mal fait : l'appareil étant circulaire, le genou peut tourner en tous sens.

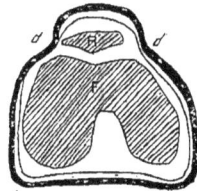

Fig. 47. — Coupe schématique du genou dans un appareil bien fait. Les dépressions faites en d de chaque côté de la rotule empêchent le genou de tourner.

abcès, s'il y en a un, ou bien pour surveiller tel point suspect (fig. 51), tout en conservant tous les bénéfices de l'appareil plâtré.

Pour être bien sûr de maintenir exactement, ou si l'enfant souffre, appliquez un grand appareil prenant le pied.

Lorsque la correction sera bien acquise, après quelques mois du grand appareil, un plâtre moyen s'arrêtant au mollet vous suffira (fig. 50). Et plus tard vous ferez un petit appareil laissant le fonctionnement du genou libre, mais bien appliqué sur les condyles par deux palettes latérales affleurant en bas l'interligne, — avec lequel l'enfant marchera sans gêne et très correctement (fig. 52).

Manière de consolider le plâtre. — *Le plâtre est trop faible*, par-

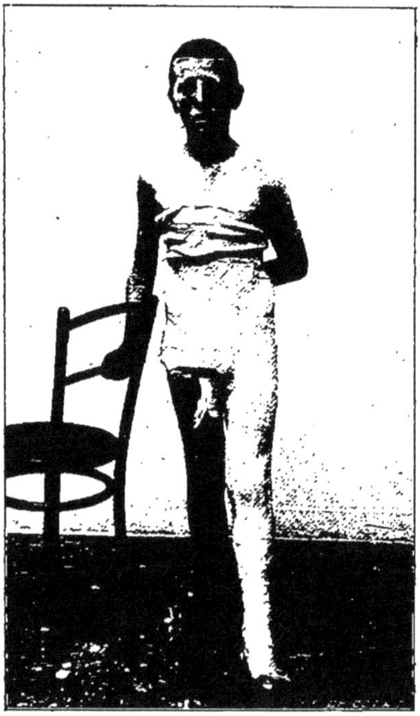

Fig. 48. — Le grand appareil brut.

tout, ou en un point. — Vous le consoliderez en mettant une ou plusieurs bandes nouvelles immédiatement; ou bien, pour ne pas risquer de le briser en replaçant l'enfant sur le pelvi-support, vous appliquerez des carrés de mousseline trempés dans la colle plâtrée sur toutes les parties de l'appareil qui sont accessibles sans qu'on bouge l'enfant, et, une demi-heure plus tard, vous roulerez quelques tours de bande pour maintenir le tout.

Le secret pour réussir ces réparations immédiates ou tardives, qui passent pour difficiles, c'est d'étendre d'abord sur toute la partie qu'on veut consolider une couche de colle plâtrée, et d'appliquer sur cette couche des carrés de mousseline plâtrée à une seule épaisseur, un par un.

Si vous employez de la colle trop épaisse ou un carré de mousseline composé de plusieurs épaisseurs, la nouvelle pièce ne s'incorporera pas à l'ancienne, tandis qu'en procédant comme je viens de le dire, la pièce nouvelle s'adaptera très intimement et très soli-

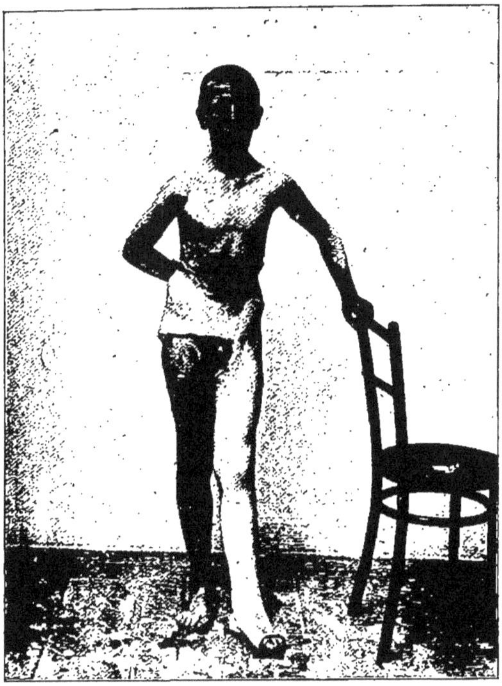

Fig. 49. — Le même, découpé sur le ventre et sur le pied, et poli.

dement à l'ancienne, et vous serez aussi habile à faire « le vieux que le neuf ».

Manière d'élargir le plâtre. — *L'appareil est trop serré en un point.* — Si l'enfant accuse une compression ou une douleur en un point, vous pouvez pratiquer une petite fenêtre en ce point précis : talon, malléole, genou, épine iliaque.

Vous rebouchez cette fenêtre avec un carré d'ouate et une bande de mousseline ordinaire.

L'appareil est trop serré partout : sensibilité obtuse ou nulle dans les orteils; orteils violacés ou exsangues. — Cela n'arrive que si vous avez appliqué vos bandes plâtrées avec pression. On peut y remédier sans enlever le plâtre. Faites une incision médiane

sur la partie abdominale, puis sur la partie jambière de l'appareil ;
écartez les bords de 1, 2, 3 centimètres, jusqu'à ce que soient
revenues la sensibilité et la coloration normale des orteils, et
fixez les bords à ce degré d'écartement avec un carré de mousseline trempé dans de la bouillie plâtrée, ou même simplement
avec une bande de mousseline non plâtrée roulée tout autour de

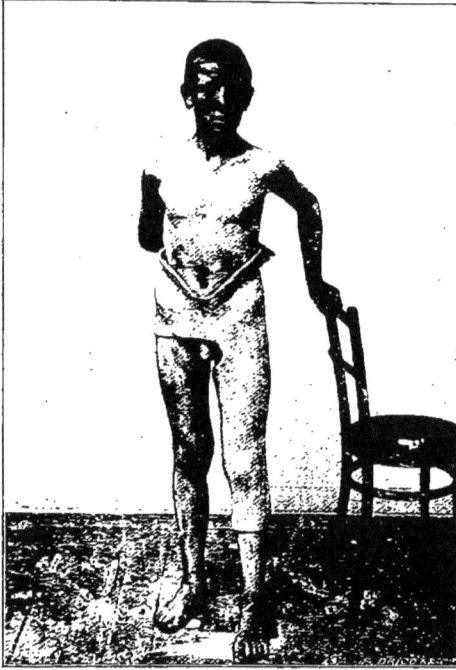

Fig. 50. — Appareil moyen.

l'appareil, qu'on peut serrer un peu davantage les jours suivants.

Manière de resserrer le plâtre. — *L'appareil est trop lâche ou trop
large* : on passe les mains entre le ventre de l'enfant et le plâtre ;
la jambe ballotte dans le plâtre. — Cela n'arrive que si l'on n'a
pas appliqué exactement les bandes sur le jersey. Vous y remé-
dierez en faisant de même une incision sur la partie pelvienne et
sur la partie jambière de l'appareil, en enlevant sur chaque bord,
ou de préférence sur l'un des deux bords, une largeur de 1, 2, 3 centimètres du plâtre, du haut en bas, et en rapprochant ensuite les
bords, que vous fixerez par un carré de mousseline plâtrée.

Mais, en ces cas, il est encore plus simple, meilleur et plus
précis, de remplacer complètement l'appareil.

Manière de pratiquer une fenêtre dans le plâtre. — Il est facile, avec un bistouri ou même un couteau ordinaire bien tranchant, de pratiquer une fenêtre de la dimension voulue dans l'appareil,

On coupe couche par couche très doucement, jusqu'à ce qu'on ait la sensation de toucher le tissu du jersey au lieu du plâtre dur.

La difficulté est justement de ne pas traverser le jersey sans s'en apercevoir et de ne pas blesser l'enfant.

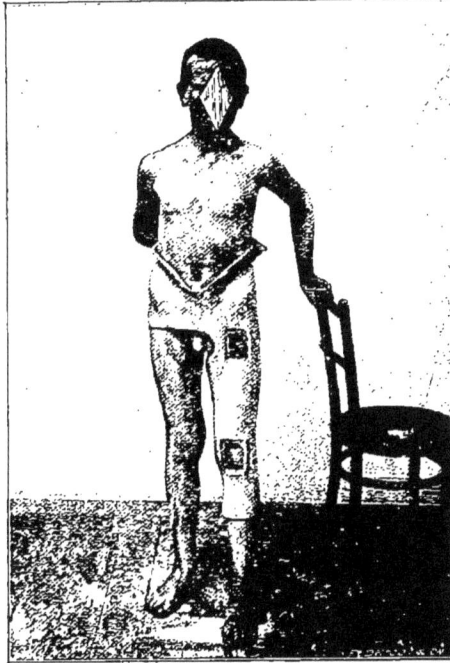

Fig. 51. — Le même avec des fenêtres à la hanche et au genou.

Avec un peu d'habitude l'on y arrive; mais si vous n'avez pas cette habitude, en prévision de l'obligation où vous serez de pratiquer une fenêtre soit à la hanche pour surveiller un point suspect, soit au genou ou au talon, pour éviter toute constriction de ces parties susceptibles, vous aurez eu la précaution d'appliquer sur le jersey en ces divers points un carré d'ouate d'un centimètre d'épaisseur avant de mettre le plâtre. Grâce à ce carré d'ouate, vous pourrez ouvrir des fenêtres en ces endroits sans aucune crainte de blesser l'enfant. Le double jersey donne également une sécurité parfaite.

Manière d'enlever le plâtre. — Pour enlever l'appareil en entier, à chaque renouvellement, je vous conseille de mettre l'enfant dans un bain ordinaire d'un quart d'heure à vingt minutes.

L'appareil se sera ainsi ramolli, de telle sorte que vous pourrez le sectionner très facilement avec un couteau ordinaire. Vous commencerez la section par la partie abdo-minale, en glissant votre main entre la peau et le plâtre pour soulever celui-ci, ce qui est possible vu sa mollesse et son humidité; et vous continuerez par la partie jambière, en glissant toujours votre main entre la peau et l'appareil, que vous présentez ainsi au couteau. La section et l'enlèvement du plâtre ne demandent que deux à trois minutes, dans ces conditions.

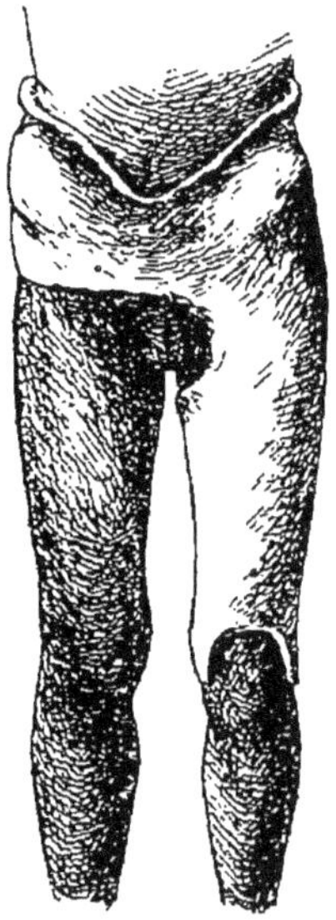

Quant à nous, nous l'enlevons souvent sans bain préalable, en coupant sur la ligne mé-diane avec un bon bistouri et en nous aidant d'une éponge humectée d'eau chaude, avec laquelle on ramollit la partie sur laquelle porte la section. On écarte les bords dans la mesure où on le peut, et on redouble d'attention lors-qu'on sent qu'on arrive au jersey. Avec un peu d'expérience, on réussit ainsi à enlever le plâtre sans jamais érafler l'épiderme de l'enfant.

Fig. 52.— Le petit appareil de marche lorsque la coxalgie est guérie

Objections faites à l'emploi de l'appareil plâtré.

1° Il empêche la surveillance de la hanche malade, a-t-on dit : un abcès, par exemple, qui se produirait sous le bandage, pourra nous échapper et s'ouvrir spontanément à notre insu. — C'est l'objection que me faisait Lannelongue pour repousser, il y a quelque dix ans, l'appareil plâtré que je proposais pour le traite-ment de la coxalgie.

Je réponds : — 1° L'abcès met toujours plusieurs mois au minimum à se former et, après sa formation, plusieurs mois encore au minimum avant de s'ouvrir spontanément au dehors, si bien que, dans la pratique, il suffit de faire une exploration attentive à tous les changements d'appareils, soit tous les trois ou quatre mois environ, pour éviter sûrement cette ouverture spontanée.

2° Il nous est possible, si nous avons la plus petite crainte à ce sujet, de supprimer l'inconvénient dont on se plaint théoriquement. Pour cela, nous pratiquons dans l'appareil une petite fenêtre au niveau des points suspects de la hanche; le couvercle plâtré enlevé, presque à l'emporte-pièce, avec un couteau, se réapplique très exactement et est maintenu à l'aide d'une bande de mousseline. On l'enlève aussi souvent qu'on le veut pour faire l'examen de la région. Le volet peut être assez large, sans nuire à la solidité d'un appareil bien construit.

Cela permet d'attendre tranquillement le changement du plâtre pour faire un examen plus complet de la région.

2° Les appareils amènent à la longue une certaine atrophie du membre inférieur. — Ce reproche est un peu fondé, et les meilleures choses ont leurs petits inconvénients. C'est pour cela, du reste, que nous n'appliquons un appareil plâtré que lorsque nous y sommes obligés. Dans les cas où le repos dans la position couchée sur un cadre suffit, nous nous passons du plâtre pour ne pas atrophier ou enraidir la hanche (voir 1er cas). Je puis ajouter que tous les autres appareils atrophient tout autant sans maintenir aussi bien, à beaucoup près; ils ne rachètent donc pas, comme le plâtre, ce petit inconvénient.

3° Ils sont mal supportés. — L'assertion est fausse si l'appareil est bien fait. Non seulement tous les enfants le tolèrent, mais encore tous sont heureux d'avoir un tuteur qui, dès son application, supprime toute douleur et leur donne une sécurité et une tranquillité absolues.

L'appareil plâtré procure un parfait bien-être aux coxalgiques : il suffit de visiter les salles de nos hôpitaux pour s'en convaincre.

4° Les appareils plâtrés sont d'un entretien difficile et se souillent fréquemment. — Cela n'est vrai que pour les tout petits enfants, et il est possible d'arriver, même chez eux, à préserver le bandage pendant assez longtemps à l'aide de petits moyens, en le recouvrant de toiles imperméables au niveau du bassin, en avant et en arrière, par exemple; c'est affaire d'ingéniosité et d'attention de la part des mères; mais il faut cependant, pour ces tout petits, se résigner à remplacer l'appareil de temps à autre.

5° La peau s'altère sous l'appareil. — En aucune façon; elle se recouvre simplement de débris épidermiques. Si l'on fait, avant l'application du bandage, la toilette complète du corps à l'alcool et à l'eau de Cologne, et surtout si l'on se sert d'un maillot ou d'une

ouate passés à l'étuve, on n'a pas à craindre les troubles de nutrition de la peau.

6° Les appareils plàtrés sont difficilement acceptés par les parents.
— Oui, souvent, par les parents ignorants, qui n'ont jamais vu
un enfant plâtré; mais non par ceux qui ont pu se rendre compte
du bien-être de l'enfant ainsi maintenu, et de l'impossibilité dans
laquelle la jambe se trouve de se déplacer. Cette constatation, que
les mères font sur leur enfant dès les premières vingt-quatre heures
qui suivent l'application de l'appareil, dissipe immédiatement leurs
doutes, qui se changent bien vite en une satisfaction et une sécurité complètes.

Avantages de l'appareil plâtré.

1° L'appareil plàtré est souverain contre les douleurs de la
coxalgie, s'il prend le pied et s'il est bien construit[1].

2° L'appareil plâtré bien fait est le seul moyen que nous ayons
de maintenir intégralement une correction d'attitude vicieuse dans
la coxalgie, et l'on conviendra que ce maintien intégral de la correction est une chose capitale pour obtenir de bons résultats.
Aucun autre appareil (en cuir, celluloïd ou silicate) ne peut nous
donner, dans les cas tant soit peu rebelles, cette garantie capitale.

3° On pourrait soutenir aussi qu'il rend la guérison plus rapide.

Comme avantages secondaires, signalons : la surveillance facile
des enfants et la grande sécurité que ce bandage donne au médecin
et aux familles. Il est des coxalgiques que je soigne de cette façon
très loin de Berck ; je les vois tous les trois ou quatre mois ; dans
l'intervalle de mes visites, grâce à l'appareil plàtré, parents et
chirurgien sont parfaitement tranquilles.

Les religieuses que j'ai actuellement à l'hôpital Cazin-Perrochaud sont celles qui étaient jadis à l'hôpital administratif de
Berck, avant sa laïcisation. Elles me disent journellement : —Les
coxalgiques étaient bien autrefois, du temps de l'extension continue,
les enfants qui nous donnaient le plus de mal : l'appareil de traction se déplaçait dix fois par jour, quoi qu'on fît; les enfants
souffraient au moindre déplacement, et les complications étaient
très fréquentes.

---

1. Si ce n'est toutefois en tel cas exceptionnel, où la douleur peut être entretenue par la formation d'un abcès dans l'intérieur des os ou de la capsule fémorale.

Depuis l'usage de l'appareil plâtré, les coxalgiques sont, au contraire, ceux qui nous donnent le moins d'ennuis et le plus de satisfaction. Les enfants mis dans l'appareil ne souffrent plus; ils retrouvent la gaieté, l'appétit, le sommeil; on les remue sans craindre de leur causer la moindre douleur, et nous avons la joie de les voir guérir.

Cette facilité de les déplacer sans douleur permet, en ville, de les poser sur la petite voiture dans laquelle on les promène soit dans les rues, soit à la plage : ces déplacements ne sont ni douloureux ni nuisibles pour le bon état de la jointure.

Est-il étonnant, après cela, que toutes les mères dont les enfants ont été une fois « plâtrés » soient ravies de ce traitement et n'en veuillent pas d'autres?

Encore un avantage précieux : c'est que cet appareil, le plus parfait qui existe, est aussi le seul que le médecin puisse construire facilement lui-même, séance tenante, sans le secours de l'orthopédiste ou du mécanicien. Attachez-vous donc à faire de bons appareils plâtrés très précis; c'est facile, mais c'est indispensable; vous aurez de bons ou de mauvais résultats dans le traitement de la coxalgie, suivant que vous les ferez bien ou mal.

CHAPITRE VIII

CORRECTION DES ATTITUDES VICIEUSES DE LA COXALGIE SOUS CHLOROFORME

Sommaire. — *L'abduction du début de la coxalgie* se corrige aisément sous chloroforme. — Dans les cas douloureux, il s'agit de tuberculose active, et alors le devoir est de faire la correction par les manœuvres les plus *douces* et les plus *brèves*. — S'abstenir surtout des manœuvres de mobilisation en tous sens préconisées par Bonnet (de Lyon), qui sont malheureusement les manœuvres décrites dans tous les livres classiques. — Porter directement et aussi doucement que possible la jambe malade en dedans et en bas. — Les manœuvres alternées et longues sont dangereuses en ce qu'elles peuvent amener un broiement des fongosités virulentes et provoquer des inoculations au loin. — Si la correction demande, pour être complète, des manœuvres vigoureuses, s'en tenir pour l'instant à une correction partielle que vous compléterez plus tard.

L'*attitude vicieuse en adduction*, survenant dans des coxalgies plus anciennes et beaucoup moins virulentes généralement, réclame des tractions plus vigoureuses. Ces manœuvres sont permises, puisque la tuberculose est très atténuée ou même éteinte.

Pour corriger l'abduction, un aide suffit.

Pour corriger l'adduction, il faut deux aides. — Faire de l'hypercorrection en portant la jambe dans une abduction de 45°, et la maintenir dans cette abduction forcée pendant plusieurs semaines.

La coxalgie amène presque toujours avec elle des attitudes vicieuses de la jambe, soit d'emblée, au début de la maladie, soit un peu plus tard, et il faut de toute nécessité que tout médecin sache corriger ces attitudes vicieuses — puisque tous les médecins ont ou auront des coxalgies à soigner; faute de quoi les malades conserveront une boiterie disgracieuse et trop souvent même une véritable infirmité.

La manière de corriger les attitudes vicieuses et de maintenir intégralement la correction n'offre rien de difficile, et il n'est pas nécessaire d'être spécialiste pour y réussir. Tous les médecins doivent et peuvent le faire, de même que tous les médecins doivent et peuvent corriger une fracture avec déviation et maintenir exactement la correction.

Ce qui différencie ces deux traitements, ce n'est pas leur difficulté, c'est le fait que la technique du traitement d'une fracture est connue de tous, tandis que la technique du traitement des attitudes vicieuses de la coxalgie ne l'est pas. Je parle d'une technique simple, pratique et sûre.

Je me suis attaché à donner ici cette technique précise et d'application facile.

Distinction des attitudes vicieuses de la coxalgie en deux catégories.

Il importe de distinguer les attitudes vicieuses du début de la coxalgie de celles d'une période plus avancée.

Les premières se font en abduction, avec allongement du membre, et s'accompagnent très fréquemment de douleurs vives.

Les deuxièmes se font en adduction, avec raccourcissement du membre, et sont généralement indolores.

Les premières sont ordinairement récentes, datant de quelques semaines ou de quelques mois.

Les deuxièmes datent généralement de six mois ou davantage quand on songe à s'en occuper.

Dans les premières, la tuberculose est plus floride; dans les deuxièmes elle est presque éteinte.

Par contre, les premières cèdent facilement, sous la seule action du chloroforme bien souvent, étant dues surtout à des contractures musculaires; tandis que les deuxièmes nécessitent des tractions plus vigoureuses, étant dues à des rétractions tendineuses ou ligamenteuses, plus ou moins anciennes.

Ainsi les manœuvres vigoureuses, qui peuvent avoir des inconvénients dans les attitudes vicieuses du début sont justement inutiles en ces cas, et lorsqu'elles deviennent nécessaires, c'est-à-dire dans les attitudes vicieuses de la fin, elles peuvent se faire impunément. Cependant ceci n'est pas absolu, et, en aucun cas, il ne faudra s'attarder, à la manière de Bonnet (de Lyon) et de presque tous les chirurgiens à sa suite, à faire des manœuvres de correction d'une demi-heure et plus de durée. Ainsi prolongées, ces manœuvres ne sont pas sans danger; mais heureusement, je le répète, elles ne sont nullement nécessaires pour amener la correction.

Au contraire, on peut et on doit arriver à la correction des attitudes vicieuses de la coxalgie par des manœuvres douces et méthodiques.

Portez *directement* la jambe dans la position de correction parfaite, sans faire de manœuvres alternées de flexion et d'extension, d'adduction et d'abduction.

Faites ces corrections avec la constante préoccupation d'éviter les secousses et les chocs à votre malade, et vous verrez que nous arriverons, avec cette bénignité de traitement, à la correction.

1° *Correction sans chloroforme.*

1er moyen : extension continue.

Lorsqu'il s'agit d'une déviation au début et que vous pouvez vous en occuper de très près, vous arriverez à la correction sans chloroforme par une extension continue bien faite, bien installée par vous et bien surveillée par les parents.

Nous ne redirons pas ici ce qui a été dit à ce sujet au chapitre VI. Il suffit de vous y reporter.

2e moyen : par étapes : un nouveau plâtre tous les 8 jours. — Lorsqu'on ne peut pas surveiller d'assez près l'extension continue et qu'on ne peut pas compter sur les parents pour vous suppléer, ou bien lorsque les parents exigent que l'enfant marche, — car avec l'extension continue il est condamné au repos, — on arrive à la correction en faisant tous les huit jours un nouvel appareil plâtré, chaque appareil nouveau étant mis dans une position de plus en plus correcte. On gagne quelques centimètres chaque fois, sans douleur, par une petite traction et une petite pesée, qu'on fait immédiatement après l'application de la dernière bande plâtrée et qu'on soutient jusqu'à ce que le plâtre soit sec.

On obtient ainsi, dans l'espace de deux ou trois mois, des corrections surprenantes, sans rien changer à l'existence de l'enfant, en le laissant marcher quelques heures après la confection de chaque nouveau plâtre, si les parents y tiennent.

Cependant, pour les déviations plus accentuées, on est généra-

lement obligé de faire une dernière séance de correction sous chloroforme, pour effacer « le petit rien » de déviation qui persiste.

(Les figures 53, 54, 55, 56 représentent cette correction par

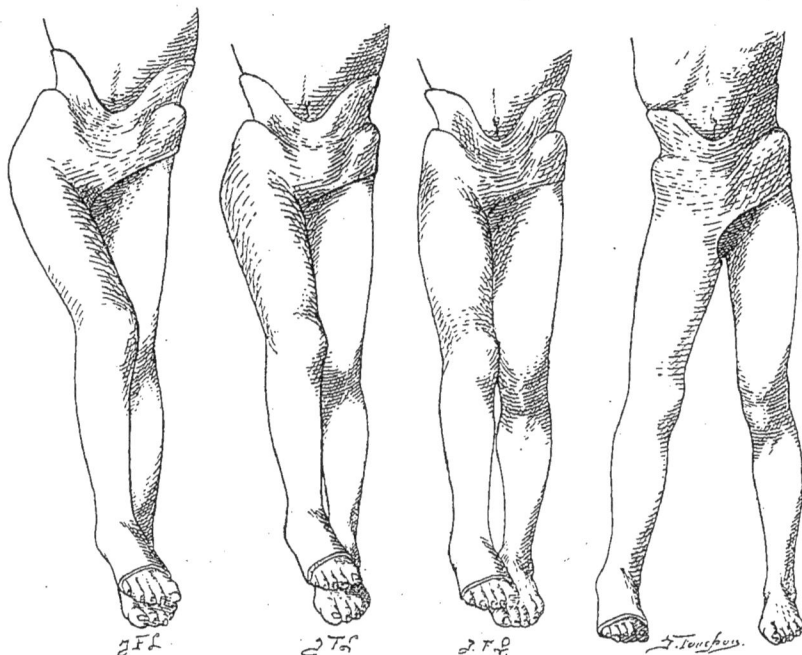

Fig. 53. — Premier appa- Fig. 54. — Deuxième Fig. 55. — Troisième Fig. 56. — Sixième appareil. Correction sans   appareil.   appareil.   reil. La correction est
chloroforme de l'en-   parfaite.
fant de la fig.155,p.187.

étapes, faite avec des appareils plâtrés, sans chloroforme; manquent les 4e et 5e appareils intermédiaires.)

2° *Correction sous chloroforme.*

Cette correction avec anesthésie est plus simple; et, à moins
qu'il ne s'agisse de coxalgie non douloureuse et d'attitudes
vicieuses récentes et légères, je conseille d'y recourir.

Avec l'aide du chloroforme on peut arriver en une minute ou
deux, sans violence aucune, à la correction.

Instantanément, on applique un bon appareil plâtré; le tout a
duré de six à dix minutes, et en voilà pour trois mois de repos
et de bien-être parfaits pour l'enfant.

C'est en réalité le moyen le plus facile et le plus rapide de corriger les attitudes vicieuses de la coxalgie, surtout dans les cas — qui sont les plus fréquents — où l'on est mal secondé par les parents.

1er Cas. — *Coxalgie avec abduction (allongement) datant de quelques semaines ou de quelques mois, plus ou moins douloureuse* (fig. 57).

Préliminaires. — Le malade est transporté sur une table ordinaire, bien solide, et puis endormi. Si la coxalgie est très doulou-

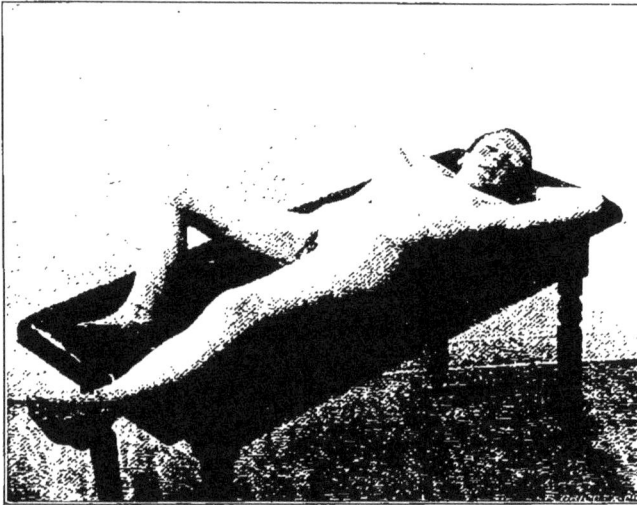

Fig. 57. — Coxalgie droite avec abduction extrème.

reuse, le malade sera préalablement endormi dans son lit, puis porté sur la table.

Correction :

1er temps : **Mise en place du bassin et du tronc** (fig. 58). — Mettez le tronc et le bassin bien à plat et bien en place sur la table. C'est chose facile : il suffit de prendre la jambe malade par le pied et le denou et de la porter dans le sens de la déviation, c'est-à-dire gavantage en abduction et en flexion, jusqu'à ce qu'on ait ainsi supprimé totalement l'ensellure lombaire et ramené l'épine iliaque du côté malade au même niveau que l'épine du côté sain, c'est-à-dire toutes deux sur la même ligne perpendiculaire à l'axe du corps.

CALOT. — Traitement de la coxalgie.   6

Par là, vous faites apparaître dans son intégralité la flexion et l'abduction de la jambe, masquées en partie jusqu'alors par l'ensellure lombaire et l'abaissement de l'épine iliaque, c'est-à-dire par la torsion du bassin et du tronc.

Vous avez maintenant sous les yeux, en son entier, nettement apparente, l'attitude vicieuse que vous devez corriger.

Fixez bien le tronc et le bassin dans la position normale que vous venez de leur donner : la jambe devra évoluer sur ce point fixe, pour revenir à une attitude parfaite.

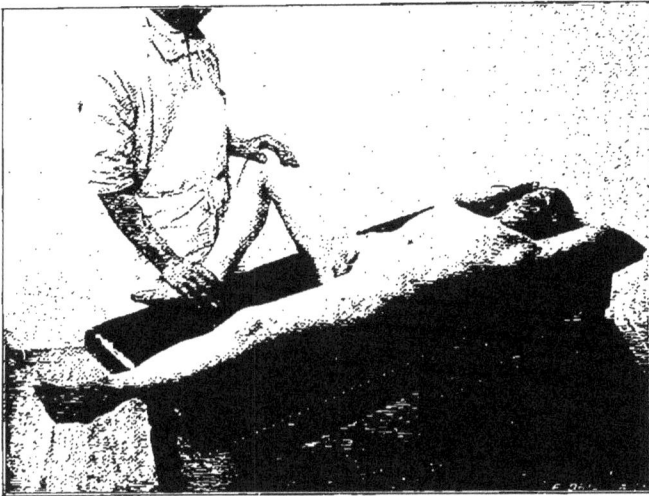

Fig. 58. — *1er temps* : — Mise en place du bassin et du tronc.

2e temps : **Manière de faire la fixation du bassin et du tronc dans cette position normale (fig. 59). —** *Un seul aide* suffit généralement à assurer cette fixation ; c'est l'aide qui tenait la jambe saine tandis que vous remettiez le bassin en place en agissant sur la jambe malade ; cet aide replie la jambe saine sur le ventre et, par l'intermédiaire de cette jambe fléchie, pèse sur le tronc et sur le bassin de façon à les maintenir étroitement sur la table, veillant à ce que les deux épines iliaques soient toujours au même niveau et à ce que l'ensellure reste bien effacée.

Un aide supplémentaire rendra cette fixation encore plus parfaite : celui-ci, placé du côté malade, à genoux, saisissant d'une main l'ischion malade, de l'autre l'aile iliaque, repousse en haut l'ischion et ramène en bas, sur le plan de la table, la crête iliaque, de manière à empêcher l'os iliaque malade de basculer en avant (ce qu'il aura tendance à faire lorsque le chirurgien portera le fémur malade en bonne position).

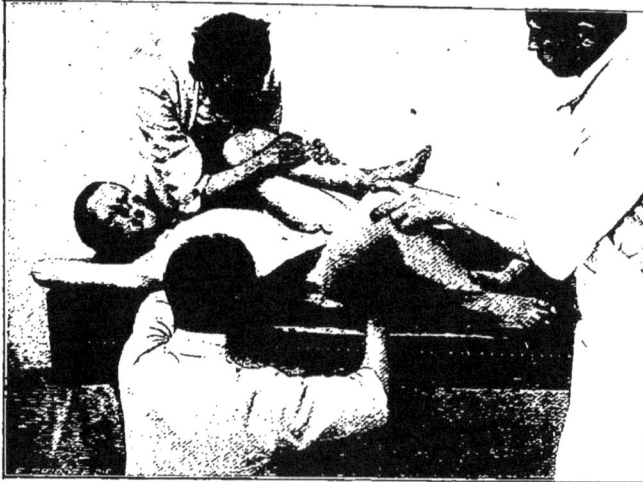

Fig. 59. — *2ᵉ temps* : — Manière de fixer le bassin et le tronc dans cette position normale.

3ᵉ temps : **Correction proprement dite** (fig. 60). — Le bassin mis

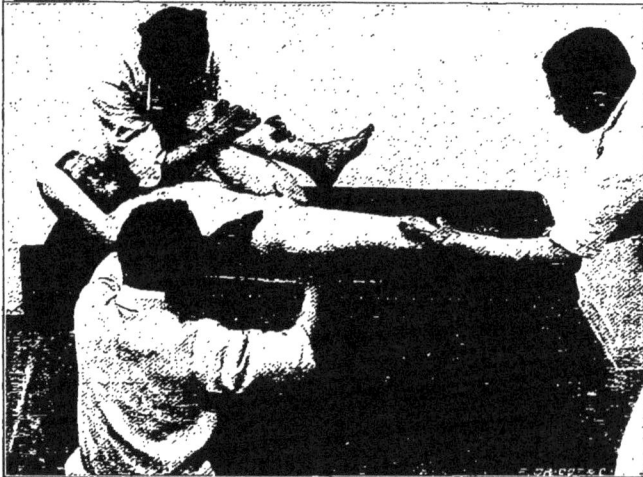

Fig. 60. — *3ᵉ temps* : — Correction proprement dite. La jambe déviée vient d'être portée en dedans et en bas par la pression de la main gauche du médecin pendant que la main droite tire légèrement sur le pied pour faciliter la correction.

en place (1ᵉʳ temps) et bien fixé (2ᵉ temps), il n'y a plus qu'à porter le fémur en position normale. Le chirurgien, qui n'a pas lâché ce fémur pendant que l'aide ou les aides, très rapidement, s'installaient pour la fixation, doit faire cette correction avec la plus grande douceur; ce qui se peut très bien.

Vous voyez la place de ses deux mains, dont l'une soutient le fémur au-dessus du genou, et l'autre soutient le pied. Avec la première main, il tire légèrement sur le fémur, comme pour le détacher de l'os iliaque et, avec la simple pesée de l'index, il le pousse directement dans la position correcte, c'est-à-dire en dedans et en bas. On est assez en dedans lorsque le genou atteint la ligne médiane prolongée du corps, et on est assez en bas lorsque le jarret malade touche la table.

On peut même aller un peu plus loin pour la déflexion, faire une légère hypercorrection en mettant le tronc du bassin sur le bord de la table et la jambe malade (la jambe saine fléchie a été ramenée à l'extension normale) avec le genou malade à 5 ou 10 centimètres au-dessous du plan prolongé de la table sur lequel repose le bassin. Cette manœuvre a demandé quelques secondes. La correction est vérifiée par le chirurgien, qui prend les deux pieds et compare la position des deux malléoles et des deux talons, tandis que l'aide, une main sur le genou, le maintient dans la position d'hyperextension.

Il n'y a plus qu'à conserver la correction ainsi obtenue, à l'aide d'un appareil plâtré.

L'enfant est soulevé doucement et posé sur un pelvi-support, qu'on peut, nous l'avons vu, improviser partout.

4ᵉ temps : **Construction de l'appareil plâtré.** — Pendant cette construction, un aide tient les deux pieds rapprochés au même niveau, en tirant légèrement sur la jambe saine, qui était la plus courte; un deuxième aide pèse sur le genou malade; pour le maintenir dans l'extension ou l'hyperextension.

5° temps : **On vérifie la correction** (fig. 61). — L'appareil terminé, on enlève l'enfant du pelvi-support, on le pose doucement sur la table, les jambes pendant en dehors pour mieux faire l'hyperextension. La correction est vérifiée, complétée au besoin, et maintenue très exactement jusqu'à ce que le plâtre soit sec.

Pour cela, un aide maintient le bassin sur la table en modelant les crêtes iliaques en avant et en haut, et en veillant à ce que les épines iliaques soient au même niveau et à ce que toute trace d'ensellure lombaire soit effacée.

Si c'est nécessaire, un aide supplémentaire agit sur l'ischion et sur l'aile iliaque, comme nous l'avons vu plus haut, pour assurer cet effacement de l'ensellure.

Un aide presse sur le genou malade de haut en bas, tandis que le chirurgien tient les pieds et contrôle à chaque instant la perfection de la correction, tirant ou repoussant l'un ou l'autre pied, et faisant appel au besoin au concours de l'aide qui a ses mains au-dessus des crêtes iliaques et qui peut, en poussant l'une ou l'autre, abaisser ou remonter l'un des côtés du bassin [1].

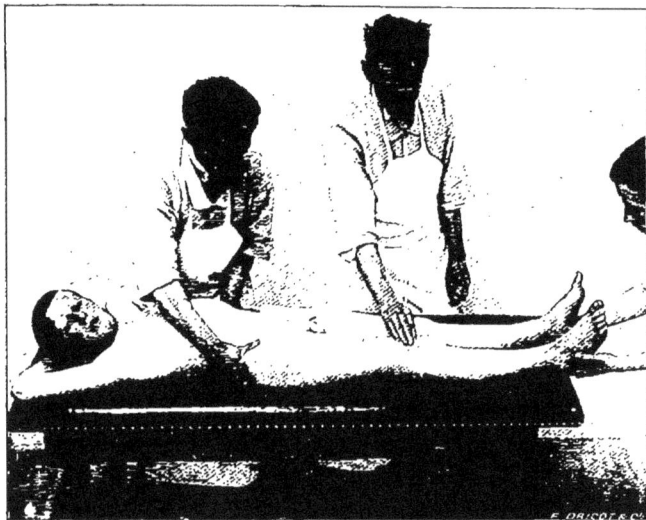

Fig. 61. — La jambe saine étant remise en extension, le chirurgien tenant les pieds vérifie la correction.

Durée de l'intervention :

La correction proprement dite a duré une minute;

La construction du plâtre, cinq minutes;

La dessiccation, cinq à dix minutes.

La durée de l'intervention entière est donc de dix à quinze minutes.

J'ai supposé un cas où le chloroforme faisait tomber à lui seul presque toutes les résistances. Si cette déviation d'abduction est plus ancienne, s'il s'est déjà produit des rétractions fibreuses, la pesée d'un doigt ne suffit plus évidemment pour la correction. Mais

---

1. Si l'aide qui embrasse l'ischion le pousse en haut, tandis que le chirurgien qui tient le pied tire sur la jambe, c'est là un moyen de fixer la hanche dans l'appareil plâtré avec un certain écartement des deux surfaces articulaires.

on peut employer impunément une force de quelques livres, en procédant de la manière suivante : La mise en place et la fixation du bassin étant faites comme ci-dessus, vous embrassez le genou et la jambe ou bien la cuisse, le pied reposant sur votre épaule ; au lieu de pousser simplement et doucement avec la main, en bas et en dedans, le genou qui ne résiste pas, vous commencez par tirer à vous avec une force de quelques livres dans le sens de la déviation, comme si vous vouliez détacher le fémur de l'os iliaque, ce qui va faciliter la correction ; puis vous portez directement, avec cette même force de quelques livres, la jambe dans la position correcte en dedans et en bas, — et c'est fait : vous n'avez plus qu'à maintenir la jambe dans cette position en légère tension, pour éviter le retour et le choc de la tête fémorale sur la cavité cotyloïde, — la contre-extension étant assurée par un aide qui retient en haut l'ischion malade. On pose doucement l'enfant sur le pelvi-support, et on fixe par le plâtre la jambe dans cet état de légère tension.

Si la résistance de la déviation est supérieure à cette force de quelques livres, si celle-ci ne vous donne pas une correction des plus parfaites, elle vous donnera toujours une correction extrêmement notable grâce au chloroforme. Eh bien, tenez-vous-en à cette correction partielle, si vous voulez être absolument prudent. Vous la compléterez quelques semaines ou quelques mois plus tard ; ce sera encore facile alors, et point dangereux ; car la tuberculose aura perdu beaucoup de sa virulence par le seul fait de l'immobilisation parfaite de la hanche dans un appareil plâtré, continuée pendant ces quelques mois.

J'ai dit ce qu'il faut faire.

Voici ce qu'il ne faut pas faire :

J'ai dit qu'il faut porter directement la jambe dans la position correcte ; cela veut dire qu'on doit éviter de la porter alternativement dans la position de flexion et d'extension (pour effacer la flexion), et dans la position d'adduction et d'abduction (pour effacer l'abduction), comme on le fait toujours et comme on le conseille dans les livres classiques.

Donc, transport direct, effectué en quelques secondes, de la position de déviation à la position correcte, — voilà ce qu'il faut faire au lieu des manœuvres alternées, des secousses recommandées par Bonnet (de Lyon), qui terminait même ces manœuvres de correction par de grands mouvements de circumduction, parce qu'il avait toujours, en redressant la jambe du coxalgique, l'arrière-pensée de lui rendre sa mobilité parfaite, ce qui était une erreur, nous le démontrerons, et qui le menait à une manœuvre non seulement inutile, mais vraiment pleine de dangers.

Retenez donc bien que la manière classique de Bonnet doit être abandonnée pour toujours, parce qu'elle amène des frottements, des écrasements l'une sur l'autre des surfaces articulaires ulcérées et par suite un broiement des fongosités qui les recouvrent et des déchirures de petits vaisseaux sanguins, c'est-à-dire un risque d'inoculation tuberculeuse. On voudrait produire une inoculation expérimentale, qu'on ne s'y prendrait guère autrement. L'observation clinique a montré, en effet, que ce ne sont pas là des vues purement théoriques, ni des craintes vaines ; et que ce risque est particulièrement redoutable dans ces coxalgies extrêmement douloureuses, où les souffrances du malade sont la signature d'une tuberculose très virulente.

Je mets en fait que, si, dans ces coxalgies très douloureuses, vous faisiez des manœuvres prolongées pendant plus d'une demi-heure dans tous les sens, à la manière classique, vous auriez environ cinq chances sur dix de voir éclore une méningite dans les six mois qui suivraient votre intervention.

Mais comprenez-moi bien.

Je vous avertis, je vous signale le péril, pour que vous vous en gardiez, nullement pour vous faire hésiter ou reculer. Nous serions loin de compte si, sous prétexte de préserver plus ou moins infailliblement votre malade de tout risque d'inoculation, vous le laissiez avec sa déviation pour la vie, en permettant à l'ulcération compressive des extrémités articulaires de persister et de s'aggraver.

Grâce aux précautions que nous avons indiquées, le danger d'inoculation est supprimé absolument. Rassurez-vous donc, et retenez comme règle de conduite que les déviations, même dans les coxalgies douloureuses, peuvent et doivent être corrigées, mais qu'elles peuvent et doivent l'être sans manœuvres violentes. Tout dépend de la « manière »....

Ne venez-vous pas de voir à combien peu de frais il est en réalité possible d'arriver à la correction dans les coxalgies les plus rebelles, grâce à une anesthésie complète et en recourant au besoin, dans tel cas particulier, à une deuxième ou troisième séance de chloroformisation.

J'ajoute que celui qui se réfugie dans l'abstention et laisse son malade souffrir et se déformer de plus en plus, compromet évidemment son état général bien plus qu'en lui rendant immédiatement le bien-être par une correction douce, sous chloroforme, suivie de l'application d'un grand appareil plâtré bien fait. Dès le lendemain, les douleurs ont cessé, l'appétit revient avec le sommeil, et l'on assiste à une véritable résurrection de l'enfant. — Mais nous reprendrons ces considérations, en y insistant, dans la partie clinique de ce livre, où elles seront mieux à leur place.

2ᵉ Cas. — *Correction de l'attitude vicieuse en adduction avec raccourcissement.*

Nous venons de parler des attitudes vicieuses en abduction avec allongement du membre. Il est une seconde catégorie d'attitudes vicieuses, caractérisées au contraire par l'adduction et le raccourcissement du membre (fig. 62).

J'ai séparé ces deux catégories au point de vue du traitement, parce qu'elles se séparent, ai-je dit, au point de vue clinique et au point de vue des indications thérapeutiques.

La correction de l'adduction (du raccourcissement) ne s'obtient pas généralement sous la seule action du chloroforme et nécessite une traction d'une certaine vigueur. Cette correction sera bénigne si l'on procède de la manière suivante :

1ᵉʳ temps : **Mise en place du bassin et du tronc** (fig. 63). — Le tronc et le bassin sont mis à plat sur la table, et à leur place normale ; cela se fait comme dans la correction de l'attitude vicieuse du premier groupe (voir p. 82), avec cette différence qu'au lieu de porter la jambe malade dans la flexion et l'abduction, on est obligé de la porter dans la flexion et l'adduction, pour effacer l'ensellure lombaire et pour ramener les deux épines iliaques au même niveau, — sur la même perpendiculaire à l'axe médian du corps.

2ᵉ temps : **Fixation du bassin dans cette position** (comme plus haut, fig. 64).

3ᵉ temps : **Correction proprement dite** (fig. 65). — Vous embrassez la cuisse du malade au-dessus du genou avec vos deux mains, tandis qu'un assistant saisit de la main gauche le bas de la jambe à la région des malléoles, et de la main droite embrasse le milieu du pied ; et tous deux, par un effort associé et bien combiné, vous tirez d'abord sur la jambe comme pour la détacher de l'os iliaque dans la direction même de la déviation : donc en haut et en dedans. Puis, lorsque vous sentez que cette jambe tient moins

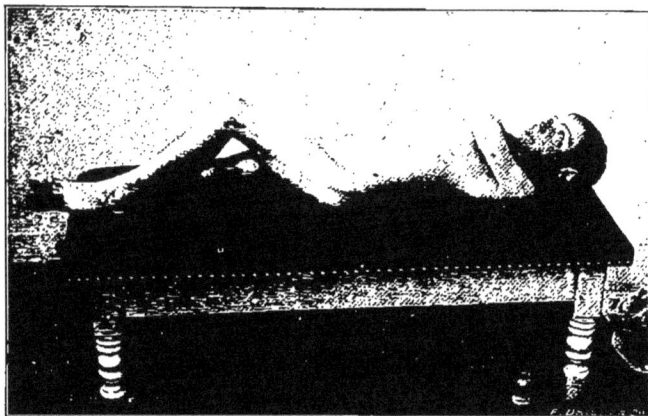

Fig. 62. — Coxalgie avec adduction déjà vieille d'un an et demi.

au bassin, vous la portez directement, en continuant toujours

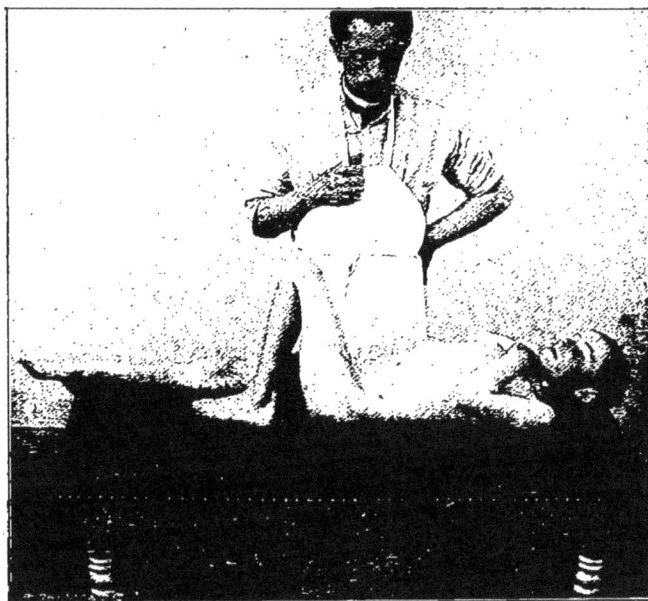

Fig. 63. — *1er temps* : — Mise en place du bassin et du tronc
(les épines iliaques sont marquées par deux points).

votre traction, dans la position normale, c'est-à-dire en dehors et en bas, pour faire la correction de l'adduction et de la flexion ;

L'adduction est corrigée lorsque la partie interne du genou arrive sur l'axe médian du corps prolongé. La flexion est corrigée lorsque le jarret touche le plan de la table. Mais ici, encore moins que pour l'attitude vicieuse avec abduction, la correction ne suffit pas; il faut faire de l'hypercorrection (fig. 66).

Nous aurons de l'hypercorrection de la flexion lorsque le genou

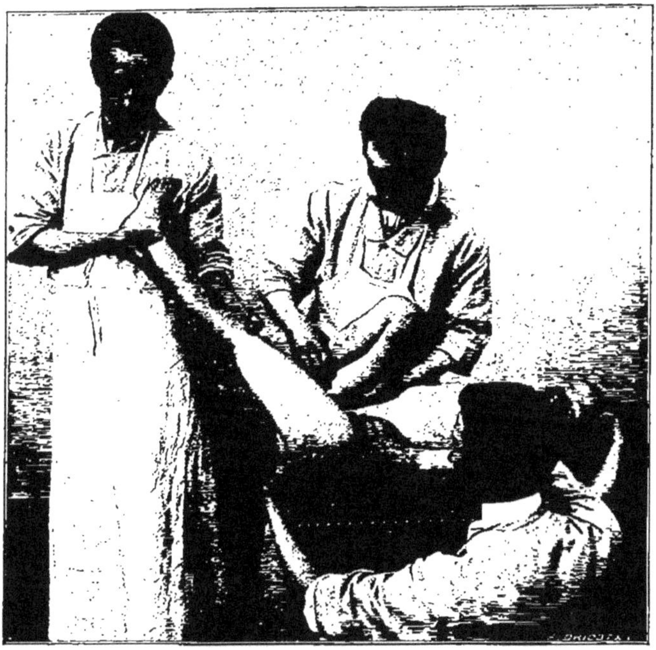

Fig. 64. — *9e temps* : — Fixation du bassin et du tronc par deux aides. Le médecin saisit seul la jambe pour la porter en position correcte. Généralement on se met à deux pour tirer sur la jambe.

sera abaissé au-dessous du plan prolongé de la table, les jambes pendant en dehors de celle-ci.

Nous aurons de l'hypercorrection de l'adduction, lorsque le genou se trouvera à 40 ou 50° en dehors de l'axe médian du corps prolongé.

Une abduction de 15 à 20°, si elle persiste, si l'os s'ankylose dans cette attitude, compensera le léger raccourcissement réel qui existe presque toujours dans ces cas où le raccourcissement apparent est très grand. Nous savons, en effet, qu'une jambe ankylosée en abduction sera fonctionnellement, c'est-à-dire au point de vue pratique, un peu plus longue qc'elle n'aurait le droit de l'être si je puis ainsi parler, avec l'étoffe osseuse qu'elle a ; de même que,

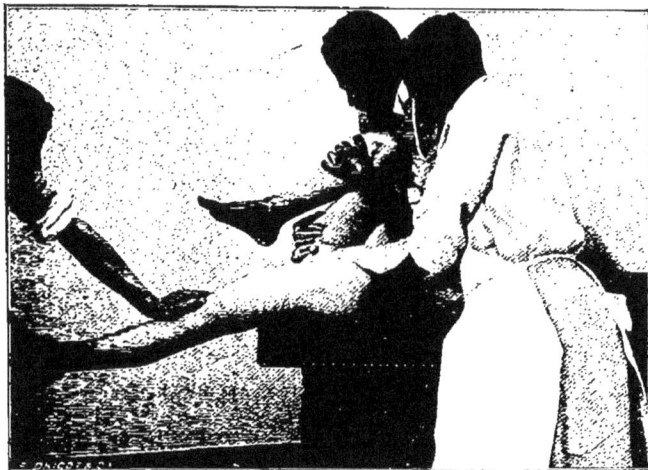

Fig. 65. — *8ᵉ temps* : — La correction proprement dite est terminée.

si elle était ankylosée en adduction, elle serait fonctionnellement

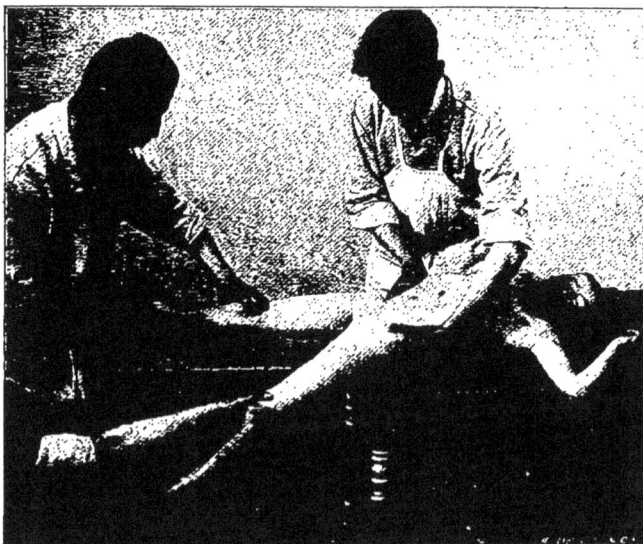

Fig. 66. — La jambe saine droite est remise dans l'extension (pour la fabrication de l'appareil plâtré) et repoussée en haut. La jambe malade gauche est tirée fortement et portée davantage en abduction. Cette traction est faite par un ou deux aides.

et pratiquement plus courte que sa longueur réelle (son étoffe) ne le comporte.

Généralement l'abduction artificielle que nous donnons à la jambe par notre correction a tendance à se perdre en partie; aussi faut-il la pousser assez loin, en prévision de cette perte partielle, d'autant que la tête fémorale usée, après avoir été abaissée dans la cavité cotyloïde par l'abduction, glisse de nouveau trop facilement sur la cavité cotyloïde agrandie.

Il m'arrive souvent de donner à la jambe une abduction de plus de 45°, et de la fixer ainsi pendant quelques mois dans un appareil plâtré. Dès qu'il s'est produit quelques adhérences dans cette position, on laisse revenir la jambe un peu en dedans, à chaque appareil nouveau. Il est dès lors très facile de garder définitivement les 15 à 20° dont on a besoin pour faire la compensation du raccourcissement réel; tandis que si l'on ne donnait tout d'abord à la jambe qu'une abduction de 15 à 20°, elle aurait tôt fait de perdre ces quelques degrés et redeviendrait bien rapidement trop courte. — Même remarque pour l'hyperextension.

Il faut donc obtenir primitivement une hyperextension de 25 à 30° (le genou décrivant, au-dessous du plan de la table, un angle de cette valeur), et une abduction de la jambe de 45°.

4ᵉ temps : **Construction de l'appareil plâtré** (voir plus haut, fig. 35 et suivantes). — Dès que la correction est obtenue plus que suffisante, il n'y a plus qu'à fixer le membre inférieur tout entier dans sa nouvelle attitude; ce que l'on fait par un grand appareil plâtré allant du rebord des côtes jusqu'au pied inclusivement. L'enfant est posé sur un pelvi-support ordinaire. Pendant que le médecin construit rapidement l'appareil plâtré, un aide maintient le bassin et deux autres les deux jambes; leur rôle est fatigant. Qu'on ne s'inquiète pas, cependant, si l'on ne peut pas maintenir intégralement cette correction pendant toute la durée de l'application de l'appareil.

5ᵉ temps : **L'enfant est replacé sur la table**, et l'on vérifie ou rectifie la position avant la dessiccation du plâtre (voir plus haut, fig. 61).

— Il suffit qu'on retrouve cette correction intégrale et qu'on la maintienne lorsque le malade est descendu du pelvi-support sur la table, un peu avant que le plâtre se prenne.

Il vaut même mieux que les aides réservent leurs forces pour agir vigoureusement et attentivement à ce moment psychologique, de trois à cinq minutes avant la prise du plâtre et au moment même de cette prise.

La seule chose qui importe en réalité, c'est qu'à cet instant exactement la jambe malade ait l'hyperextension et l'abduction voulues, le bassin étant d'autre part bien à plat sur la table, et les deux épines au même niveau.

Je précise encore la place et le rôle de chacun pendant cette dessiccation du plâtre :

Fixation du bassin : — Un aide vigoureux maintient le bassin en place, bien à plat, les deux épines iliaques au même niveau, en se plaçant sur le flanc gauche du malade et en embrassant avec ses deux mains (les pouces en avant, les pulpes des autres doigts en arrière) les ailes des os iliaques, de manière à les empêcher de basculer en avant; chose assez difficile, car les os iliaques ont toujours tendance à basculer en avant, et l'épine iliaque malade a toujours tendance à remonter au-dessus de l'autre. Le même aide cravate en même temps le tronc dans l'espace ilio-costal, en encadrant dans une dépression du plâtre le bord supérieur des crêtes iliaques et un peu de leur bord antérieur.

Cet aide a un rôle fatigant; il se fera seconder par une autre personne quelconque, qui appliquera vigoureusement les mains sur les siennes.

Maintien des jambes : — La jambe saine étendue est confiée à un aide qui la maintient en adduction et la repousse en haut, de manière à remonter ce côté du bassin, en poussant sur le pied avec l'une des mains et quelquefois même avec le corps tout entier, tandis que le genou sain est maintenu dans l'extension avec l'autre main et repoussé également en haut.

La jambe malade est tirée en dehors et en bas par un ou mieux deux aides : l'un, tirant directement la jambe en bas et en dehors avec ses deux mains qui saisissent le bas de la jambe et le pied; l'autre, tirant sur le genou également en bas et en dehors, en pesant sur le genou de manière à le porter en hyperextension en bas, modèle aussi le plâtre sur les condyles fémoraux et la rotule.

Le chirurgien lui-même, avec le plat de la main, presse sur et au-dessus du trochanter de manière à l'enfoncer dans la cavité cotyloïde, à le cravater en haut pour empêcher son ascension ulté- rieure, et seconde de l'autre main, soit l'aide qui modèle les crêtes iliaques, soit celui du genou.

Cela suppose beaucoup d'aides, direz-vous, pendant la dessicca- tion du plâtre.

Oui; mais nous avons choisi un cas de correction difficile;

et même alors, un médecin peut, à la rigueur, arriver à la correction sans l'assistance d'un confrère, avec, pour aides, simplement deux ou trois personnes de la famille.

L'une de ces personnes repoussera la jambe saine, une main sur le pied et l'autre sur le genou.

L'autre tirera en bas et en dehors sur la jambe malade, une main sur le pied et l'autre sur le genou pour le mettre en hyperextension ; et le médecin lui-même se réservera le soin de maintenir le

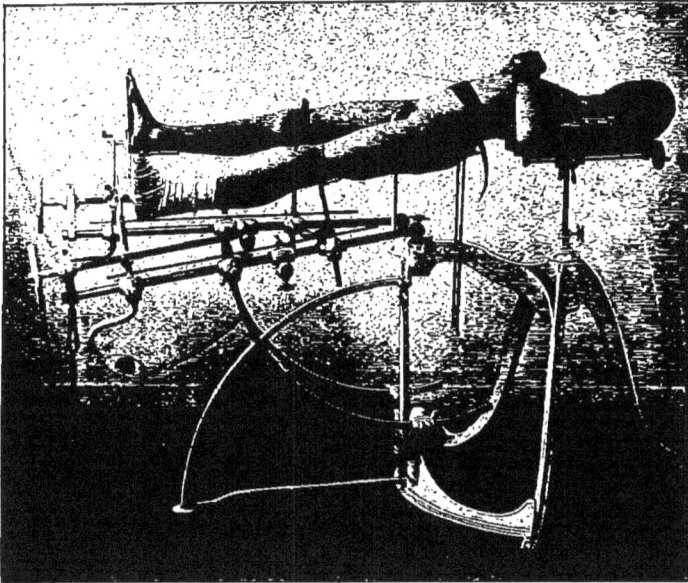

Fig. 67. — *Table Calot*, pour le traitement de la coxalgie, de la luxation congénitale de la hanche et des autres maladies des membres inférieurs.

bassin en bonne attitude sur la table, et de modeler le plâtre sur les crêtes iliaques, en priant une personne quelconque de peser avec les deux mains sur les siennes.

Voici (fig. 67 et 68) la table dont je me sers à l'Institut orthopédique de Berck pour la coxalgie et la luxation congénitale de la hanche. Mais si cette table est à sa place dans un institut orthopédique, l'on peut très bien s'en passer dans la pratique courante pour la correction des attitudes vicieuses, comme nous venons de le voir.

Lorsque la traction manuelle de quelques minutes, faite par un ou deux aides de la manière indiquée plus haut, ne suffit pas à amener la correction de la difformité, et c'est le cas de la plupart des vieilles ankyloses fibreuses et de toutes les ankyloses osseuses, il faut s'attaquer directement aux résistances tendineuses et osseuses pour les briser.

Toujours préoccupé de réduire au minimum le choc et le traumatisme, je conseille d'abandonner le redressement forcé,

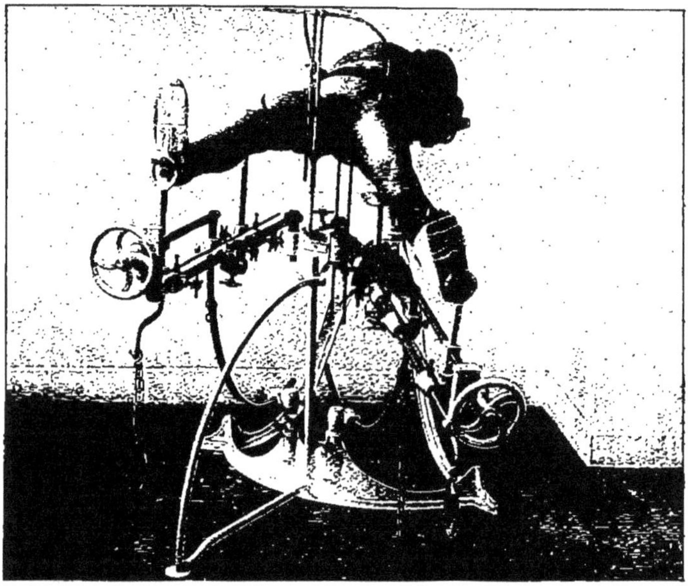

Fig. 68. — Le bassin est fixé solidement et les crêtes iliaques modelées par deux godets ou gouttières métalliques. — Les deux jambes sont repoussées ou tirées à volonté (traction mesurée au dynamomètre), mises et maintenues en abduction ou adduction, rotation interne ou externe, flexion ou hyperextension.

violent et prolongé, pour recourir, dans le cas d'ankylose fibreuse serrée, à une ténotomie sous-cutanée des adducteurs au pubis, ou des fléchisseurs au-dessous de l'épine iliaque supérieure, et, dans le cas d'ankylose osseuse, à une ostéotomie également sous-cutanée, faite au-dessus (généralement) ou au-dessous (très rarement) du bord supérieur du trochanter, suivant que le col fémoral est plus ou moins conservé, ténotomie et ostéotomie qui sont faciles à faire et parfaitement bénignes entre des mains aseptiques.

On peut même avoir raison des tendons et de l'os par un procédé non sanglant, — un peu plus traumatisant, il est vrai, — qui est la rupture des tendons adducteurs au pubis, par la pression des pouces, et l'ostéoclasie manuelle.

La technique de ces procédés, sanglants ou non sanglants, est étudiée en détail dans les chapitres qui suivent.

CHAPITRE IX

TÉNOTOMIE

Sommaire. — *Considérations générales*. — La ténotomie est moins traumatisante que la rupture des tendons par la pression des pouces. — Elle est facile à faire. — Elle est faite sous-cutanée, par une incision aseptique de quelques millimètres. — Si quelques fibres échappent au ténotome, on les brisera facilement en faisant une traction après que le ténotome a été enlevé. — Cette traction supplémentaire est nécessaire, bien qu'à un degré moindre, dans la ténotomie à ciel ouvert.

Section des tendons adducteurs à un centimètre au-dessous de leurs insertions supérieures, en piquant en dehors de la corde tendineuse rendue saillante par une traction de la jambe en dehors, et en coupant de dehors en dedans.

Section des fléchisseurs à un centimètre et demi au-dessous de l'épine iliaque antérieure et supérieure, en piquant en dedans de la corde tendineuse et en coupant de dedans en dehors.

Hémostase soignée, puis traction pour compléter la correction. — Cette correction, dans les deux cas, est maintenue par un appareil plâtré solide et bien modelé.

Instruments. — 1° ténotome pointu ; 2° ténotome mousse. A la rigueur, un simple bistouri étroit suffit.

Anatomie. — Revoir l'insertion des tendons fléchisseurs et des tendons adducteurs.

Ténotomie des fléchisseurs :

Aides. — *Un premier aide* tient la jambe saine fortement fléchie sur le ventre. — *Un deuxième aide*, à genoux, fixe l'os iliaque du côté malade en plaçant une main sur l'ischion et l'autre sur la crête iliaque ; *un ou deux aides* tirent sur le genou et le portent en bas, donc en extension.

Premier temps. — Incision cutanée : — Pendant que les aides continuent cette traction sur le genou, inciser avec le ténotome pointu, sur une longueur de trois à quatre millimètres, le long du bord *interne* des tendons saillants, à un centimètre au-dessous de l'épine iliaque, jusqu'à deux ou trois centimètres de profondeur.

Deuxième temps. — Retourner ce même ténotome, le bord tranchant en dehors ; ou bien introduire le ténotome mousse à trois centimètres de profondeur parallèlement à l'incision, puis le tourner en dehors.

Troisième temps. — On sectionne avec mouvements de scie, tandis que l'index gauche ramène les tendons de dehors en dedans, sur la tranche du ténotome.

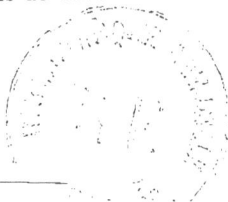

CALOT. — Traitement de la coxalgie.   7

Quatrième temps. — Une dépression cutanée a succédé à la section des tendons. Le ténotome est retiré; on tamponne à travers la peau avec pression. Par cette pression directe et quelques tractions sur le genou, on
achève la correction.

Le manuel opératoire de la ténotomie des adducteurs est calqué sur le
précédent, avec les petites modifications que l'on devine : le ténotome
pénètre en dehors des tendons et non pas en dedans, les aides tirent
la jambe en dehors et non pas en bas.

La ténotomie peut rendre d'immenses services. Il faut donc
savoir la faire. Autrefois, je n'en faisais presque jamais; j'aimais
mieux faire des redressements non sanglants; mais c'était plus
long et plus traumatisant. Actuellement, je fais des ténotomies qui
me permettent d'arriver en quelques minutes (de trois à cinq) au
résultat que je mettais autrefois plus d'une demi-heure à obtenir
dans les vieilles ankyloses fibreuses, et le choc est infiniment
moindre avec ma nouvelle manière de faire.

Comme l'ankylose osseuse est très rare dans la coxalgie, la ténotomie suffira dans l'immense majorité des ankyloses, même
anciennes, de la hanche.

L'on peut dire que l'utilité de la ténotomie est aussi fréquente
dans le traitement des vieilles déviations que celle de l'ostéotomie
est rare.

La section des tendons ou de l'os doit-elle être sous-cutanée, ou bien faite à ciel ouvert ?

Arguments pour la section à ciel ouvert :
On voit ce qu'on fait;
On évite les vaisseaux et les nerfs du voisinage;
On coupe tout ce qui résiste.

Arguments contre :
On laisse une trace, une cicatrice très visible, ce qui n'a pas, il
est vrai, grande importance ici. Mais parce que la plaie est plus
grande, on s'expose davantage à l'infection post-opératoire surtout
chez les petites filles, et l'on s'expose aussi un peu à l'infection
pendant l'opération même, si l'on fait, à la suite de la section des
tendons, des manœuvres de correction qui feront bâiller davantage,
à chaque nouvelle traction, l'orifice déjà béant. Or, on est obligé d'en
faire toujours, de ces tractions supplémentaires, même lorsqu'on
a coupé à ciel ouvert les tendons adducteurs. On n'a pas pu, avec

le ténotome, sectionner la totalité des parties qui résistent, parce que ce sont tous les tissus du membre, et non pas seulement les tendons adducteurs, qui sont rétractés. On ne brise donc, par la ténotomie la plus complète en apparence, qu'une partie, la plus considérable, il est vrai, des résistances fibreuses; les autres ne seront détruites que par des tractions directes faites à la suite de cette ténotomie.

Je veux bien admettre que la traction doive être généralement plus vigoureuse après la ténotomie sous-cutanée. Mais, dans la ténotomie à ciel ouvert, la plaie bâille, saigne et peut s'infecter; c'est une large plaie, qui est plus ou moins bien recouverte pendant les tractions, et aussi pendant l'application et la dessiccation de l'appareil plâtré. Au contraire, dans la ténotomie sous-cutanée, l'incision, punctiforme ou presque, est facilement bouchée par un tampon pendant toute la durée des manœuvres. Ainsi se trouvent facilement assurées une asepsie parfaite et une bonne hémostase.

Donc, au point de vue de la sécurité contre toute infection opératoire ou post-opératoire, la ténotomie ou l'ostéotomie sous-cutanées ont un grand avantage. — Mais elles sont plus difficiles à pratiquer, dit-on généralement. — Je ne le crois pas. Cette difficulté est bien plus apparente que réelle, comme vous allez en juger vous-même (fig. 69, 70), et je suis pour la section sous-cutanée.

Ténotomie des tendons fléchisseurs s'insérant à l'épine. — Il faut sectionner ces tendons au-dessous de l'épine, à un centimètre au-dessous, et couper la corde tendineuse en allant de dedans en dehors.

Préliminaires. — Le malade est endormi, le bassin mis en place et bien fixé. Un aide ou deux tirent sur la cuisse et la jambe comme pour détacher le membre du bassin. Ils le tirent dans la direction de la déviation tout d'abord, puis ils cherchent à le porter en bas, c'est-à-dire dans l'extension de la cuisse. S'ils y réussissent en deux ou trois minutes par une traction vigoureuse et directe, on ne fait pas de ténotomie. S'ils n'y réussissent pas, la ténotomie devient nécessaire. Cette nécessité n'est donc généralement reconnue qu'après la résolution chloroformique et lorsqu'un essai de correction par la traction simple est reconnu insuffisant; mais elle est toujours prévue dans les cas de vieilles ankyloses fibreuses, et l'on a tout préparé d'avance comme si la ténotomie devait être sûrement faite.

Immédiatement, on lave à l'alcool, à l'éther, au sublimé au 1000°, la région de l'épine iliaque, et l'on peut mettre rapidement deux ou trois compresses stérilisées pour protéger le champ opératoire.

1er temps (fig. 71). — Tandis que l'aide ou les deux aides portent le genou en bas par traction et par pression, pour faire saillir les tendons fléchisseurs, on prend un ténotome pointu et on fait une incision cutanée de trois à quatre millimètres le long du bord interne de la corde tendineuse saillante, à un centimètre et demi

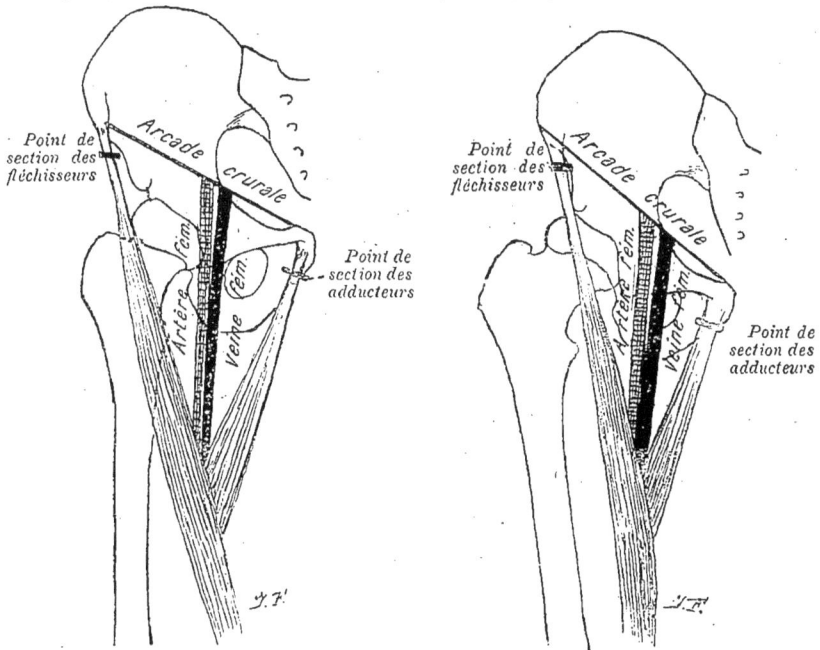

Fig. 69. — Rapport des tendons et des vaisseaux fémoraux : *A*, dans la position d'abduction.

Fig. 70. — *B*, dans l'adduction, les vaisseaux sont plus rapprochés des adducteurs que dans l'abduction ; — par conséquent, porter la cuisse en dehors autant qu'il est possible par des manœuvres modérées avant de faire la ténotomie des adducteurs.

au-dessous de l'épine. On traverse la peau jusqu'à une profondeur d'environ trois centimètres en longeant le bord interne du faisceau tendineux.

2e temps. — On retourne ce même ténotome, le bord tranchant en dehors, à moins qu'on ne préfère prendre un autre ténotome mousse.

3e temps (fig. 72, 73). — Il ne reste qu'à couper les tendons. Pour cela, la main droite tenant le ténotome fait des mouvements de va-et-

vient, des mouvements de scie, tandis que l'index gauche repousse
à travers la peau ces tendons de dehors en dedans et les amène

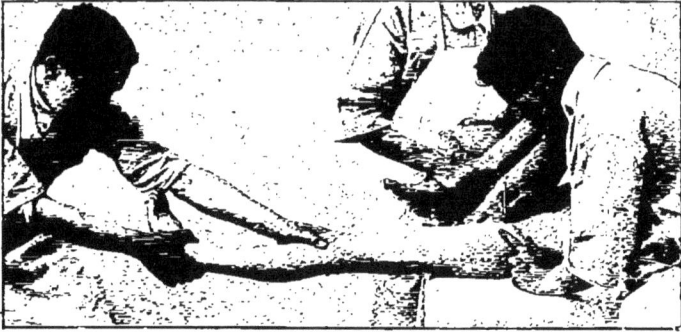

Fig. 71. — Ténotomie des fléchisseurs. — *Place des aides*. La cuisse du malade est portée en
hyperextension, la main de l'aide pèse sur le genou du haut en bas. Le bassin est maintenu
par un deuxième aide.

sur le tranchant du ténotome jusqu'à ce qu'ils soient tous coupés,
ayant soin de préserver la peau de l'atteinte de l'instrument, si

Fig. 72. — Ténotomie des fléchisseurs. — Le ténotome est enfoncé en dedans du couturier, un
cent. au-dessous de l'épine iliaque. L'opérateur pousse les tendons vers le tranchant de
l'instrument avec les doigts de sa main restée libre.

l'on a un ténotome pointu. Au fur et à mesure que les fibres
tendineuses se coupent, l'opérateur et l'aide qui tirent sentent que

la résistance cède, l'opérateur voit et sent une dépression au niveau de la section. Le fémur s'est étendu de plus en plus.

4e temps. — Lorsque les fibres tendineuses nettement accessibles sont sectionnées, l'opérateur retire le ténotome et met à l'endroit de la dépression cutanée deux larges tampons avec lesquels il fait une pression vigoureuse sur les tissus, pression qui non seulement assure l'hémostase, mais encore favorise la séparation des fibres tendineuses qui ont pu échapper au ténotome.

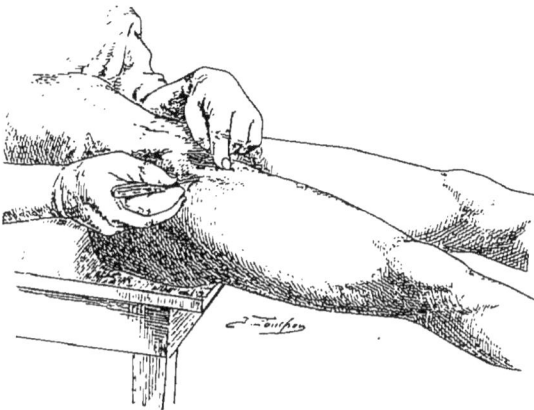

Fig. 73. — Autre procédé de ténotomie des fléchisseurs. Le ténotome est enfoncé en dehors des tendons : la main gauche de l'opérateur isole le vaisseau tout en présentant les tendons fléchisseurs au tranchant de l'instrument.

Le chirurgien continuant cette pression et les aides continuant leur traction, on arrive très promptement à l'extension cherchée et même à une certaine hyperextension très utile pour l'avenir, car la jambe a toujours une tendance à revenir à la flexion.

C'est fini. Par-dessus le tampon, on applique l'appareil plâtré.

Cette ténotomie est facile et bénigne. Pas de nerfs, pas de vaisseaux importants, donc pas ou très peu de sang.

Il m'est arrivé parfois d'aller entamer même la partie antérieure de la capsule fémorale et de la disciser par quelques petits coups de pointe; cela donne un réel bénéfice. Si vous êtes aseptique, cela n'offre aucun inconvénient; mais je vous conseille de ne pas aller jusque-là. Respectez la capsule, retirez le ténotome dès que les tendons saillants sont coupés, la correction parût-elle en ce moment insuffisante; elle sera complétée par la pression et la traction indiquées plus haut.

Ténotomie des adducteurs (fig. 74).

Préliminaires comme ci-dessus : Mise en place et fixation du bassin.

Un aide ou deux tirent sur le genou et la jambe, d'abord dans la direction de la déviation, comme pour détacher le fémur du bassin. Puis, petit à petit (en tirant toujours) on porte le genou directement en dehors. Si cela réussit, — si cette manœuvre directe et une tension de deux minutes de durée environ suffisent à briser les résistances qui s'y opposent, — c'est bien.

Si cela ne suffit pas, on se met en devoir de faire la ténotomie, pour laquelle tout a été préparé d'avance.

Toilette rapide de la peau ; deux ou trois compresses pour protéger le champ opératoire, surtout en dedans.

1er temps. — Tandis qu'un ou deux aides tirent le genou et la jambe en dehors pour tendre et faire saillir les tendons adducteurs, vous prenez un ténotome pointu et vous faites à la peau une incision de trois à quatre millimètres, sur le bord externe de la corde tendineuse visible, à un centimètre au-dessous du pubis, et vous pénétrez jusqu'à une profondeur d'à peu près trois centimètres, en longeant le bord externe du faisceau tendineux.

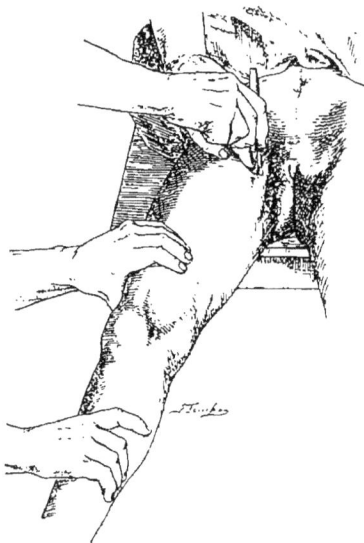

Fig. 74. — Ténotomie des adducteurs. — La main gauche de l'opérateur isole les vaisseaux pendant que le ténotome s'enfonce en dehors des adducteurs.

2e temps. — Vous retournez ce même ténotome, le tranchant en dedans, ou bien vous le retirez et prenez un ténotome mousse. Vous l'introduisez parallèlement au bord externe des tendons, jusqu'à cette profondeur de trois centimètres, et vous retournez ensuite transversalement le bord tranchant en dedans.

3e temps. — Votre main droite armée du ténotome coupe les fibres tendineuses par un petit mouvement de scie, tandis que votre index gauche ramasse profondément ces fibres et les repousse de dedans en dehors, les présentant successivement au tranchant du ténotome jusqu'à ce qu'elles soient toutes coupées.

Pendant ce temps, l'opérateur a senti et vu une dépression se produire au niveau de la section, et l'aide qui tire a senti également la résistance céder. Le genou a pu être porté ainsi petit à petit en abduction forcée, c'est-à-dire en hypercorrection.

4e temps. — *Déchirure par pression et par traction des fibres tendineuses qui ont échappé au ténotome.* — Vous retirez le ténotome et vous mettez, à l'endroit de l'incision, un ou deux larges tampons, avec lesquels vous faites l'hémostase par une pression large et vigoureuse, qui vous sert également à briser les fibres tendineuses qui ont pu échapper au ténotome. Tandis que vous pressez, les aides tirent toujours et vous arrivez ainsi à l'abduction voulue. Il faut toujours dépasser largement le but, faire une hypercorrection notable en prévision de l'avenir, car la jambe a une tendance très marquée à revenir à l'adduction.

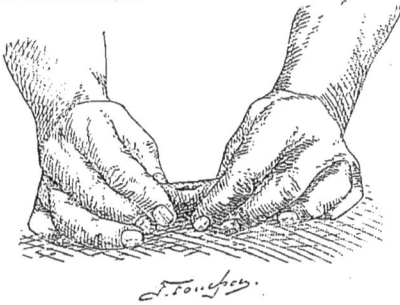

Fig. 75. — Hémostase après la ténotomie : on exprime le sang en pressant fortement les deux lèvres de la peau, après quoi, on fait la compression.

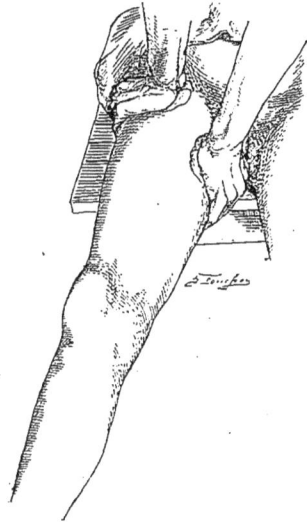

Fig. 76. — Hémostase. Un aide comprime fortement de ses deux mains, munies de tampons, les deux petites plaies produites par l'introduction du ténotome.

Vous n'avez plus qu'à maintenir le résultat par un appareil plâtré ; vous laissez les tampons sous l'appareil plâtré et vous continuez votre compression par-dessus le plâtre jusqu'à ce que celui-ci soit sec.

Il n'y a presque pas eu de sang.

Quelquefois cela saigne un peu ; ne vous en inquiétez pas. En mettant les choses au pis et en supposant, *ce que je n'ai jamais vu,* que c'est la veine fémorale que vous avez éraflée légèrement, vous vous conduirez comme vous le faites dans une saignée du bras. Vous ferez une bonne compression et vous attendrez un instant, de cinq à dix minutes par exemple ; après quoi, si cela saignait encore, vous feriez un pansement compressif pour une durée de plusieurs jours ; mais si cela ne saigne plus après cette

compression de dix minutes, vous remettez le ténotome dans la
petite plaie et vous complétez la section des fibres tendineuses.

Faites l'hémostase (fig. 75, 76) avec soin par trois ou quatre
tampons superposés, hémostase un peu prolongée, de dix minutes
par exemple et qu'un aide continuera jusqu'à ce que le plâtre soit
sec. Pendant ce temps, on fait tous les préparatifs nécessaires
pour l'appareil plâtré.

Il faut noter encore que, sous la traction des aides, la petite
plaie cutanée a pu s'agrandir et bâiller de quelques millimètres :
cela n'est rien, si vous recouvrez avec de larges tampons et si
vous avez bien fait l'asepsie.

Ai-je besoin de vous redire à ce sujet qu'il faut faire une asepsie
rigoureuse de la peau, de vos mains, des instruments, des compresses et des tampons; moyennant quoi, il n'y a rien à craindre.

CHAPITRE X

RUPTURE DES TENDONS PAR LA PRESSION DES POUCES

Sommaire. — Deux pouces pressent fortement, en travers, sur la *corde des adducteurs* qu'un ou deux aides, tirant la jambe en dehors, tendent au maximum. — Après une pesée de une ou deux minutes, on sent sous les pouces un premier tendon céder, puis un deuxième, puis les autres, pendant que la jambe se porte en dehors. — La *rupture des tendons fléchisseurs* est à peu près impossible avec les pouces. Elle amène un trop grand traumatisme. — Il faut toujours ici faire la ténotomie, d'autant qu'elle est particulièrement bénigne en raison de la distance qui sépare les tendons des vaisseaux et du nerf. — Si vous avez peur de la veine fémorale, *associez donc la rupture des adducteurs par les pouces avec la ténotomie des fléchisseurs.*

Je parle de la rupture des adducteurs, — la seule qu'on ait à faire généralement pour corriger la déviation du membre.

Le malade étant endormi, le bassin et le tronc sont mis en place, et le bassin fixé par la flexion sur le tronc de la jambe saine, comme cela a déjà été décrit pour la correction simple. Un aide saisit la jambe malade et la tire en bas et en dehors, comme si l'on voulait arriver à la correction par la traction simple. C'est parce qu'on n'y arrive pas, parce qu'on est arrêté par la corde tendue et trop résistante des adducteurs, qu'on se décide à rompre cette corde.

La rupture se fait (fig. 77) par la pression directe des pouces près des attaches supérieures des adducteurs, déjà tendus par l'aide, qui tire et qui continue de tirer pendant que vous pressez. Vous pressez avec vos deux pouces placés à côté l'un de l'autre sur la corde saillante des adducteurs, près du pubis, en travers, et vous pesez dessus de plus en plus fortement, d'une manière continue. Si vous n'arrivez pas ainsi, agissez avec toutes forces et par à coups

pendant une ou deux minutes, jusqu'à ce que vous sentiez un
tendon céder sous vos pouces. — L'aide qui tire sent également la
jambe qui cède et vient en dehors. — Vous continuez votre pression, et bientôt un deuxième, puis un troisième faisceau tendineux
cèdent à leur tour, et vos pouces s'enfoncent sur la peau qui se
déprime dans la profondeur des chairs jusque vers l'ischion. En

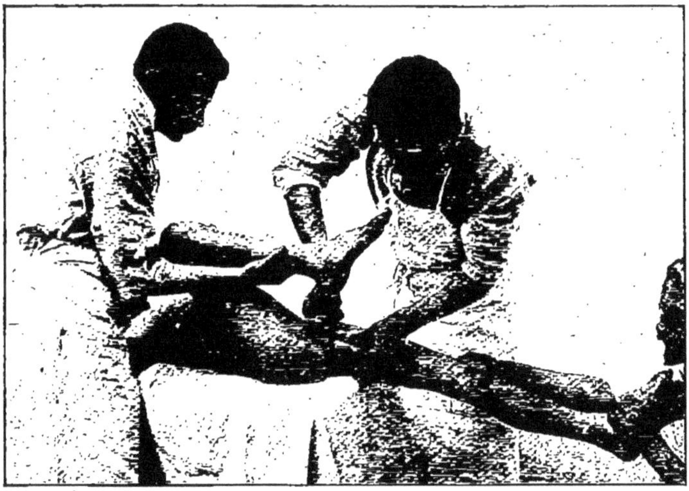

Fig. 77. — Rupture des adducteurs. Un aide fixe le bassin, l'autre porte la jambe malade en
hyperextension et abduction. L'opérateur exerce avec ses pouces une forte pression sur le
point d'insertion supérieur des adducteurs, ainsi fortement tendus, pour les détacher.

même temps la jambe est portée en dehors dans une position d'hypercorrection.

C'est fini.

Vous priez un aide de faire une large pression avec une compresse ou de l'ouate sur l'endroit de la rupture pour empêcher la
formation d'un hématome sous-cutané. L'aide continuera cette
pression avec beaucoup de soin et d'attention jusqu'à ce que l'appareil plâtré soit appliqué, et, par-dessus lui, jusqu'à ce qu'il soit
solide : c'est le moyen de bien assurer l'hémostase définitive.

Si la déviation était très ancienne et l'enfant très vigoureux,
l'extension pratiquée par un aide et la pression de deux pouces
pourraient ne pas suffire : il faudrait en ce cas mettre deux aides à
la traction et deux pouces supplémentaires à côté ou au-dessus des
vôtres pour la pression.

Vous pouvez juger par là que cette rupture non sanglante est un peu plus traumatisante que la ténotomie lorsqu'il s'agit de cas anciens.

Le traumatisme serait surtout important si l'on opérait la rupture des tendons fléchisseurs qui s'insèrent sous l'épine iliaque. Il faudrait procéder de même si on voulait l'obtenir; mais je vous conseille de vous en tenir ici à quelques pressions larges avec le bord cubital de la main sur ces tendons fléchisseurs, près de leur attache supérieure, pressions moins traumatisantes et qui suffiront souvent pour donner la déflexion voulue à la cuisse. Il vaudrait mieux encore faire ici une petite ténotomie; car la ténotomie, devant laquelle on recule parfois pour les adducteurs à cause du voisinage des vaisseaux fémoraux, est très facile et sûrement inoffensive pour les tendons insérés à l'épine iliaque supérieure, loin des nerfs et des vaisseaux.

Vous pouvez donc associer les deux procédés, le sanglant et le non sanglant, dans certains cas, — vous débarrasser de l'adduction en faisant la rupture des adducteurs par les pouces, et vous débarrasser de la flexion par une ténotomie sous-cutanée des muscles fléchisseurs insérés à l'épine.

CHAPITRE XI

OSTÉOTOMIE

Sommaire. — L'ostéotomie sera sous-cutanée pour les mêmes raisons que la ténotomie. — L'ostéotomie sépare les deux tiers ou les trois quarts de l'épaisseur de l'os, et l'on finit la section par une ostéoclasie, ce qui rend l'intervention encore plus bénigne. — La séparation de l'os se fait généralement trop bas; elle doit se faire au niveau ou très près de l'angle de coudure de l'os, entre le trochanter et le col, ou à un centimètre au-dessous du bord supérieur du trochanter. — La section ne sera pas transversale, l'ostéotome risquerait de pénétrer dans le bassin; mais elle sera fortement oblique de haut en bas, et presque verticale, à cause de la position du fémur par rapport au bassin. — Hémostase soignée et prolongée. — Fixation par un appareil plâtré.

L'ostéotomie est plus précise sans doute que l'ostéoclasie, mais peut-être plus difficile si l'on veut pousser l'ostéotomie très loin et sectionner sûrement les dernières fibres osseuses. Le mieux est encore de combiner les deux méthodes comme pour la rupture des tendons. C'est ainsi, du reste, qu'on procède instinctivement quand on veut rompre une tige de bois : on fait une entaille avec un couteau au point voulu, puis on pratique une pression au niveau de cette entaille et l'on finit ainsi la rupture du bâton. — Ici, nous commencerons par enfoncer l'ostéotome jusqu'aux deux tiers ou aux trois quarts environ de l'épaisseur de l'os, de manière à amoindrir sa résistance en un point, et à amorcer la rupture; puis l'on finit par une pesée des mains, c'est-à-dire par une ostéoclasie. On peut même avoir à l'avance étayé le fémur, pour que ce dernier temps de l'opération fasse éclater l'os au niveau du col, au point choisi et non pas ailleurs.

Ainsi faite, l'ostéotomie linéaire est évidemment la méthode de choix, sûrement bénigne si on la fait sous-cutanée avec les précautions que nous allons dire. Elle est d'autant plus efficace pour rendre la longueur au membre qu'elle est faite plus près de l'angle de coudure. Elle doit donc être faite au-dessus du trochanter, sur le col, ou plutôt à l'union du trochanter et du col, assez loin du foyer ancien (voir fig. 78).

En effet, dans les cas où existe une soudure osseuse, le col et la tête sont relativement assez bien conservés. Au contraire, dans les cas où ils sont détruits, l'os est remonté, généralement luxé, et il persiste des mouvements toujours ou presque toujours; parfois même, l'os est ballant sur le bassin.

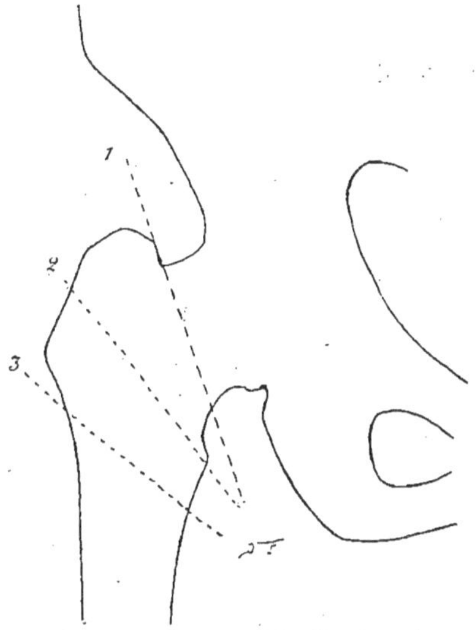

Ce qui veut dire que dans les cas où l'ostéotomie est indiquée, le col est assez long et il est possible de faire cette ostéotomie assez loin du foyer ancien pour qu'elle soit bénigne, tout en la faisant cependant au-dessus du trochanter. Elle donne ainsi le maximum de bénéfice au point de vue de l'allongement du membre. Cependant si vous avez des raisons de penser que la tête et le col sont détruits et que le foyer n'est pas entièrement éteint, vous pouvez faire passer le trait de l'ostéotome à un centimètre ou à un centimètre et demi au-dessous du bord supérieur du grand trochanter.

Fig. 78. — Où peut se faire l'ostéotomie. — 1. Ostéotomie cervicale ou plutôt cervico-trochantérienne (la plus utile). 2. Ostéotomie trochantérienne. 3. Ostéotomie sous-trochantérienne (faite ordinairement *à tort*).

Le bénéfice orthopédique est presque aussi grand ainsi, et la sécurité est encore plus absolue.

Pour moi, d'une manière générale, je fais l'ostéotomie exactement au-dessus du bord supérieur du trochanter, pour les raisons indiquées plus haut.

Lorsque vous vous êtes décidé pour le bord supérieur du grand trochanter ou pour un centimètre et demi au-dessous de ce bord supérieur en plein trochanter, voici comment vous procédez (fig. 79 et 80).

Instruments nécessaires : — un bistouri pour la peau et les parties molles, — un ostéotome très solide, de deux centimètres de largeur (fig. 81), — un bon marteau très solide.

Opération. — *Position du malade* (fig. 82). — On couche le malade sur le côté sain, la hanche malade en haut et le genou maintenu par un aide.

Toilette bien aseptique de la région, compresses stérilisées pour protéger le champ opératoire.

1ᵉʳ temps. — On fait au bistouri une incision d'un centimètre et demi, qui commence à l'angle antéro-

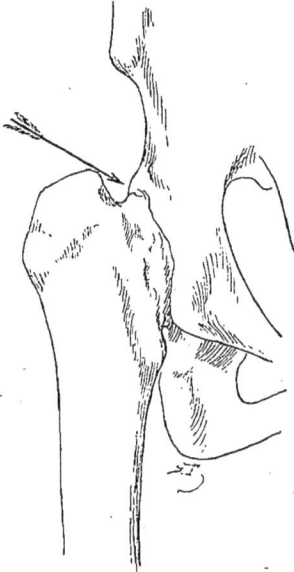

Fig. 79. — Ostéotomie cervico-trochantérienne (à faire). Direction à donner
à l'ostéotome. 1° Mauvaise direction
transversale : l'ostéotome pénétrerait
dans le bassin.

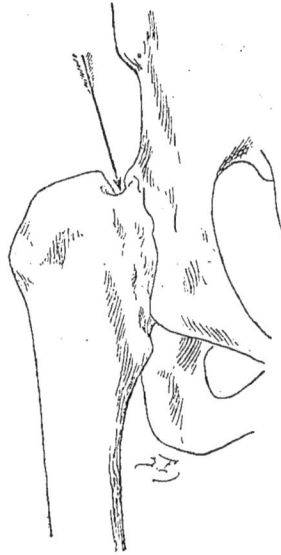

Fig. 80. — 2° Bonne direction
— doit être peu oblique, presque verticale.

supérieur du trochanter et se dirige vers l'épine iliaque.

On pénètre avec le bistouri jusqu'à l'os, — jusqu'au pont osseux qui va du trochanter à l'os iliaque.

2ᵉ temps. — On introduit l'ostéotome, qui suit le chemin du bistouri jusqu'à l'os (fig. 83).

3ᵉ temps (fig. 84). — Lorsqu'on sent l'os, on retourne transversalement l'ostéotome, en mettant le manche en haut, en dehors et en avant, et on pousse un peu le tranchant sur la face antérieure de l'os, tout en restant bien en dehors des grands vaisseaux, de manière à le faire pénétrer ensuite

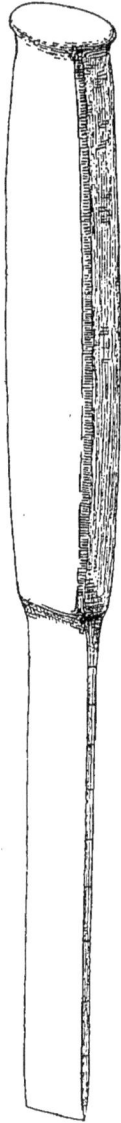

Fig. 81. — Ostéo-
tome ordinaire.

de dehors en dedans, d'avant en arrière et surtout de haut en bas, suivant la ligne 1 de la figure 78.

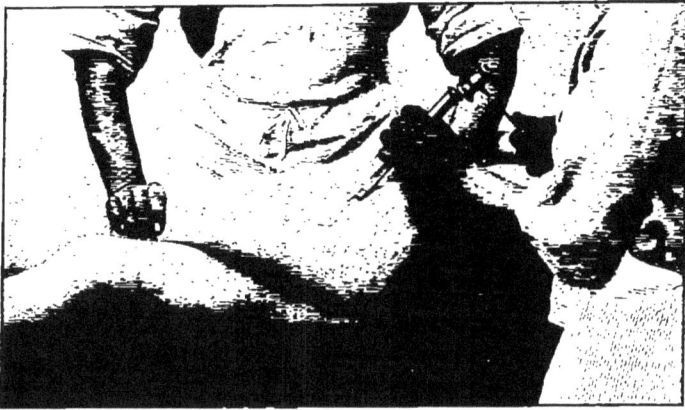

Fig. 82. — Ostéotomie. — Position du malade. Le malade est couché sur le côté sain ; le membre malade est solidement maintenu par un aide.

4ᵉ temps. — L'ostéotome, solidement tenu de la main gauche, est enfoncé à coups de marteau secs et vigoureux dans la direc-

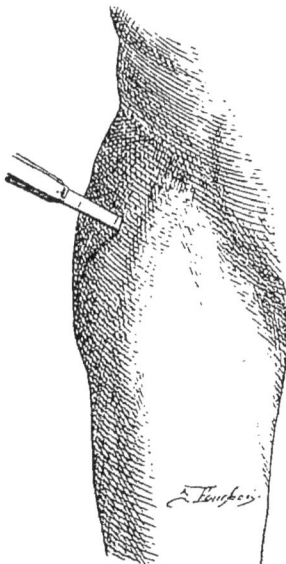

Fig. 83. — Ostéotomie. — L'ostéotome est introduit parallèlement à l'incision cutanée dans la plaie jusqu'à l'os.

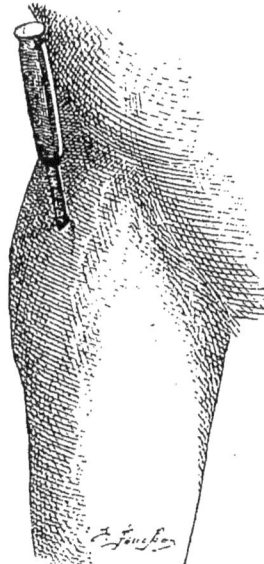

Fig. 84. — Ostéotomie. — L'ostéotome dont le tranchant est retourné transversalement et mis obliquement de haut en bas et d'avant en arrière.

tion de la flèche de la fig. 80, comme si l'on voulait séparer le col au ras des deux trochanters, c'est-à-dire qu'au lieu de l'introduire transversalement en dedans (ce qui le ferait pénétrer dans l'os iliaque, surtout si le col est très court), on l'enfonce obliquement, en relevant très fort le manche de l'ostéotome vers la crête iliaque. Pour ne pas pénétrer dans le bassin, il faut que le tranchant se dirige non pas transversalement, mais presque verticalement de haut en bas vers le petit trochanter (voir plus haut les figures 79 et 80).

Lorsque l'ostéotome gradué s'est enfoncé en plein tissu osseux de trois à cinq centimètres (suivant l'âge du sujet), l'os est coupé aux deux tiers ou aux trois quarts (fig. 85). Cela nous suffit (la section est amorcée); on retire l'ostéotome, ce qui se fait en le mobilisant par des secousses parallèles à la lame, et non pas perpendiculaires à celle-ci, car on risquerait de la briser.

5e *temps*. — Restent à briser par ostéoclasie les fibres osseuses, qui ont échappé à l'ostéotome; pour cela, le bassin étant solidement maintenu de la manière déjà dite par deux aides, vous saisissez solidement le fémur pas trop loin du point où vous voulez faire la rupture (sans cela vous risqueriez de le briser en un autre point) et vous le portez d'abord dans le sens de la déviation, c'est-à-dire en haut et en dedans, jusqu'à ce que vous obte

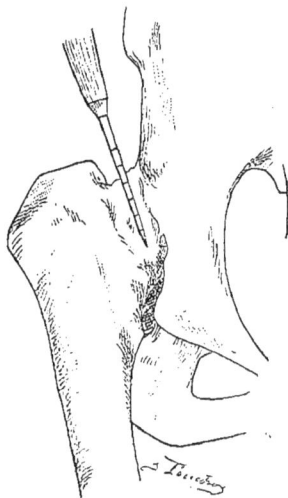

Fig. 85. — L'ostéotome est enfoncé par quelques coups de marteau, de façon à sectionner les deux tiers ou les trois quarts de l'épaisseur de l'os.

niez un petit craquement ou bien la sensation nette que l'os a cédé (fig. 86).

6e *temps*. — Aussitôt, on le reporte directement dans le sens de la correction, donc en hyperextension et abduction forcée (fig. 87). Les tendons ont cédé sous cette même pesée; dans le cas contraire, on les brise par ténotomie ou par pression des pouces.

L'opération est terminée, l'incision est à peine visible; inutile de la suturer. Faites l'hémostase soignée par des tampons et deux mains embrassant le membre à sa racine, hémostase prolongée pendant dix à quinze minutes, tandis qu'on prépare tout pour le pansement et l'appareil plâtré. Poursuivre l'hémostase et la pression pendant la construction de celui-ci.

L'appareil plâtré restera en place quatre semaines.

Lorsqu'on l'enlèvera, la cicatrice cutanée sera à peine visible.

Si je conseille d'enlever le premier appareil à la fin de la quatrième semaine, c'est pour vérifier et rectifier au besoin l'attitude du membre, ce qui est encore possible à ce moment, la nouvelle soudure osseuse n'étant pas encore trop solide.

On s'assure qu'il n'y a plus d'ensellure lombaire, et on diminue l'abduction en conservant cependant ce qui est nécessaire pour

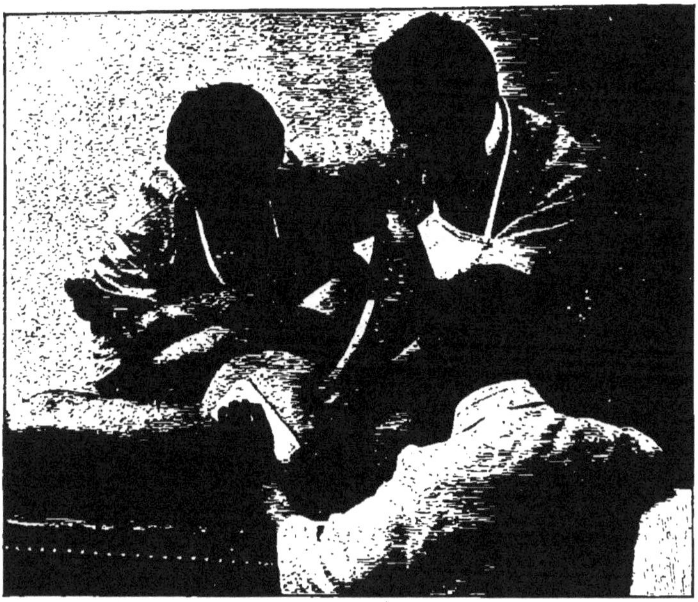

Fig. 86. — La section de l'os étant amorcée et faite aux deux tiers ou aux trois quarts, on enlève l'ostéotome et on finit la section de l'os par une ostéoclasie consécutive. Pour cela, la cuisse est portée très fortement dans la flexion et l'adduction comme si l'on voulait exagérer la déviation existante (c'est le 1er temps de cette ostéoclasie).

avoir un allongement du membre malade de deux centimètres, car il se perdra toujours d'un à deux centimètres par la suite. C'est généralement dans une abduction de 20° qu'il faut obtenir la consolidation osseuse définitive.

Ne recherchez jamais la mobilité de la hanche après l'ostéotomie, pour les deux raisons suivantes :

1° On n'y réussit à peu près jamais ;

2° Lorsqu'on y réussit, on a rendu un très mauvais service au malade qui, de par cette mobilité, aura une boiterie plus disgracieuse que si la soudure était invariable et sera, à peu près sûrement, condamné à une récidive de la déviation qu'on a voulu corriger.

Dangers de l'ostéotomie sous-cutanée. — Je n'en vois pas si l'on se conforme aux règles données plus haut.

Je ne sache pas qu'on ait jamais atteint ainsi les vaisseaux ou les nerfs de la racine du membre.

Un épanchement sanguin pourrait se produire sans doute, qui deviendrait un foyer de suppuration par la suite. On évitera cet incident en faisant une hémostase soignée.

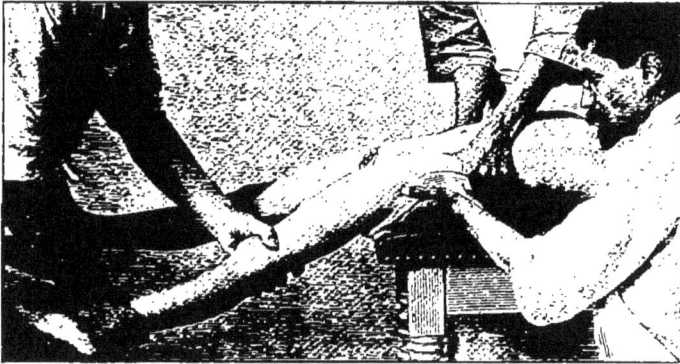

Fig. 87. — Ostéoclasie consécutive. — Dans un 2e temps, la cuisse est portée dans la position de correction, c'est-à-dire en hyperextension et abduction forcées.

Pourquoi cette ostéotomie sous-cutanée cervicale légèrement oblique, et non pas l'ostéotomie de la diaphyse à très grande obliquité que certains chirurgiens ont faite à ciel ouvert? — Parce que celle-ci est plus difficile à faire, moins bénigne, et que je n'ai rien vu qui prouve que le bénéfice qu'elle donne finalement soit plus grand, ni même aussi grand.

Je ne connais pas encore une seule radiographie qui démontre qu'un allongement réel ait été obtenu en pareil cas par ces ostéotomies dites obliques de la diaphyse, faites à si grands frais, à ciel ouvert.

Ce que je conseille, c'est, puisque notre section linéaire sous-cutanée est en réalité plutôt oblique que transversale, de tirer fortement sur le fémur en abduction, tandis que le bassin est maintenu solidement avec une contre-extension vigoureuse faite sur l'ischion. Nous avons ainsi des chances d'amener un glissement du fragment inférieur du fémur, d'où un petit allongement supplémentaire que l'on conserve en fixant immédiatement le bassin et la jambe dans cet état par un appareil plâtré extrêmement précis et bien modelé.

C'est le seul moyen que je connaisse de se donner des chances d'obtenir un allongement supplémentaire; mais je ne crois pas, en pareil cas, à l'efficacité de l'extension continue seule, telle qu'on la fait d'ordinaire, à la suite des ostéotomies obliques.

CHAPITRE XII

OSTÉOCLASIE

Sommaire. — Bien qu'elle soit un peu plus traumatisante et un peu moins précise que l'ostéotomie, l'ostéoclasie manuelle est une bonne opération, si l'on a soin de faire la rupture au niveau ou très près de l'angle de coudure de l'os, c'est-à-dire sur le col.

1° Consolider le fémur à l'aide de quatre attelles en bois maintenues de place en place par des sangles fortement serrées qui les incrustent presque dans les chairs.

2° Rompre les fléchisseurs et les adducteurs par la ténotomie et par la pression des pouces.

3° Pratiquer une pesée sur la cuisse, tandis que les aides maintiennent fortement le bassin.

Ostéoclasie ou procédé non sanglant
pour rompre l'ankylose osseuse en mauvaise attitude.

Je l'ai dit plus haut (p. 96), l'ostéoclasie est une opération, non pas de choix, mais de nécessité; cependant il faut savoir la faire, car elle rend de grands services. On la fera lorsque les parents ne veulent à aucun prix d'une opération sanglante; on la fera encore lorsque, par tempérament, on recule devant l'emploi, cependant bien bénin, de l'ostéotome.

Je l'ai faite cinq fois, et dans les cinq cas j'ai eu des résultats excellents.

Si elle est bien faite, si l'os se brise au point voulu, elle donne sans incidents, sans risques de complications septiques, une bonne correction dans des cas où, sans elle, l'enfant serait resté infirme, puisque les parents s'obstinent à vouloir « ou une correction non sanglante, ou rien ».

Pour obtenir le maximum de correction et d'allongement, il

faut que l'os se casse au niveau du point de coudure, ou le plus près possible de ce point, c'est-à-dire le plus près possible du col du fémur, au col même.

Pour obtenir la rupture en ce point, il faut :

1° Faire céder plus ou moins complètement, par pression des pouces, les tendons adducteurs ;

2° Consolider, avec des attelles en bois, la diaphyse fémorale sur toute sa hauteur jusqu'au trochanter, de manière à faire du point que l'on veut briser le point le moins résistant.

Pour cela on applique trois ou quatre attelles en bois, du mollet

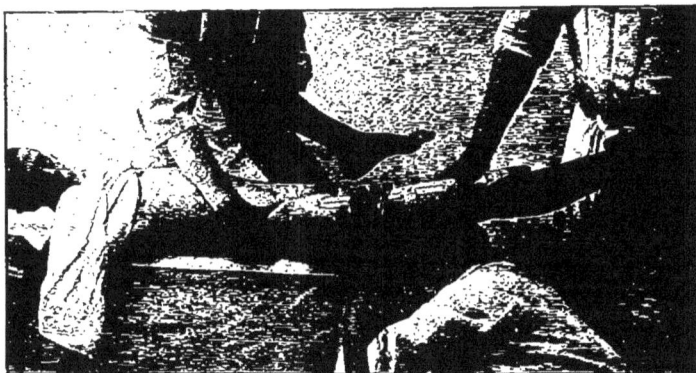

Fig. 88. — Ostéoclasie. Un aide maintient le bassin (ou mieux deux et même trois aides solides fixent le bassin). L'opérateur saisit le membre (préalablement consolidé au moyen d'attelles serrées avec des sangles) ; un autre aide saisit la cuisse le plus près possible de la racine et tous deux, opérateur et dernier aide, poussent la cuisse en bas et en dehors jusqu'à ce que l'os se brise.

au bord supérieur du trochanter, sur le pourtour du membre, et on les incruste fortement dans les chairs avec trois ou quatre sangles ordinaires bien serrées.

Voilà pour la jambe et la cuisse.

Cela fait, il n'y a plus qu'à bien fixer sur la table le bassin et le tronc, par la méthode ordinaire, deux mains pesant de chaque côté sur les épines iliaques et les bords antérieurs de l'os iliaque, avec un aide supplémentaire de chaque côté, à genoux, pour maintenir l'ischion et l'aile iliaque et empêcher ainsi la bascule de l'os iliaque en avant.

Donc :

1er temps. — Appliquer les attelles sur le fémur, après avoir fait céder les tendons.

2e temps. — Fixer le bassin sur les bords de la table.

3e temps. — Briser l'os (fig. 88). Un aide à genoux prend la cuisse, en l'embrassant des deux mains aussi près que possible de sa racine, et tire en bas, tandis que l'opérateur pèse de haut en bas sur la cuisse avec une grande force, lentement et progressivement, jusqu'à ce qu'on entende un craquement ou bien qu'on sente que l'os cède.

4e temps. — Cesser aussitôt la pesée, enlever les attelles et porter la cuisse dans l'abduction forcée et l'hyperextension voulue.

Vous ferez exercer une compression sur le pourtour de la racine du membre, en vue d'empêcher la formation d'un épanchement sanguin dans la profondeur des tissus, tandis qu'on prépare les pièces de l'appareil plâtré chargé de maintenir la correction.

A la quatrième semaine, changement du plâtre et vérification de la correction.

Deux ou trois mois plus tard, on ramène la cuisse en dedans, en lui laissant toujours un centimètre et demi à deux centimètres d'allongement; ce qui veut dire qu'on cherche la soudure nouvelle de l'os dans l'abduction de 15 à 20°.

Pour que cette soudure devienne immuable, on laisse un appareil plâtré pendant encore un an; mais l'enfant marche généralement de quatre à six mois après l'ostéoclasie.

CHAPITRE XIII

TRAITEMENT DE L'ABCÈS FERMÉ

Sommaire. — Ponctions et injections modificatrices. — Instruments :

Ponction :

1° Un petit aspirateur, modèle Calot, chez Collin ;

2° Une aiguille n° 4 de Collin ; plus petite, elle se bouche : plus grosse, elle expose à laisser un orifice qui deviendrait fistuleux.

Injection :

3° Une seringue de Lüer, avec une aiguille ordinaire longue qui pourra pénétrer dans l'aiguille n° 4 de Collin.

Liquide à injecter. — On mélange par parties égales :

Naphtol camphré ;

Éther iodoformé, à 10 p. 100 ;

Huile créosotée, à 4 ou 5 p. 100.

Quantité à injecter. — Un demi-centimètre cube du mélange par chaque année d'âge du sujet, jusqu'à vingt ans. — Dose maximum : 10 cent. cubes pour un adulte.

Renouveler la ponction et l'injection tous les *cinq ou six jours*, en variant la place.

Huit ou dix injections sont nécessaires pour modifier et assainir l'abcès.

Après la dixième injection, faire encore deux ponctions évacuatrices sans injections consécutives, au cinquième et au dixième jour ; puis, pansement compressif très exact. Attendre quinze et vingt jours. Les parois sont alors accolées, et l'abcès est guéri.

Asepsie rigoureuse de la ponction et de l'injection.

Quand la tension d'un abcès est trop considérable, le passage de l'aiguille pourrait donner un trajet fistuleux. En ce cas, il faut, dans la première séance, vider l'abcès sans y rien injecter.

Précautions anatomiques, quand l'abcès siège à l'arcade crurale.

Ponctions et injections modificatrices. — Traiter un abcès froid fermé par les ponctions et les injections est une chose à la fois simple et délicate. Je vois tous les jours des médecins qui, voulant guérir un abcès par cette méthode, n'y arrivent pas et se voient ou se croient obligés finalement d'ouvrir ou de laisser s'ou-

vrir l'abcès, ce qui est souvent désastreux ; *et cela provient uniquement de ce que leur technique a été défectueuse.*

Il est donc indispensable d'entrer dans quelques détails sur cette
technique, qu'il faut de toute nécessité parfaitement connaître, car
ce traitement par les ponctions et les injections modificatrices est
le seul qui guérisse bien les abcès.

Les ouvrir et les gratter, c'est trop souvent déterminer des complications tardives peut-être, mais qui n'en sont pas moins désastreuses. En effet, l'ouverture laisse une fistule qui risque de s'infecter tôt au tard et de conduire aux dégénérescences viscérales
mortelles.

L'abstention de toute thérapeutique vaut mieux, à tout prendre,
que l'ouverture et le grattage.

Mais, sans compter que les abcès s'ouvrent trop souvent tout

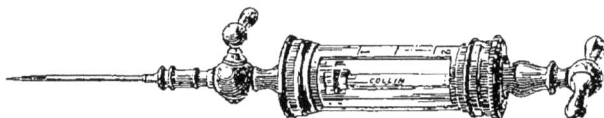

Fig. 89. — Aspirateur Calot.

seuls, il faut savoir qu'en traitant bien un abcès par les ponctions
et les injections, on sera infiniment plus utile au malade qu'en le
faisant résorber, en admettant que nous soyons les maîtres d'obtenir cette résorption à tout coup, ce qui est très loin d'être la
règle.

La ponction, suivie d'injection modificatrice, est, je le répète, le
véritable traitement. Il est aisé d'apprendre à le faire. Pas un de
vous qui n'ait fait des ponctions de pleurésie, lesquelles sont généralement plus difficiles.

Pour faire une ponction d'abcès froid de coxalgie, il faut quatre
instruments très simples (fig. 89, 90, 91) : une aiguille n° 4 de
Collin, un petit aspirateur, une seringue en verre, et une aiguille
ordinaire longue.

L'aspirateur s'adaptera à l'aiguille n° 4 de Collin. Si vous n'en
avez pas un autre déjà en votre possession, prenez celui que Collin
a construit sous mon nom et que voici figuré : il est très commode,
très simple et très solide ; il a une contenance de huit à dix centimètres cubes, cela suffit. Je ne m'en sers que pour l'aspiration du
pus. Le liquide modificateur stérilisé à injecter n'est jamais mis

dans cet aspirateur; je me sers pour cela d'une seringue qui, elle, ne renferme jamais de pus, et où l'on ne met jamais que des liquides bien stérilisés.

Dès que, par l'aspirateur, le pus est évacué, on introduit dans le

A
O

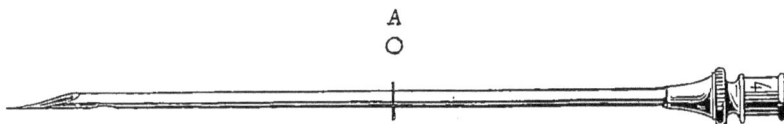

Fig. 90. — Aiguille n° 4 de Collin (grandeur naturelle).
A, lumière de cette aiguille.

canal de l'aiguille n° 4 de Collin la fine aiguille de la seringue de Lüer après avoir flambé avec une petite lampe à alcool la tubulure de l'aiguille n° 4, si elle a été souillée par le contact de l'aspirateur.

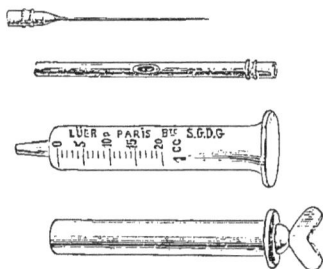

Fig. 91. — Seringue de Lüer.

Si vous n'avez pas de seringue en verre de Lüer avec son aiguille fine, prenez une seringue quelconque facile à tenir propre, s'adaptant à l'aiguille n° 4 et conservée toujours dans un flacon stérilisé.

Vous voyez comme le matériel est simple.

Ajoutez-y ce qu'il faut pour faire l'anesthésie locale, à savoir un tube de chlorure d'éthyle ou de coryl.

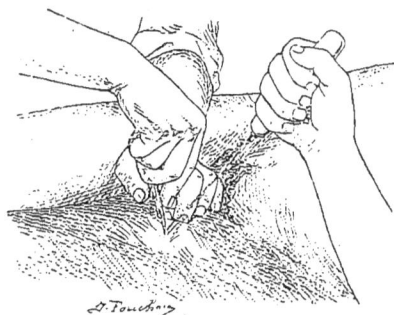

Fig. 92. — Anesthésie locale et introduction de l'aiguille n° 4 dans l'abcès (cas d'un abcès en dehors des vaisseaux). La main gauche repousse les vaisseaux, la main droite enfonce l'aiguille.

Passons à la ponction proprement dite.

Dès que vous avez trouvé l'abcès à ponctionner, vous lavez avec un tampon à l'alcool, à l'éther, puis à la liqueur de Van Swieten (finir par le sublimé) la peau en cet endroit sur une large étendue. Un aide pulvérise alors du chlorure d'éthyle (fig. 92), sur le point que vous lui indiquez et où vous allez enfoncer votre aiguille. Dès que la petite place est blanche, par une pression soutenue vous enfoncez l'aiguille jusqu'à la profondeur où vous pensez que se trouve le liquide (fig. 93).

On a généralement, dès qu'après avoir traversé les tissus solides

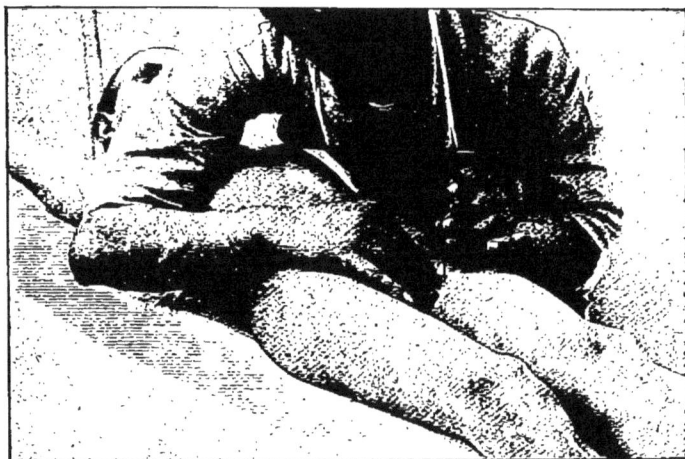

Fig. 93. — *1er temps* : — Ponction en dehors des vaisseaux. L'opérateur isole les vaisseaux d'une main, pendant la ponction.

on arrive sur le liquide, une sensation spéciale; parfois une gout-telette de pus vient sourdre à l'extrémité de l'aiguille, mais pas

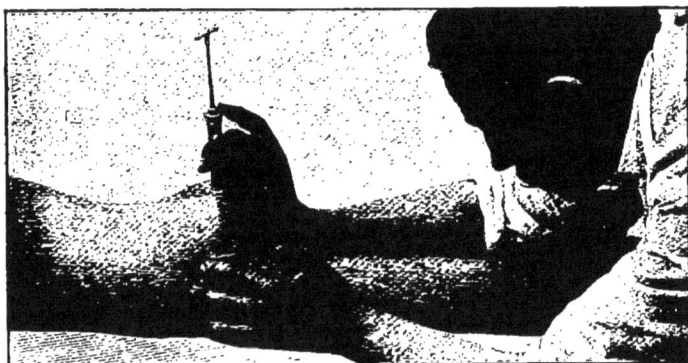

Fig. 94. — *2e temps* : — L'aspirateur, dans lequel le vide a été fait, est adapté à l'aiguille n° 4 (cas d'un abcès dans la fesse).

toujours. Dans les deux cas vous adaptez à l'aiguille l'aspirateur, dans lequel le vide a été préalablement fait par un aide; l'adaptation terminée, vous tournez le robinet de l'aspirateur : aussitôt le pus fait irruption dans celui-ci (fig. 94).

Si le pus est en petite quantité et est évacué par une seule aspiration, c'est bien; vous n'avez plus qu'à injecter le liquide modificateur avec votre seringue préalablement chargée de ce liquide (fig. 95 et 96).

S'il reste du pus, vous videz l'aspirateur et, après y avoir de nouveau fait le vide, vous le replacez sur l'aiguille, et ainsi de suite, jusqu'à ce que le pus soit entièrement évacué.

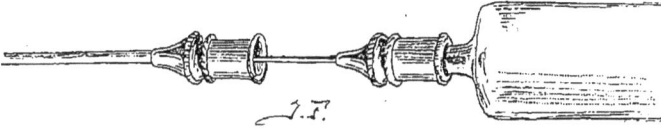

Fig. 95. — Injection après la ponction. Le bout de la seringue de Lüer est muni d'une aiguille capillaire qui vient pénétrer dans l'aiguille n° 4 qui a servi à l'aspiration du pus.

A quel signe reconnaît-on que l'abcès est vidé? — A ce que le pus ne vient plus dans l'aiguille en même temps que la collection n'est plus sentie; — dans le cas contraire c'est que l'aiguille est bouchée par un grumeau (y pousser avec force quelques gouttes d'éther iodoformé pour la déboucher). Si le pus vient légèrement teinté de rose, il faut aussitôt enlever l'aspirateur, passer immédiatement à l'injection pour faire ensuite, par-dessus l'abcès, une compression légère. Il vaut même mieux ne pas attendre autant que possible le moment où le pus va se teinter, c'est-à-dire qu'il ne faut pas faire saigner.

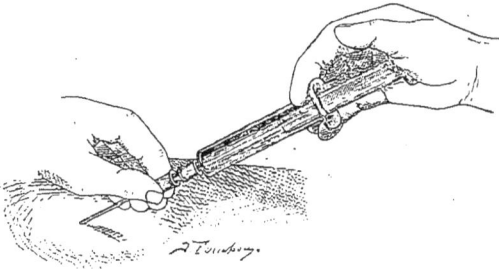

Fig. 96. — Injection après la ponction. La main droite pousse le liquide modificateur. La main gauche maintient l'aiguille pour éviter les déplacements.

Pourquoi recourir à l'aspiration, qui paraît favoriser ce saignement?

Parce que : 1° c'est une aspiration très faible que celle d'un appareil de huit à dix centimètres de capacité;

2° On peut l'atténuer encore en n'ouvrant qu'à moitié le robinet de l'aspirateur;

3° Grâce à cette toute petite aspiration, on évite la compression qu'il faudrait faire presque toujours sur la paroi de l'abcès, avec les mains, pour amener l'écoulement du pus. Or, ces malaxations exposent bien plus que la petite aspiration au saignement de la paroi.

En un mot, il faut un peu d'aspiration, très peu : de cette manière, on se met bien davantage à l'abri d'un traumatisme quelconque de la paroi de l'abcès.

Disons tout de suite que si ce saignement n'est pas désirable, il ne devient cependant jamais inquiétant, ou presque jamais. S'il en était autrement, vous feriez la compression de l'abcès pendant dix ou quinze minutes après avoir retiré le tampon.

S'il faut éviter de faire saigner, c'est surtout pour éviter tout risque possible d'inoculation.

Vous recommencez tous les cinq à six jours environ la petite opération, piquant chaque fois en un nouveau point pour ne pas risquer de favoriser la production d'une fistule.

Si le pus revient trop abondant, vous faites une ponction évacuatrice sans injection consécutive. En d'autres termes, vous faites en moyenne une injection pour deux ponctions.

Après avoir fait environ de huit à neuf *injections* (je ne dis pas ponctions : il y a quelquefois beaucoup plus de ponctions que d'injections pour la raison que je viens de donner), le liquide que vous retirez n'est plus du pus, mais un mélange de sérosité brune et de liquide modificateur, parfois un peu teinté en rose. La paroi étant assainie et avivée, saigne plus facilement à la fin qu'au début de la période des ponctions; mais cela n'a plus les mêmes petits inconvénients qu'aux premières ponctions, car à la fin le liquide n'est plus virulent.

Lors donc que le liquide à évacuer se sera modifié suffisamment, ce qui arrive à la huitième ou neuvième injection, on ne fera plus d'injection. L'évacuation terminée, vous comprimerez la place de l'abcès avec des bandelettes d'ouate hydrophile entrecroisées, pour amener l'accolement de la paroi que nous supposons suffisamment assainie et avivée; cette compression sera faite méthodiquement, depuis le pied jusqu'à la région de la hanche inclusivement, avec des bandes Velpeau, qui sont souples et légèrement élastiques.

Si la ponction s'est faite à travers une petite fenêtre pratiquée dans l'appareil plâtré, vous bourrerez d'ouate l'ouverture de la fenêtre et vous maintiendrez avec une bande roulée par-dessus l'appareil; mais il vaudrait mieux à ce moment n'avoir plus d'appareil, car avec l'appareil fenêtré le pus peut se reproduire et, à la rigueur, fuser dans les parties non comprimées.

On laisse cette compression en place quinze à vingt jours en la consolidant tous les trois ou quatre jours par l'adjonction d'une nouvelle bande Velpeau.

Au dix-huitième ou vingtième jour, on y regarde, et on constate que l'accolement est définitif; sans quoi, l'on vide les quelques gouttes de liquide qui peuvent rester en un coin quelconque de l'ancienne cavité, et on recommence une nouvelle compression, qui durera encore de quinze à vingt jours.

La guérison s'obtient toujours de cette façon entre mes mains ou entre les mains de mes internes.

Pour arriver à des résultats aussi constants, il faut avoir une très grande habitude de ce traitement. Je dois signaler aux médecins moins exercés quelques difficultés qui peuvent se présenter et qu'il est bon de connaître à l'avance pour en avoir vite raison.

1° **Pourquoi l'abcès ne se tarit pas?** — Parce qu'on a continué trop longtemps les injections, parce qu'on n'a pas su, après la neuvième ou la dixième, les cesser complètement et ne plus faire, à partir de ce moment, que des ponctions évacuatrices à trois ou quatre jours d'intervalle, et sans injections consécutives; ou encore parce qu'après la dernière de ces ponctions supplémentaires, on n'a pas su faire une bonne, méthodique et forte compression sur l'abcès, c'est-à-dire qu'on n'a pas su amener l'accolement exact de ses parois, sans points morts.

2° **Pourquoi l'abcès s'infecte?** — Parce qu'on a fait une faute d'antisepsie : la peau du malade, le chirurgien, les instruments, le liquide de l'injection, les objets de pansement doivent être parfaitement aseptiques.

3° **Pourquoi l'abcès se fistulise?** et le moyen d'éviter la fistulisation.

a) L'aiguille doit être petite : le n° 3 ou le n° 4 de Collin, c'est le calibre voulu. L'on se sert généralement d'un trocart trois ou quatre fois plus gros. C'est une imprudence grave qui peut causer la persistance de l'ouverture, c'est-à-dire une fistule.

J'ai eu un interne qui se servait de préférence de l'aiguille n° 5 ou n° 6, jamais oblitérée, sans doute, par des grumeaux caséeux : il a eu plusieurs fistules. Je ne me sers plus que du 3 ou du 4. Le n° 3 suffit lorsque le contenu de l'abcès est très liquide.

Je sais bien que l'aiguille n° 4 est bouchée parfois par des grumeaux caséeux. Dans ce cas, on y pousse avec force quelques gouttes du liquide modificateur qui rejettent dans la cavité les débris caséeux dont elle est obstruée, et on voit l'écoulement du pus reprendre.

Je ne fais pas de grands lavages à la suite de la ponction, pour ne pas risquer d'infecter mon malade et pour ne pas prolonger la séance.

Si tout est prêt à l'avance, la durée de la ponction et de l'injection est d'une minute à peine. Ceci est important, car si on laissait trop longtemps l'aiguille dans l'orifice, il se fermerait plus difficilement. Donc, l'aiguille sera petite et l'intervention très courte.

b) Autre précaution à prendre tendant au même but : ne pas piquer à chaque nouvelle ponction sur le même point, pour ménager la peau.

c) Enfin, pour modérer la sécrétion, parfois très abondante, de la paroi, qui se fait sous l'action du liquide modificateur, en particulier du

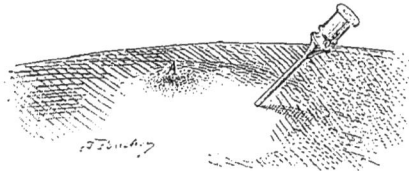

Fig. 97. — Dans le cas où l'abcès est prêt à s'ouvrir (en A), la ponction doit se faire en dehors du point menacé, c'est-à-dire dans la peau saine.

naphtol camphré, on n'en injectera qu'une très petite quantité ; une réplétion excessive pourrait être une cause d'ouverture par l'orifice de la ponction.

Lorsque la tension de la peau est trop grande, on fait une ponction évacuatrice sans injection consécutive, ou bien encore, comme nous l'avons dit, on ne fait qu'une injection sur deux ponctions.

d) Après la ponction et l'injection, on applique par-dessus l'orifice un véritable pansement aseptique, plutôt qu'une couche de collodion, qui n'empêche pas toujours l'infection.

Les débutants voyant, après une ou plusieurs injections, la peau tendue et peut-être déjà rougie, annonçant une ouverture imminente, croient la bataille perdue et cette ouverture inévitable. Ils s'y résignent et la laissent se faire spontanément, ou bien ils donnent un coup de bistouri pour la provoquer eux-mêmes, pensant qu'une incision franche vaut mieux que l'ouverture spontanée. Et à qui leur parlera de la méthode, désormais, ils diront hardiment : « Je la connais, elle ne vaut rien, elle n'empêche pas l'ouverture ».

Quelle erreur!... Pourquoi ne veulent-ils pas entendre ce que j'ai dit et redit à satiété, et que je vais encore répéter pour eux?

Généralement cette modification de la peau, qui rend l'ouverture de l'abcès immédiatement menaçante, vient de la tension causée par

le liquide, tension dont je parlais tout à l'heure ; mais, au lieu de
renoncer à lutter, tenez donc la conduite suivante, qui est si simple.

En un point non encore altéré de la peau (fig. 97) introduisez
l'aiguille ; videz la poche complètement ; ne faites pas d'injection, et
appliquez par-dessus un pansement légèrement compressif à l'aide
d'un ou plusieurs tampons et d'une bande Velpeau.

Regardez-y une deuxième fois le jour même : si le liquide s'est
reproduit, évacuez-le encore par le même orifice que précédemment,
toujours sans injection consécutive. Et recommencez le lendemain
et le surlendemain, en vous résignant à voir votre malade deux ou
trois fois par jour, jusqu'à ce que la peau, qui était rouge et mince,
ait repris une consistance et une coloration sensiblement normales.

Lorsque je dis aux parents qui me parlent d'un enfant porteur
d'abcès froid : « Hâtez-vous ; si vous venez me voir avant que l'abcès
soit ouvert, je réponds de tout ; si vous venez après, je ne
réponds de rien », cela veut dire, non seulement qu'il y a un abîme
entre les tuberculoses ouvertes et les tuberculoses fermées, mais
encore que, si l'ouverture n'est pas encore produite, lors même
qu'elle paraîtrait inévitable aux parents et à leur médecin, je
saurai l'éviter quatre-vingt-dix-neuf fois sur cent. Et lorsque les
parents m'ont averti que cette ouverture est considérée par tous les
médecins comme absolument inévitable, dès l'arrivée du malade,
sans perdre une heure, je fais une ponction évacuatrice, non suivie
d'injection, bien entendu, et je la répète souvent deux ou trois fois
ce même jour. Après avoir continué ce traitement, dans certains
cas jusqu'à huit et douze jours, je constate que la peau s'est
raffermie ; et au quinzième jour, par exemple, je me trouve en
présence d'un abcès froid ordinaire que je guérirai en quatre ou
six semaines environ. — Dans les cas où tout le monde vous pres-
sera d'inciser, dirai-je donc aux médecins, vous n'en ferez rien,
sachant bien que le mal que vous causeriez ainsi par une minute
de précipitation mettrait un an, deux ans et plus, à se réparer, si
tant est qu'il se réparât jamais ; tandis que vous pouvez arriver à
la guérison sans incision, avec un peu d'attention et de ténacité.

Malheureusement les médecins sont généralement les plus difficiles à convaincre, et il arrive tous les jours que des praticiens
qui se déclarent partisans de la méthode des ponctions et des
injections, ouvrent les abcès froids de la coxalgie.

Il n'y a pas très longtemps, un malade m'écrivait pour m'an-
noncer l'ouverture imminente d'un abcès. Je lui répondis tout de

suite : « La peau est rouge et luisante, dites-vous ; n'importe, ne laissez pas ouvrir l'abcès ; accourez. — Si la peau n'est pas encore ouverte, quelque peu résistante qu'elle soit, si le pus n'est pas encore sorti, nous empêcherons l'ouverture. »

Eh bien, ce malade, à qui j'avais écrit dans des termes aussi précis, est allé faire ses adieux à son médecin ordinaire en lui citant mes propres paroles, et ce médecin lui a dit : « Très bien, mais il faut savoir interpréter la pensée de votre chirurgien de Berck ; il a raison d'une manière générale ; cependant il est tel cas où ses préceptes ne sont pas applicables ; ainsi, par exemple, dans votre cas, je suis sûr qu'il ouvrirait lui-même. Il est impossible de voyager avec cet abcès menaçant, et je vais l'ouvrir tout de suite. » Et ce chirurgien fait une large incision et, chose étrange, m'envoie le malade le jour même.

Je suis convaincu que s'il n'y avait pas touché, le jeune homme venant sans retard, l'ouverture était évitée.

Je demande pardon de me citer. Je n'ai d'autre objectif en exposant des faits personnels que de faire pénétrer plus sûrement dans l'esprit des médecins mes indications, qui resteraient lettre morte pour eux si elles leur étaient données sous une forme purement abstraite, générale, sans preuves cliniques à l'appui.

Ils diraient comme le praticien dont je viens de parler : « Votre chirurgien de Berck a raison, mais il est des exceptions à la règle qu'il pose et le cas de votre enfant est une exception ».

Eh bien ! non, il n'y a pas une seule exception ! Le succès dépend exclusivement du médecin : parmi mes internes, j'en ai eu qui ne savaient pas éviter toujours l'ouverture, et d'autres qui y réussissaient dans tous les cas.

J'ai reçu, il y a six mois, une jeune coxalgique avec un abcès dont mes internes interrogés et moi-même avions déclaré l'ouverture inévitable.

La peau recouvrant l'abcès était mince et rouge, avec, au milieu, une plaque des dimensions d'une pièce de 2 francs, couleur feuille morte, qui paraissait pour tous absolument dépourvue de moyens de nutrition. Cependant, j'ai espéré contre l'espérance même ; j'ai tenté la guérison sans ouverture.

Avec une fine aiguille, j'ai vidé l'abcès par l'intermédiaire d'un long canal dont l'orifice était sur la peau saine, à un centimètre et demi en dehors de la peau malade ; puis, sans faire d'injection, j'ai fait un pansement compressif trois fois ce même jour de l'arrivée ;

donc, toutes les trois heures, j'ai fait une évacuation nouvelle; puis, très tard dans la nuit et très tôt le lendemain matin j'ai pratiqué de nouvelles ponctions évacuatrices, de manière à supprimer tout tiraillement sur cette peau déjà si peu vivante. — Pendant huit jours je fis trois, ou au moins deux ponctions chaque jour. La plaque cutanée ne cédait pas; au dixième jour, elle parut reprendre un peu de vitalité, et trois semaines après, elle était sauvée.

Il ne faut donc jamais désespérer de sauver la peau, même la plus compromise, ni d'empêcher l'ouverture dans les cas où cette ouverture paraît le plus inévitable.

Éviter l'ouverture de l'abcès est, on ne saurait trop y insister, de la plus haute importance. L'ouverture, c'est la non-modification des produits tuberculeux, donc la non-guérison; et c'est surtout l'infection possible. Eh bien, cette ouverture, que les auteurs classiques déclarent inévitable en des cas comme ceux que je viens de citer, j'estime au contraire qu'on peut l'éviter à peu près toujours, quatre-vingt-dix-neuf fois sur cent. Mais pour cela il est nécessaire d'avoir le malade près de soi, de manière à pouvoir le visiter deux et trois fois par jour au besoin.

Tout ce que je viens de dire s'applique également à tous les abcès froids qui avoisinent la hanche malade, soit qu'ils communiquent avec la jointure, soit que cette communication n'existe pas, ou plutôt n'existe plus.

Voici quelques précautions techniques à prendre suivant le siège de l'abcès.

Lorsque l'abcès est loin des vaisseaux, rien à noter de particulier; mais lorsque l'abcès siège, soit en avant dans la région des vaisseaux fémoraux, soit au-dessus de l'arcade crurale, dans le bassin, il y a quelques particularités à connaître :

1° Dans la *région des vaisseaux*, le point de repère capital est l'artère fémorale qu'on sent battre, au dedans de laquelle se trouve la veine, pour laquelle vous compterez un centimètre et demi.

Voyez par où vous devez aborder la collection, si c'est en dehors de l'artère ou en dedans de la veine : cela dépend de la facilité avec laquelle la pression des doigts fait saillir cette collection purulente plus fortement et plus nettement en dehors ou en dedans.

Lorsque vous vous êtes décidé pour le point interne ou externe, votre aide essaie de passer son doigt sous les vaisseaux du côté opposé à celui sur lequel vous allez ponctionner, et il pousse la collection vers vous; elle devient par cette manœuvre plus facilement accessible (fig. 98 et 99).

Ainsi vous ne blesserez pas les vaisseaux.

Admettons pourtant que vous les blessiez : alors un très fort jet de sang vient par l'aiguille; vous la retirez immédiatement et vous mettez le doigt sur l'orifice, en comprimant un instant; puis, comme dans le pansement de la saignée du bras (c'est la même chose au fond), vous appliquez, sur le point qui saigne, un tampon d'ouate

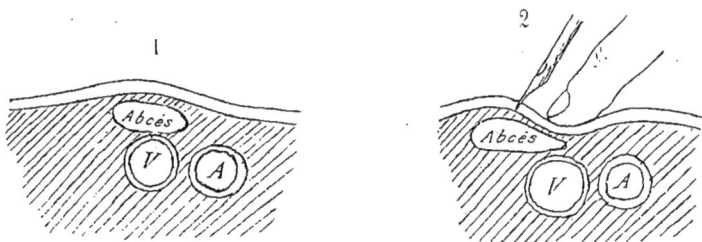

Fig. 98. — 1. Petit abcès placé en avant de la veine fémorale. — 2. L'abcès est repoussé en dedans par la pression du doigt. L'aiguille, dirigée de dehors en dedans contre la face dorsale du doigt, ne risque pas d'atteindre la veine.

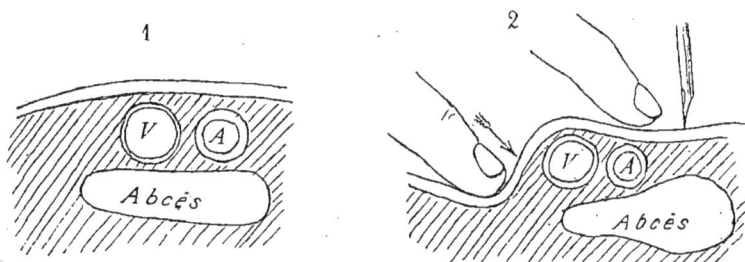

Fig. 99. — 1. Abcès placé en arrière des vaisseaux. — 2. Un doigt déprime fortement la peau en dedans de la veine dans le sens de la flèche. L'abcès fait saillie en dehors de l'artère : un second doigt protège cette dernière pendant la ponction.

avec quelques tours de bande Velpeau. Ce pansement légèrement compressif sera laissé en place pendant cinq ou six jours; après quoi vous recommencerez vos ponctions, en vous portant un peu plus loin des vaisseaux, plus en dedans ou plus en dehors.

2° *Au-dessus de l'arcade crurale* :

Un aide essaie de faire saillir à l'extérieur la collection purulente par une compression faite de haut en bas sur la fosse iliaque interne. Vous raserez avec votre aiguille l'arcade crurale pour être sûr d'éviter le péritoine, vous tenant en dehors ou en dedans des vaisseaux suivant les cas.

3° *En arrière*, il vous sera facile d'éviter le nerf sciatique, en vous rappelant qu'il passe sensiblement à égale distance du trochanter et de l'ischion.

Le liquide à injecter. — Le liquide que vous injecterez est un mélange, à parties égales, de naphtol camphré, d'éther iodoformé à 10 p. 100, et d'huile créosotée à 3 p. 100.

Ou bien vous ferez préparer par votre pharmacien un mélange qui est à peu près le même, et dont voici la formule :

Naphtol camphré...........	20 gr.
Huile stérilisée...................	34 —
Éther...	34 —
Iodoforme.....................................	9 —
Créosote...................	2 —
Gaïacol.................................	1 —

Ce mélange doit être conservé à l'abri de la lumière.

Le naphtol camphré *seul* serait dangereux pour qui n'a pas l'habitude de son emploi. *Ne jamais l'injecter que dans une cavité d'abcès froid déjà bien constituée.* Mais c'est un médicament précieux et, ainsi mélangé, il n'est pas dangereux.

L'éther iodoformé pur est douloureux. Il est cependant précieux pour pousser le liquide dans tous les recoins de l'abcès.

Ce mélange est donc préférable à l'éther iodoformé ou au naphtol camphré employés purs.

La quantité à injecter est d'un demi-gramme du mélange par chaque année d'âge du sujet jusqu'à vingt ans; il faut s'en tenir à cette dose maximum pour les adultes.

Si vous vous tenez à cette quantité et que vous injectiez vraiment le liquide dans la cavité de l'abcès, vous n'avez rien à craindre.

CHAPITRE XIV

TECHNIQUE DU TRAITEMENT QU'IL FAUT SAVOIR FAIRE EN CAS DE FISTULE

Sommaire. — Cette technique diffère suivant la variété de la fistule :

1° *Si la fistule n'est pas infectée, injections modificatrices.* — Tout se réduit à savoir maintenir dans les trajets le liquide modificateur injecté ; c'est-à-dire à savoir, après avoir poussé l'injection, obturer l'orifice fistuleux et le maintenir obturé d'une injection à l'autre pendant dix ou quinze jours, à raison d'une injection par jour.

2° *Si la fistule est infectée mais sans fièvre,* faire simplement des pansements à plat, aseptiques, dont la technique n'a pas besoin d'être indiquée ici.

3° *Si la fistule est infectée avec fièvre,* savoir drainer en tous sens jusqu'à ce que la fièvre tombe, et même, si besoin est, pour assurer un drainage plus parfait et la chute de la fièvre, savoir ouvrir la jointure et faire la résection de la hanche.

1ᵉʳ Cas. — *Fistule non infectée, généralement de date récente.*

Nous arriverons à la guérison si nous réussissons à tenir le liquide modificateur en contact avec la paroi assez longtemps pour que cette paroi soit assainie et avivée. Il s'agit donc d'obturer l'orifice pour empêcher le liquide injecté de s'échapper au dehors.

Il est deux manières d'y arriver.

La première, c'est de faire par l'orifice déjà existant, avec une seringue bien aseptique, à embout très fin (fig. 100), qui ne distende pas cet orifice, une injection de deux à trois grammes de naphtol camphré, par exemple, et d'oblitérer, immédiatement après, l'orifice avec un tampon d'ouate hydrophile stérilisée qui en repousse les lèvres légèrement en dedans, et le déprime de façon à empêcher l'écoulement du liquide introduit (fig. 101 et 102).

Lorsque l'orifice est béant, que l'introduction de l'embout de la

seringue et le contact du liquide irritant l'agrandissent trop largement pour que ce liquide reste en place, il peut être utile d'inter-

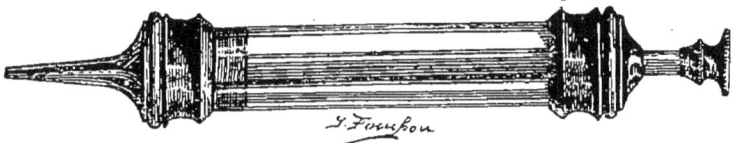

Fig. 100. — Seringue en verre et ébonite qui suffit pour le traitement des fistules (à conserver dans un récipient aseptique ou dans l'eau stérilisée); chaque malade a sa seringue.

rompre un jour ou deux les injections après avoir vidé à fond la cavité, pour permettre à l'orifice de se rétrécir un peu.

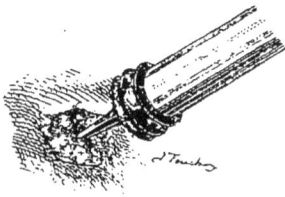

Fig. 101. — L'embout de la seringue recherche le trajet entre les bour-relets de l'orifice fistuleux.

Autrement, on vide la cavité de l'abcès froid tous les jours, et tous les jours, on la remplit à moitié avec une nouvelle injection; après six, huit, dix de ces injections, la paroi active de l'abcès froid est suffisamment modifiée et avivée pour que l'on puisse accoler les deux faces de la paroi par une compression faite à l'aide de petites lanières d'ouate hydrophile entrecroisées.

Si l'accolement ne s'obtient pas du premier coup, si, après les quinze jours pendant lesquels doit s'exercer cette compression, il reste un suintement, il faut recommencer une nouvelle série de six, huit, dix injections, en procédant de la même manière, et cette deuxième série aura suffisamment modifié et assaini la paroi de l'abcès, pour que, cette fois, l'accolement se produise.

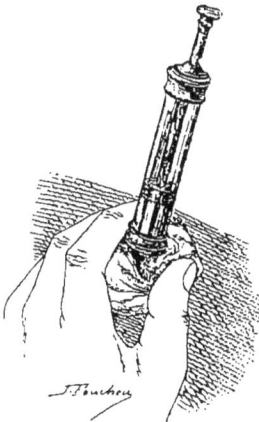

Fig. 102. — Injection intra-fistuleuse. Une lanière d'ouate hydrophile mouillée est enroulée autour de l'embout de la seringue : la main gauche de l'opérateur maintient ce tampon serré sur la plaie pendant que la main droite enlève la serin-gue aussitôt que l'injection est terminée.

Il est une deuxième manière d'arriver à la guérison par les moyens conservateurs.

C'est d'injecter à l'aide d'une fine aiguille le liquide dans un point éloigné de l'orifice et de chercher à amener la fermeture de celui-ci en

appliquant et en maintenant constamment sur lui un tamponnet
d'ouate hydrophile (fig. 103, 104, 105, 106).

En dérivant ainsi l'écoulement du pus pendant qu'on évite soi-

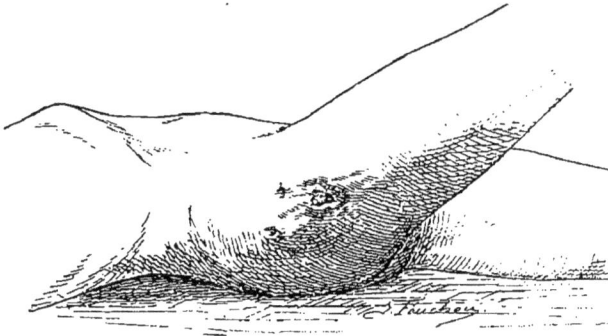

Fig. 103. — Fistules multiples (voir les figures suivantes).

gneusement toute tension de l'abcès, on arrive parfois à la fermeture de l'orifice spontané.

On voit combien il est difficile de donner des
conseils pour tous les cas qui peuvent se présenter,
et que c'est uniquement une plus grande expérience
qui permet à tel chirurgien d'arriver à la gué-

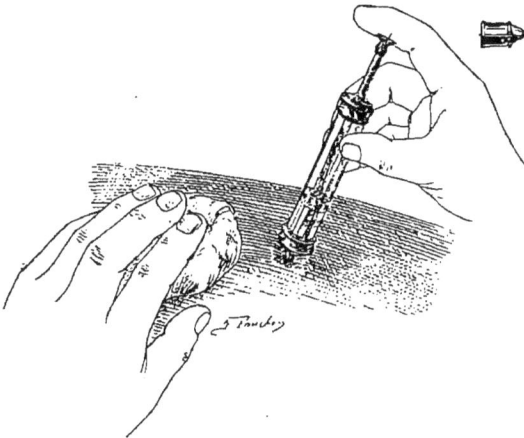

Fig. 104. — Fistules communicantes. — On
pousse l'injection dans l'une des fistules pendant que la main gauche, pour conserver en
place le liquide injecté, oblitère l'autre ou
les autres fistules au moyen d'un très large
tampon.

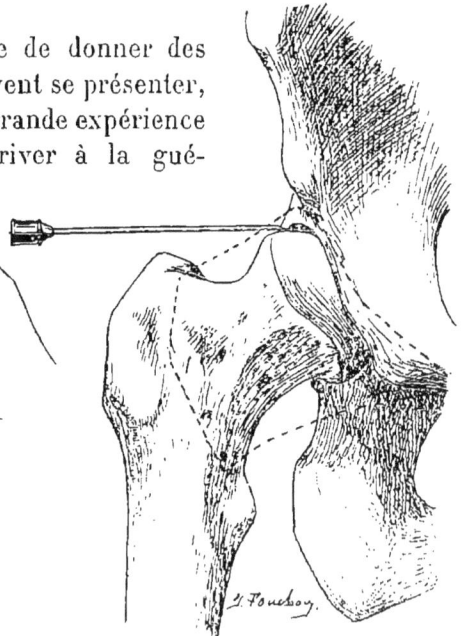

Fig. 105. — Ou bien encore injection intraarticu-
laire. L'aiguille, enfoncée horizontalement à
1 centimètre au-dessus du bord supérieur du
grand trochanter, pénètre dans l'articulation.
En pointillé, les limites de la capsule (voie
latérale pour les injections intraarticulaires.)

rison, là où d'autres échouent constamment si tant est qu'ils

essaient de lutter et ne considèrent pas *a priori* la bataille comme
perdue.

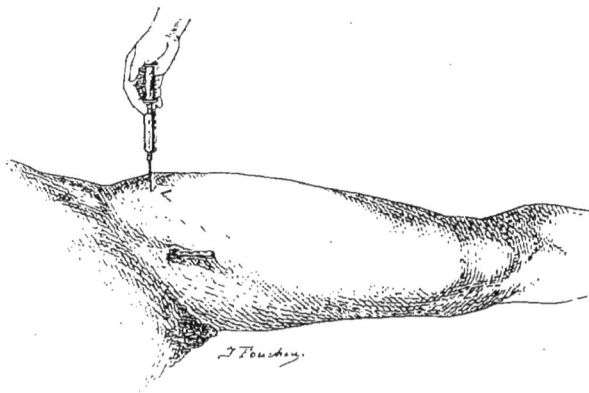

Fig. 106. — Injection dans les trajets fistuleux par voie rétrograde. Le liquide modificateur,
injecté en A dans la cavité articulaire, ressort par le ou les orifices fistuleux qu'on bouche
avec un large tampon (*voie antérieure*, pour les injections intraarticulaires : on enfonce l'aiguille directement d'avant en arrière à 1 centimètre et demi au-dessous de l'arcade crurale
contre le bord interne du couturier).

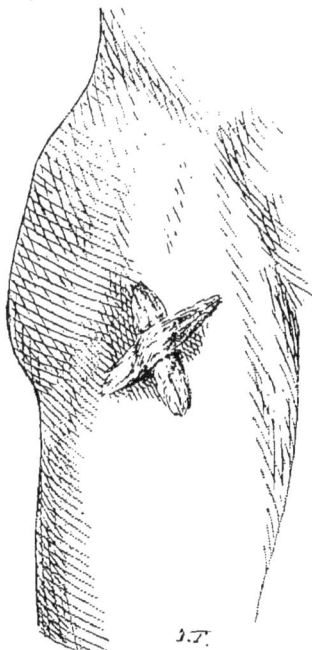

Fig. 107. — Le pansement après l'injection.
1° Deux tampons en croix sont placés sur
la fistule pour maintenir l'occlusion.

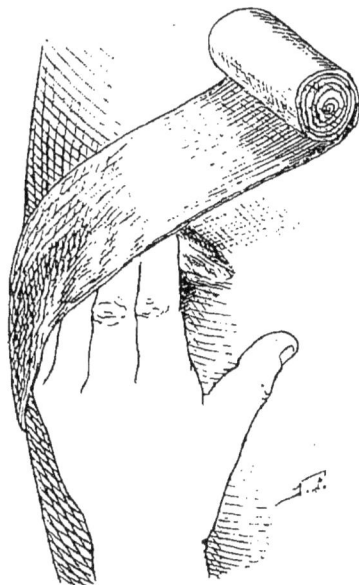

Fig. 108. — 2° Un aide maintient ces tampons pendant l'enroulement de la bande. Ce qui assurera
l'oblitération de la fistule d'une injection à l'autre.

Je demande pardon d'entrer dans de si petits détails, mais la
guérison dépend de l'observance de ces minuties (fig. 107 et 108).

J'ajoute que ces pansements doivent être faits avec la plus rigoureuse asepsie du chirurgien, de la peau, des instruments, des
liquides, des objets de pansement, tout comme s'il s'agissait d'une
laparotomie, si l'on veut éviter l'infection de la fistule, tant à
craindre toujours.

2ᵉ Cas. — *Fistule infectée.*

Pas d'injections, mais faire tous les jours des pansements à plat
très aseptiques et s'en tenir à cela, si cela suffit à maintenir le
malade apyrétique, — car la fièvre est le grand danger, — et
attendre patiemment plusieurs mois, et même une ou plusieurs
années, la cicatrisation.

S'il y a de la fièvre, au contraire, n'ayez pas de trêve jusqu'à ce
qu'elle soit tombée. Lavez, drainez en tous sens, immobilisez bien
les parties malades et, si le drainage simple ne suffit pas à faire
tomber la fièvre, c'est qu'il y a une rétention de pus due à l'obtu-
ration, par la tête fémorale et ses débris ou par les fongosités de
la cavité cotyloïde et des clapiers qui l'environnent — en l'absence,
bien entendu, d'une complication viscérale pouvant causer cette
fièvre.

En ce cas, le drainage ne sera parfait, la fièvre ne cessera que
lorsqu'on aura pratiqué une voie large jusqu'aux foyers de suppuration et, parfois même, sacrifié, en partie ou en totalité, la tête
fémorale infectée.

C'est le seul cas où j'admette, — et cela, je le répète, *dans le but
d'assurer et de parfaire le drainage*, l'ouverture de la jointure et la
résection partielle ou totale de la hanche [1].

---

1. Voir *Presse médicale* : Calot, La résection de la hanche dans la coxalgie, janvier 1899.

CHAPITRE XV

RÉSECTION DE LA HANCHE

Premier temps. — Incision de la peau sur la ligne allant de l'épine iliaque antérieure et supérieure à l'angle antéro-supérieur du trochanter. — Étendue à donner à cette incision.

Deuxième temps. — Reconnaître l'interstice du fascia lata et du moyen fessier, et l'écarter.

Troisième temps. — Dénudation de la capsule ou de ce qui en reste.

Quatrième temps. — Ouverture de la capsule. — L'os apparaît.

Cinquième temps. — On ne luxe pas. — *Si l'os est en bouillie,* on l'enlève avec la curette et on dénude la cavité cotyloïde. — *Si l'os n'est pas en bouillie,* on enlève, avec le ciseau à froid poussé à la main, la moitié supérieure de la tête et du col, car ils sont toujours assez friables pour que cette pesée suffise. — *Toilette* avec des gazes montées, promenées à frottement dans la cavité cotyloïde et les parties voisines. — *Un ou deux gros drains* dans la jointure et même dans le trou cotyloïdien. — Tamponnement pour vingt-quatre heures autour des drains. — *Grand appareil plâtré.* — Le lendemain, pratiquer une fenêtre en suivant comme indication la ligne d'incision. — Enlever le tampon. — Pansements.

Drainage large de la jointure, et résection de la hanche.

La résection de la hanche dans la coxalgie est une mauvaise opération; elle mutile le malade et ne guérit pas sa tuberculose. La question est jugée à l'heure actuelle.

Mais on peut se trouver obligé, à un moment donné, dans le cas de coxalgie fistuleuse infectée, d'ouvrir largement la jointure, et même d'enlever la tête fémorale, pour assurer le libre écoulement du pus.

On commence par faire un drainage aussi parfait que possible de la région, au moyen d'incisions pratiquées dans tous les points où l'on soupçonne que le pus est retenu comme si l'on drainait une collection purulente quelconque.

Mais ce drainage extra-articulaire peut être insuffisant. Quand le pus infecté est retenu dans la cavité cotyloïde ou dans le bassin, en dessus de la cavité cotyloïde perforée, il faut bien drainer jusque-là inclusivement; et cela peut nécessiter l'enlèvement des parties cariées de la tête ou du col du fémur, si elles sont la cause de la rétention du pus ou de la persistance de la fièvre.

Instruments. — Pour faire l'ouverture large de l'articulation ou la résection de la hanche, nous avons besoin des instruments suivants : un bistouri, des ciseaux, des écarteurs, une curette solide, un ciseau à froid, un marteau, un davier.

Position du malade. — Le malade est couché sur le côté sain, le genou malade bien appuyé sur un sac de sable ou bien fixé par un aide qui tient également le pied; la hanche malade en haut, à peine fléchie, et *bien au jour* (voir plus haut, fig. 82).

Toilette de la région, compresses tout autour du champ opératoire. Un premier aide est placé en face ou à côté du chirurgien avec des tampons; le deuxième aide, qui tient le genou et le pied, immobilisera le membre ou le portera au commandement dans les direc-

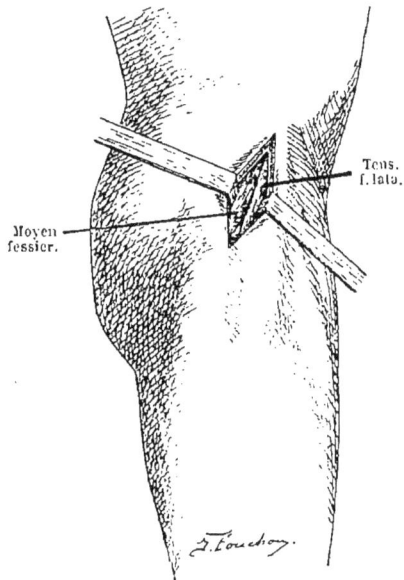

Fig. 109. — Tracé de l'incision, soit pour le drainage de la jointure, soit pour la résection. On voit, dans le fond de la plaie, l'interstice qui sépare le moyen fessier du tenseur du fascia lata.

tions demandées par le chirurgien : abduction, adduction, rotation.

1er temps. — Incision de la peau. Cette incision va de l'épine iliaque à l'angle du trochanter, ou mieux dépasse de deux centimètres les deux extrémités de cette ligne. Si la peau saigne, on tamponne une minute ou bien l'on met une ou deux pinces (fig. 109).

2e temps (fig. 109). — On arrive sur l'interstice du tenseur du *fascia lata* en avant et du moyen fessier en arrière, interstice qui se trouve dans la direction de l'incision cutanée; et on passe dans cet interstice pour arriver sur la capsule fémorale.

Si, au milieu de ces tissus lardacés, on ne reconnaît pas l'inter-

stice, on incise dans la direction indiquée et on arrive sur la capsule plus ou moins modifiée.

3e temps (fig. 110). — Après avoir mis des écarteurs, on incise
longitudinalement cette capsule, puis encore en travers, et on la
désinsère sur toute la demi-circonférence supérieure du col, de même
qu'on désinsère les tendons de la moitié antérieure du bord supérieur du trochanter.

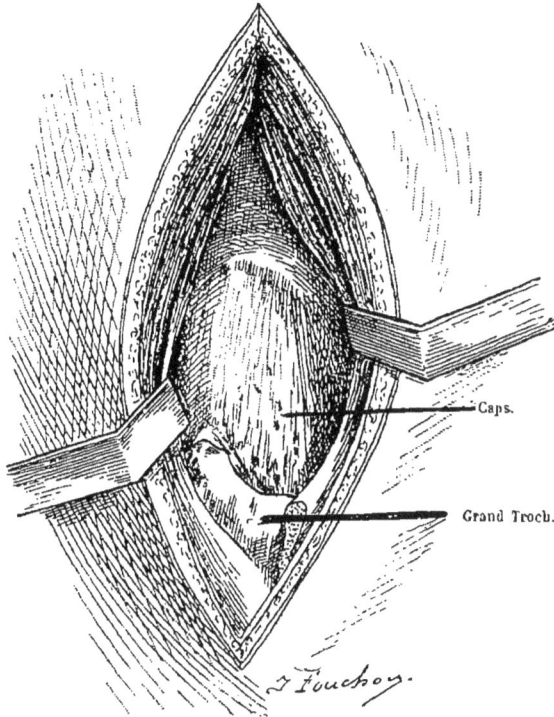

Fig. 110. -- On pénètre dans cet interstice et l'on voit la capsule articulaire.

4e temps (fig. 111). — On sent et on voit le col et la partie de la
tête non enclavée dans la cavité cotyloïde ; on se décide alors, d'après
leur état, soit pour les enlever entièrement, soit pour creuser, en
enlevant leur moitié supérieure, une large rigole qui suffira au
drainage.

a) Donc, si le col paraît trop malade, s'il est en bouillie, on le
coupe au ras du trochanter ; cela se fait avec un ciseau à froid
poussé avec la main, sans maillet, tant l'os est devenu friable.
Puis on décolle la tête de la cavité cotyloïde, on la mobilise et on
enlève ce bloc, col et tête, avec un davier. Mais tel est le ramol-

lissement de l'os qu'il suffit généralement de la curette pour l'entamer et l'enlever, sans même de ciseaux à froid et de davier, qui n'auraient pas prise sur cette bouillie osseuse (fig. 112, 113, 114).

b) Si le col et la tête sont assez consistants, on enlève leur moitié supérieure seulement avec un ciseau à froid poussé de dehors en dedans à la main, ou bien enfoncé par quelques petits coups de marteau. Pour assurer encore mieux le drainage, on pourrait continuer la rigole en dehors, en empiétant sur le grand trochanter.

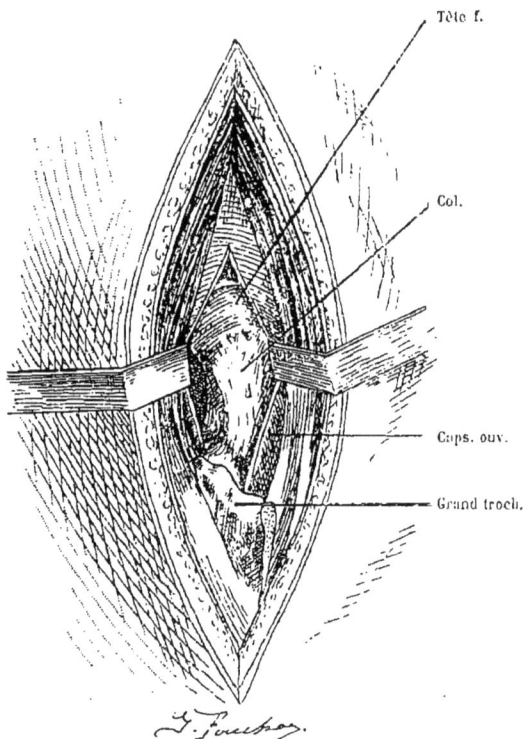

Fig. 111. — Arthrotomie. La capsule articulaire est ouverte dans toute sa longueur et laisse voir la tête et le col fémoraux.

L'avantage de cette deuxième manière de faire sur la première qui est une véritable résection, c'est qu'on fait ainsi un traumatisme bien moindre, et surtout qu'on laisse une grande fixité à la hanche, un appui solide au fémur sur l'os iliaque, si bien qu'au point de vue orthopédique, le résultat sera sensiblement égal à celui qu'aurait donné un traitement purement conservateur. Mais cette deuxième manière n'est pas toujours suffisante pour parfaire le drainage et supprimer la fièvre.

5ᵉ temps. — Exploration de la cavité et toilette du trajet (fig. 115).

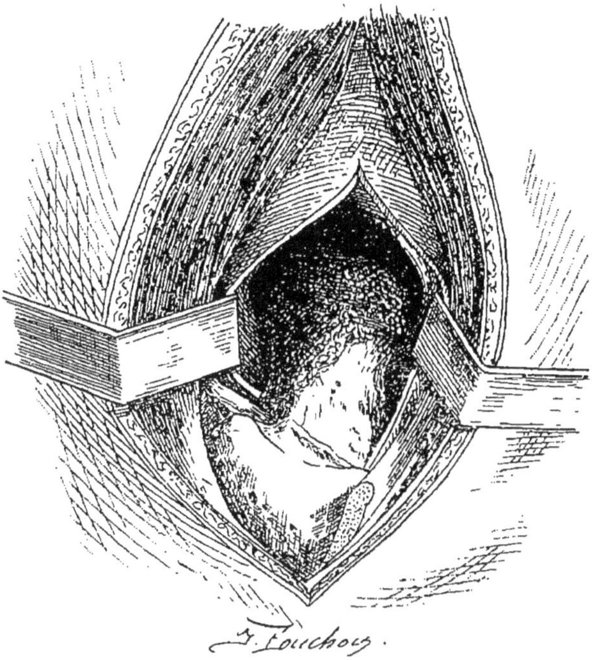

Fig. 112. — La partie supérieure de la tête et du col a été abrasée ; ce qui suffit parfois pour assurer le drainage de la cavité.

— On explore avec un doigt la cavité cotyloïde : si elle est trouée, on peut, au besoin, agrandir un peu l'orifice avec la curette pour faciliter l'écoulement du pus.

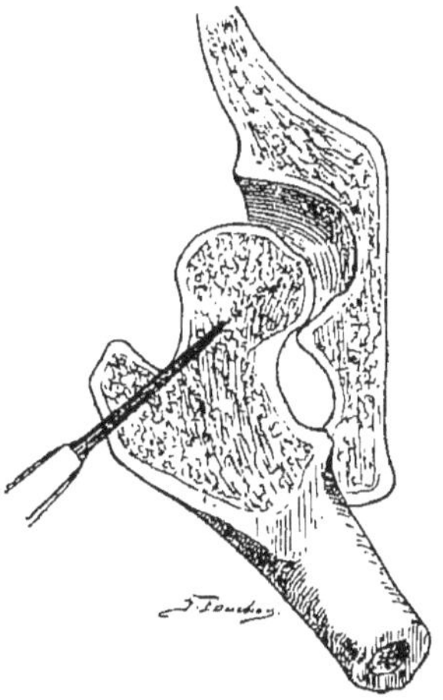

Au reste, assurer cet écoulement doit être la préoccupation constante, puisque ce n'est que par là qu'on fera disparaître la fièvre, et que c'est le but de l'opération.

Assurez-vous donc bien que le trajet est suffisamment large jusqu'à la cavité cotyloïde ; grattez avec la curette les parois pour l'agrandir s'il est nécessaire, puis faites la toilette de ce large et long trajet au fond duquel *vous devez voir et pouvoir toucher du doigt* la cavité cotyloïde.

Fig. 113. — Résection de la moitié supérieure du trochanter, du col et de la tête au moyen d'un ciseau à froid poussé à la main.

On procède à cette toilette avec des pinces montées de gaze stérilisée, solide, pour qu'il n'en reste pas de débris dans la plaie, —
ou mieux avec des compresses stérilisées.

Ces pinces montées sont promenées à frottement, en les tour-
nant sur elles-mêmes, jusqu'au fond du trajet, et ramènent des
débris d'os ou de fongosités.

On recommence avec quatre, cinq, six pinces montées, jusqu'à
ce qu'il ne reste plus de débris infectés.

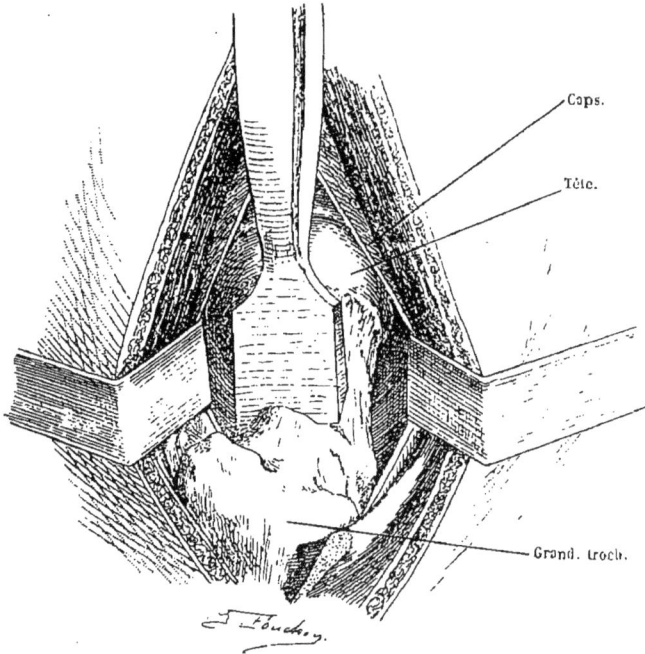

Fig. 114. — Ablation complète de la tête et du col. — Un ciseau à froid, poussé à la main,
sectionne le col fémoral près de sa base, et presque perpendiculairement à son axe.

6ᵉ temps. — Hémostase.

A ce moment vous faites l'hémostase, en plaçant deux ou trois
longs tampons dans le trajet et en les y faisant maintenir par
l'aide, qui comprimera fortement des deux mains. Cette compression doit durer de huit à dix minutes.

7ᵉ temps. — Drainage et suture (fig. 116).

Pendant l'hémostase, on s'occupe de la préparation des drains
et des sutures.

Ces préparatifs faits, on retire les tampons placés dans le trajet, et on introduit à leur place un gros drain de la grosseur du petit doigt jusque dans le fond de la cavité; autour de lui, on met des lambeaux de gaze ou de compresse, qu'on laissera jusqu'au lendemain pour assurer l'hémostase.

On draine aussi les petits trajets fistuleux qui peuvent exister. On suture la peau au-dessus et au-dessous des lambeaux de gaze

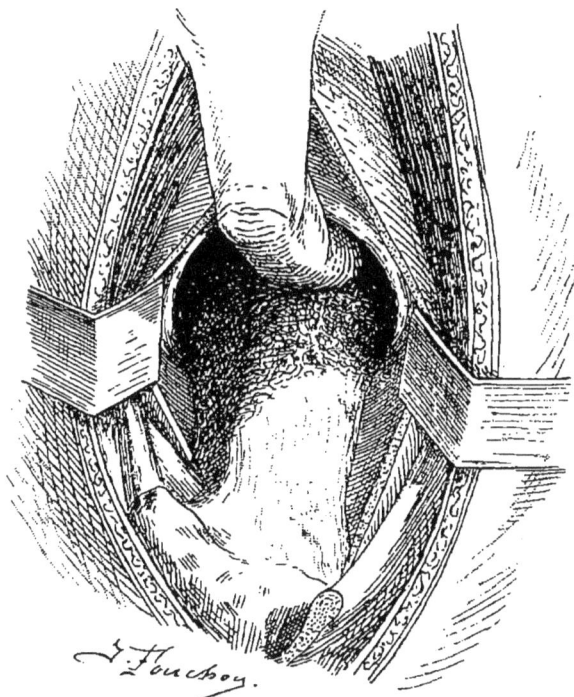

Fig. 115. — Exploration de la cavité cotyloïde après abrasion de la tête fémorale.

— à moitié par conséquent. Par-dessus, on applique un pansement ordinaire bien serré avec des bandes Velpeau.

8ᵉ *temps*. — On construit un appareil plâtré, en mettant la jambe dans une abduction de 20 à 30°.

Le lendemain, on trouve le plâtre traversé par de la sérosité sanguinolente au niveau de la plaie opératoire.

On fait une fenêtre au plâtre en cet endroit, et on retire le drain et les lambeaux de gaze doucement, en mouillant préalablement et longuement avec de l'eau stérilisée chaude, pour ne pas faire saigner.

On nettoie le drain et on le replace jusqu'au fond de la cavité.

Mais on ne remet plus de gaze qu'à la surface de la plaie, à moins qu'elle ne saigne beaucoup, ce qui ne se voit à peu près jamais ; dans ce cas, on ferait encore un tamponnement autour du drain jusqu'au lendemain ou au surlendemain.

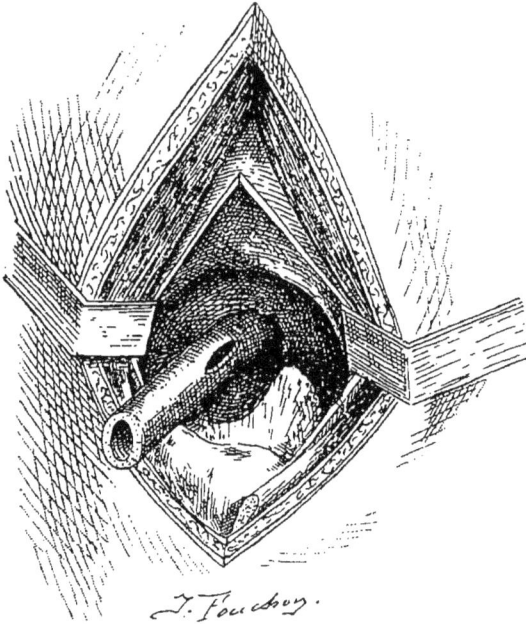

Fig. 116. — Drainage après abrasion de la tête fémorale et d'une partie du col. Le drain pénètre dans la perforation du plafond cotyloïdien.

Parfois, lorsqu'il y a plusieurs drains répondant à autant de fistules, on est obligé de faire plusieurs fenêtres pour les pansements. Il faut alors avoir soin de consolider le plâtre entre ces diverses fenêtres avec de petites attelles, en bois ou en acier, incorporées au plâtre.

CHAPITRE XVI

TECHNIQUE DU TRAITEMENT DU DÉBOITEMENT DE LA HANCHE CAUSÉ PAR LA COXALGIE

Sommaire. — Ne pas songer à la réduction de la tête souvent détruite, ou représentée, quand elle existe encore, par un petit moignon insignifiant situé très au-dessous du bord supérieur du trochanter. — Rien à tenter avec ce moignon. — Agir sur le trochanter, toujours bien conservé, et le réduire dans le cotyle. — On aura ainsi des résultats très satisfaisants dans des cas réputés incurables jusqu'à ce jour. — Cette réduction du trochanter dans le cotyle se fait sans autre opération sanglante qu'une ténotomie sous-cutanée et par de simples manœuvres orthopédiques bénignes. — Le fémur sera d'abord placé à angle aigu sur le bassin en abduction forcée. On le maintiendra quelques semaines ainsi; puis on le ramènera par étapes, de mois en mois, jusqu'à une abduction de 15° à 20°, dans laquelle on le fixera.

Lorsque la luxation existe, faire le redressement simple et mettre la jambe en abduction ne peut pas donner un résultat satisfaisant, car le pivotement se fait trop au-dessus du point où il devrait sefaire normalement.

D'autre part, comme il y a presque toujours, dans les cas de luxation, des mouvements plus ou moins étendus de l'extrémité supérieure du fémur, et que ces mouvements persisteront parce qu'une ankylose solide ne peut guère se produire sur la fosse iliaque, il n'y a pas de raison pour que le fémur ne continue pas à remonter de plus en plus vers la crête de l'os iliaque.

Il suffit donc d'y réfléchir un instant pour se rendre compte que, par le redressement forcé, on ne saurait corriger l'ascension du fémur, ascension qui donne presque tout le raccourcissement, — ni supprimer la laxité ordinaire de son extrémité supérieure, — laxité qui donne presque toute la boiterie, cette boiterie en plongeon, si caractéristique et si disgracieuse .

Quant à l'ostéotomie, elle n'est qu'exceptionnellement indiquée ici, puisqu'il n'existe presque jamais de soudure osseuse dans le cas de luxation, mais au contraire presque toujours des mouvements assez étendus, et parfois même un fémur ballant dans la fesse.

En tout cas, le redressement et l'ostéotomie ne peuvent rien contre la luxation, qui est le principal facteur de la boiterie; ils n'ont d'action que sur les autres éléments de la déviation, — adduction et flexion.

Si l'on veut arriver à un résultat sérieux et durable, il faut réduire la luxation; il faut chercher à abaisser le fémur et à le fixer solidement sur le cotyle.

Cet abaissement du fémur donnera un gain notable en longueur; et de plus, la suppression de la laxité et du mouvement de plongeon résultant de la fixation du fémur, corrigera en très grande partie la boiterie.

— C'est, en effet, bien simple, direz-vous; mais il faudrait avoir quelque chose à réduire dans ces vieilles coxalgies; or, la tête et le col n'existent généralement plus, et le cotyle est très déformé.

C'est vrai, et c'est pourquoi, à part tel cas tout à fait exceptionnel de luxation, au début de la coxalgie, si exceptionnel que personnellement je n'en ai jamais vu un seul, — où la tête osseuse sera assez bien conservée, il ne faut pas poursuivre la réduction vraie de la luxation de la coxalgie dans le sens où l'on entend la réduction d'une luxation traumatique.

Mais cependant, puisqu'il persiste presque toujours un moignon de tête et de col fémoral, pourquoi ne pas réduire ce moignon dans le cotyle?

En réalité cela est possible, soit par des manœuvres orthopédiques simples, soit par une réduction sanglante, comme dans le cas de luxation congénitale de la hanche.

J'ai fait cette réduction sanglante il y a sept ou huit ans et j'y ai réussi; mais je ne la ferai plus, le bénéfice pratique obtenu ayant été médiocre. Voici comment : j'avais remis dans le cotyle un appendice osseux très atrophié représentant le col fémoral; mais cet appendice se trouvait à trois ou quatre centimètres au-dessous du bord supérieur du trochanter, de sorte que, cette opération, sur laquelle j'avais beaucoup compté, laissait persister un grand raccourcissement.

En outre, le moignon ne tenait un peu en place que dans la position d'adduction de la jambe. Si je faisais de l'abduction, en effet, j'éloignais du cotyle l'appendice osseux, si bien que, pour augmenter la fixité de son point d'appui, le malade marchait instinctivement avec une adduction de la jambe, ce qui était une nouvelle cause de raccourcissement et de boiterie. J'avais donc réduit la luxation, c'est vrai; mais au point de vue orthopédique, après une opération sanglante toujours assez considérable, finalement je n'avais presque rien obtenu.

Donc, si je crois à la possibilité de réduire la tête atrophiée dans le cotyle, je ne crois pas à l'utilité pratique de cette réduction, si ce n'est dans tel cas, très exceptionnel, où cette tête serait assez bien conservée.

Voici, par contre, en me plaçant au point de vue pratique, ce que j'ai fait et ce que je conseille de faire pour les cas ordinaires de luxation.

Si vous pratiquez une palpation et une mensuration attentives de l'extrémité supérieure du fémur malade, ou encore mieux si vous examinez de nombreuses radiographies de luxation, vous ferez les remarques suivantes :

La tête est toujours réduite à un volume insignifiant : — ici elle ne paraît presque pas exister; là elle n'existe réellement pas du tout.

En revanche, vous verrez toujours le grand trochanter exubérant, non plus situé à un, deux ou trois centimètres *au-dessous* du pôle supérieur de la tête, comme dans les fémurs normaux; mais à deux, trois, quatre centimètres *au-dessus* de cette tête atrophiée.

Car c'est un fait extrêmement remarquable que, dans ces cas où la tête et le col sont presque détruits, et quoique le cartilage de conjugaison supérieur se trouve par conséquent détruit également, le grand trochanter a généralement un développement normal ou même exubérant. En d'autres termes, la longueur du fémur malade, mesurée du bord supérieur du trochanter à l'interligne du genou, est presque toujours sensiblement égale à la longueur du fémur sain mesuré de même.

Voulez-vous des chiffres ?

Dans les trois quarts des cas la différence entre les deux fémurs est en moyenne inférieure à un centimètre et demi, et dans un quart des cas cette différence n'existe pas, ou bien elle est en faveur du fémur malade de quelques millimètres à 1 centimètre.

Donc, s'il n'y a rien à faire avec le moignon misérable de la tête et du col, ne peut-on tirer parti d'un trochanter toujours, ou presque toujours, bien développé et vigoureux.

Pourquoi ne pas réduire, au lieu de la tête, ce grand trochanter dans le cotyle ?

La question de la mobilité à conserver ne peut nous arrêter, puisque le résultat ne sera de quelque valeur que si nous amenons une soudure très solide.

D'un autre côté, tandis que le moignon du col ne pourrait tenir — et encore assez mal — que dans une position d'*adduction*, le trochanter, au contraire, ne restera sous le plafond du cotyle que dans une position d'*abduction* de 15 à 20°. Cette abduction modérée ne peut donner une torsion fâcheuse du bassin ou du rachis, et elle suffit pour assurer la rétention du grand trochanter et l'allongement artificiel dont on a besoin pour compenser la légère atrophie du membre ou l'usure du cotyle avec éculement de son bord supérieur.

Voilà donc ce que je propose dans les cas de luxation du fémur : — réduire dans le cotyle le grand trochanter, toujours bien conservé, et le fixer aussi solidement que possible, en abduction extrême au début, puis diminuée graduellement jusqu'à 15 ou 20°.

Certes on peut obtenir cela par une résection ; mais c'est par des moyens sûrement bénins, non sanglants, par étapes, avec trois ou quatre appareils appliqués à quinze jours d'intervalle, sans narcose même si l'on veut, qu'il faut y arriver, — car la chose est possible. Le fémur luxé ayant des mouvements étendus à son extrémité supérieure, il est quelquefois facile du premier coup avec le chloroforme — mais cela devient toujours possible à la deuxième ou troisième séance — de le fléchir à angle aigu sur le ventre, puis de le mettre séance tenante en abduction pour faire descendre cette extrémité supérieure jusqu'au niveau du cotyle, et la pousser dans la cavité.

Voici des radiographies (fig. 121 à 128) d'une luxation ainsi réduite, je veux dire où j'ai mis le fémur dans la position d'abduction et de flexion forcée qui amenait dans le cotyle le grand trochanter bien conservé.

Je l'ai laissé ainsi dans un appareil plâtré pendant quelques semaines, puis je l'ai abaissé petit à petit et je suis arrivé, avec trois, quatre, cinq appareils, dans l'espace de six mois, à la correction et à l'abduction désirées. Ces figures avec leurs légendes me dispensent de longs détails (fig. 117, 118, 119, 120 et suivantes jusqu'à 128 inclusivement).

A partir de ce moment, l'enfant peut marcher, soit avec son

grand appareil, soit plutôt avec son « petit » appareil plâtré, très précis, nullement gênant, qu'il gardera un, deux ou même trois ans, si besoin est, jusqu'à ce que le trochanter soit assez fixé en cette place sous

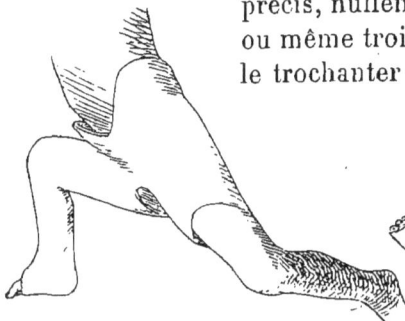

Fig. 117. — Luxation droite. — 1ʳᵉ position de la jambe après la réduction. Flexion à angle aigu et abduction. Pour mieux assurer l'immobilisation du bassin, la jambe saine (gauche) a été prise aussi dans un collier de plâtre.

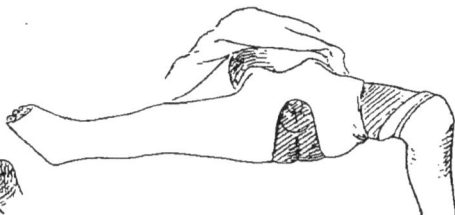

Fig. 118. — 2ᵉ étape de la jambe luxée droite La jambe gauche (saine) est encore prise dans un collier de plâtre.

le cotyle, car, ici comme dans tous les cas de raccourcissements et

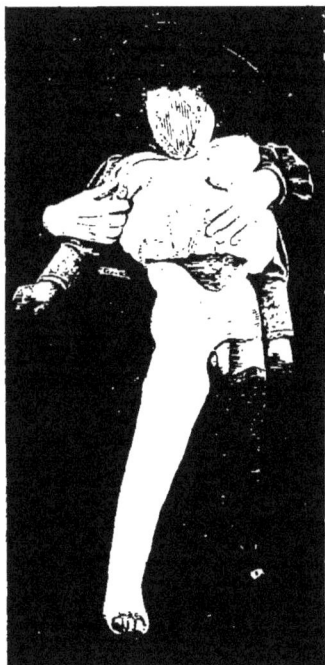

Fig. 119. — 3ᵉ étape. Luc. B., enfant de l'hôpital de l'Oise.

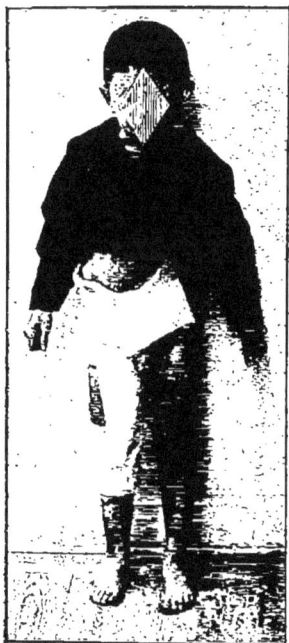

Fig. 120. — 4ᵉ étape (plâtre moyen). Actuellement l'enfant marche avec un *petit* tuteur laissant le genou libre.

de boiteries, il faut une *soudure solide*, une soudure fixe ou du moins très étroite. Le résultat définitif est à ce prix.

Les étapes de la réduction et du traitement d'après la radiographie [1] :

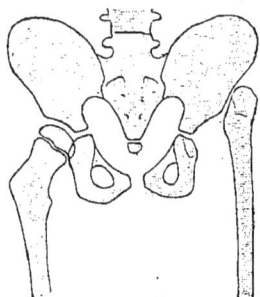

Fig. 121. — 2 sept. 1901. — Luxation de la hanche.

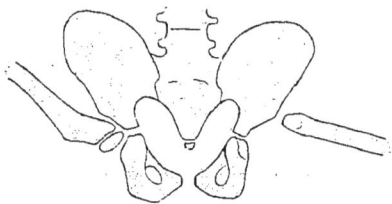

Fig. 122. — 23 septembre 1901. — On essaie de réduire en mettant en abduction de près de 90°. Le fémur vient contre le bord supérieur de la cavité mais ne pénètre pas.

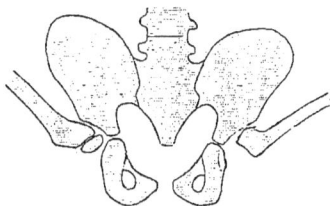

Fig. 123. — 23 septembre 1901. — Pour faire pénétrer le fémur dans la cavité, il faut mettre la cuisse en flexion à angle aigu sur le ventre et abduction d'environ 60°.

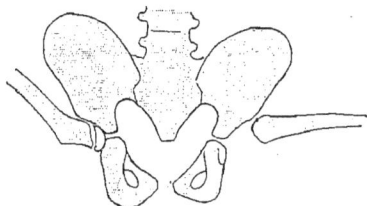

Fig. 124. — 28 octobre 1901. — Un mois après, on essaie de diminuer la flexion et l'abduction. La radiographie laisse voir que le fémur a une tendance à s'échapper de sa cavité.

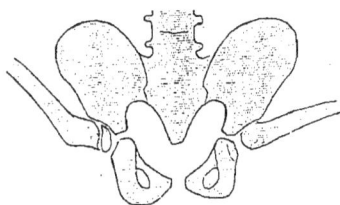

Fig. 125. — 28 octobre 1901. — Devant cette constatation, l'on remet aussitôt dans l'ancienne position d'abduction et flexion : la radiographie montre que de nouveau la réduction est acquise.

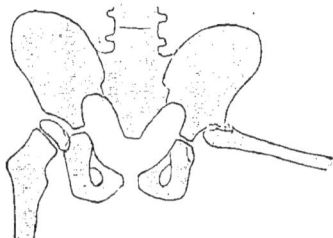

Fig. 126. — 23 décembre 1901. — Nouvelle tentative pour ramener le fémur. Il est mis en abduction de 90°. Cette fois la réduction se maintient; de plus, on voit qu'il s'est produit un petit pont osseux entre le bord supérieur de la cavité et le fémur.

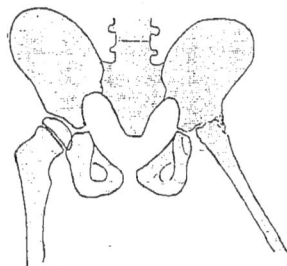

Fig. 127. — 6 mai 1902. — Le fémur a été ramené peu à peu en plusieurs étapes. La réduction s'est toujours maintenue.

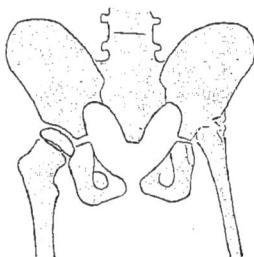

Fig. 128. — 22 juin 1902. — Abduction de 20° environ. La réduction s'est maintenue. Le petit pont osseux a de la tendance à s'accroître. L'enfant peut marcher facilement.

1. Clichés pris, l'enfant reposant dans le décubitus dorsal : les épreuves positives sont renversées, c'est-à-dire que le côté droit paraît être à gauche et *vice versa*, comme dans toute épreuve radiographique.

Nous laissons au malade ce petit appareil de même que nous faisons porter longtemps une genouillère pour une tumeur blanche du genou lorsque celui-ci a une tendance à se courber; et de même encore, si les os à la longue ne veulent pas se fixer, nous pouvons à la rigueur faire très tard un avivement de la fissure existant entre le trochanter et l'os iliaque, ce qui serait inoffensif en agissant ainsi presque à l'extérieur et longtemps après la guérison du mal, mais le petit appareil longtemps porté suffira.

Voilà, selon moi, ce qu'on peut faire de mieux pour ces cas de coxalgie où il y a luxation du fémur avec destruction de la tête fémorale, qui sont les plus fâcheux qu'on puisse rencontrer, et qui, naguère, étaient réputés sans remède.

J'ai appliqué ce traitement cinq fois déjà avec des résultats extrêmement satisfaisants pour des coxalgiques considérés comme incurables et abandonnés de tous les médecins : les cinq enfants gardent d'un centimètre et demi à deux centimètres de raccourcissement, au lieu de quinze ou vingt centimètres; et leur boiterie lamentable, véritable infirmité jadis, est maintenant à peine appréciable.

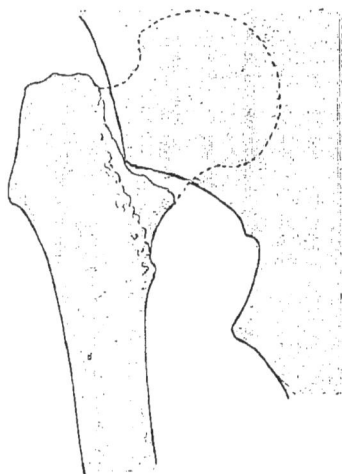

Fig. 129. — Pseudo-luxation. Usure presque complète de la tête et du col dont les limites normales sont figurées en pointillé sur la figure. Il ne reste qu'un petit moignon formé par la partie inféro-externe du col (d'après radiographie).

Il est un autre cas assez fréquent où je fais le même traitement (fig. 129). — Il ne s'agit pas de déboitement à proprement parler, mais les dispositions anatomiques des os ressemblent plus à celles de la luxation qu'à celles de l'ankylose. Le trochanter, très développé, surplombe le moignon de la tête, très atrophié, presque insignifiant, resté dans le cotyle. Il existe alors un raccourcissement et une boiterie marqués, analogues à ceux que m'avait laissés la réduction sanglante du moignon indiquée plus haut, dans un cas de luxation déjà produite.

Dans ces cas, j'ai détaché, — ce qui est très facile, ça tient si mal! — ce petit moignon du cotyle. Il s'en détache presque de lui-même en faisant de l'abduction forcée. Ensuite, j'ai procédé

comme dans les luxations véritables, en mettant le trochanter
normal ou hypertrophié à la place abandonnée par le moignon de
la tête — ou très près de cette place — et en fixant le membre
inférieur dans une position d'abduction extrême de 90°. J'ai ramené
peu à peu, par des appareils changés toutes les six ou huit semaines,
le fémur à une position d'abduction de 15 à 20°, dans laquelle
nous le fixons définitivement. Et cela s'est fait également avec les
plus grands bénéfices orthopédiques.

Ces considérations sur le traitement de la luxation spontanée
s'appliquent également aux luxations si fréquentes qui suivent la
résection de la hanche. Le fémur est changé ici en une perche, au
lieu de la potence qu'il représentait autrefois ; en effet, la branche
horizontale de la potence a été emportée par la résection, et l'on
comprend que l'os glisse facilement sur la fosse iliaque externe.
On comprend aussi qu'on le réduira par les mêmes moyens que
le déboitement spontané, sans opération sanglante.

CHAPITRE XVII

TECHNIQUE DU MOULAGE ET DE LA FABRICATION D'UN APPAREIL AMOVIBLE EN CELLULOID

Sommaire : — 1° *Moulage*. — Enduire de vaseline la partie du corps à mouler, ou même la revêtir d'un jersey pour éviter la sensation désagréable du plâtre en contact immédiat avec la peau. — Appliquer sur la peau du ventre et de la cuisse deux lames de zinc de deux à trois centimètres de large pour la protéger quand on fendra le moulage. — Ensuite, rouler directement, jusqu'à une épaisseur convenable, sur la peau ou sur le jersey des bandes plâtrées, préparées, comme il a été dit pour l'appareil en plâtre. Le jersey fait corps avec la 1re bande plâtrée. — Après la prise du plâtre, on le fend avec un couteau sur les lames de zinc, longitudinalement, et on enlève le moulage dont le jersey fait partie. — Une fois ce moulage sec, on le graisse à l'intérieur avec de la vaseline ou de la dissolution de savon noir, et on y coule de la colle de plâtre. On a ainsi le modèle en relief du membre malade et de la partie inférieure du tronc.

2° *Appareil en celluloïd*. — Sur ce moulage on fait l'appareil en celluloïd selon la technique indiquée au cours de ce chapitre. — Tout médecin peut fabriquer lui-même un appareil en celluloïd *amovible* comme il a su faire l'appareil plâtré inamovible.

Rien n'est plus facile que de fabriquer un moulage. Les médecins qui n'en ont jamais fait peuvent y réussir du premier coup, en se conformant aux indications suivantes.

Faire sur la peau nue, ou sur la peau recouverte d'un jersey, un petit appareil plâtré ordinaire.

L'enlever dès qu'il est sec, et l'on aura un moulage négatif parfait.

Entrons dans le détail. — En avant, sur la ligne médiane de l'abdomen, vous mettrez à même la peau une première latte de zinc, et une deuxième sur la partie interne de la cuisse, allant du pli inguinal au-dessous du genou. — C'est sur ces lattes que vous couperez le moulage pour l'ouvrir sans avoir à craindre de blesser l'enfant (fig. 130).

Faites placer l'enfant sur le pelvi-support et appliquez autour de sa hanche un petit appareil plâtré de coxalgie avec des bandes ou des carrés de mousseline imprégnés de bouillie de plâtre, en lui donnant, si vous voulez, un peu moins d'épaisseur que s'il s'agissait d'un appareil plâtré devant rester en place.

Pour faire cette bouillie de plâtre, vous vous serez servi d'eau chaude à 50°, dans laquelle vous aurez mis un peu de sel, afin de hâter la dessiccation. — Cette dessiccation hâtive aurait des inconvénients pour un appareil plâtré ordinaire, mais non pas pour un moulage négatif destiné à disparaître quelques heures après, dès qu'aura été fait le moulage positif.

Avant que l'appareil soit solide, vous aurez vérifié la position de la jambe, et modelé le bassin et les saillies osseuses du genou.

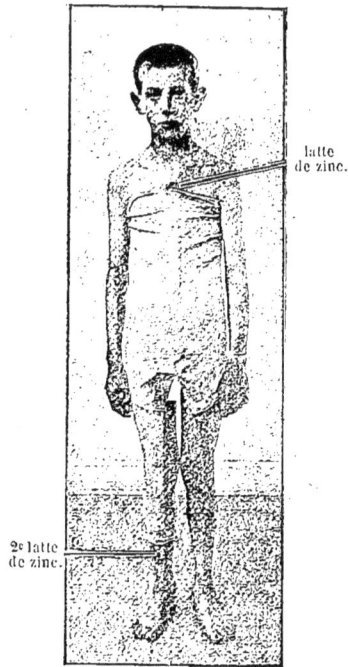

Fig. 130. — Manière de faire le moulage. — Un jersey. Sous le jersey, sur la peau, on place deux lattes de zinc sur lesquelles on coupera en quelques minutes sans risques pour enlever le moulage.

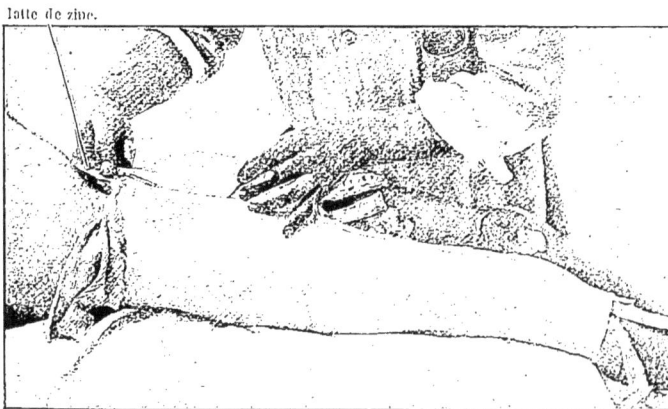

Fig. 131. — Le plâtre étant pris, on l'enlève en coupant sur les lattes.

Dès qu'il est sec, ce qui arrive au bout de quelques minutes, on l'enlève (fig. 131). Pour cela, on le coupe avec un couteau bien tranchant, sur les lattes de zinc, et on entr'ouvre les bords. Grâce à l'épaisse couche de vaseline, l'appareil se détache aisément de la peau, sans tiraillements pénibles pour l'enfant.

Une fois qu'il a été enlevé, on en rapproche les bords pour en reconstituer la forme, et on réunit ces bords soit avec une languette de mousseline plâtrée, soit avec une bande de mousseline molle (fig. 132).

Pour faire le moulage positif, on n'a plus qu'à couler dans le moule creux de la bouillie de plâtre, à

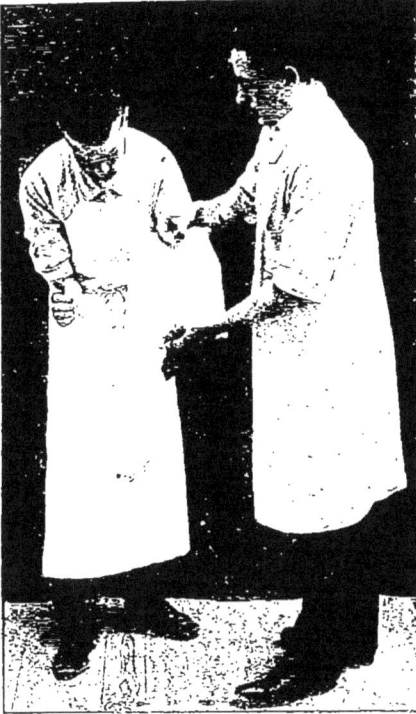

Fig. 132. — Le moulage négatif enlevé, on en rapproche les bords avec une bande de mousseline molle.

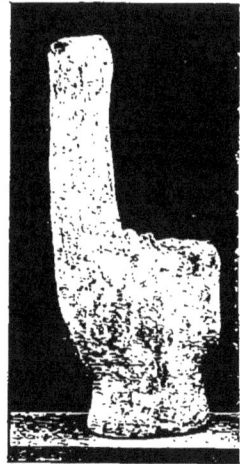

Fig. 133. — Le moulage plein. Moulage positif.

moins qu'on ne l'envoie tel quel au fabricant des appareils orthopédiques, qui se chargera de faire ce moulage positif (fig. 133).

Si vous voulez le faire vous-même, vous posez le moulage négatif renversé sur la table, c'est-à-dire sa grande circonférence en bas, et vous mettez un bourrelet tout autour du bord inférieur pour empêcher les fuites de la bouillie plâtrée qui sera versée d'en haut. Vous remplissez d'abord le cylindre pelvien, puis le petit cylindre fémoral. — La bouillie doit être claire, pour bien reproduire tous les détails de la surface intérieure du moulage négatif (cinq verres d'eau pour dix verres de plâtre).

Au bout d'un quart d'heure, le moulage positif est bien sec et on le sépare du moulage négatif en coupant celui-ci. Après un jour d'attente, ou même quelques heures seulement s'il a été séché au four, on peut construire sur lui l'appareil en celluloïd, ou en cuir, ou en silicate de potasse.

L'appareil en celluloïd, — que nous avons fabriqué le premier en France, — se fait par la simple application sur le moulage de bandes de mousseline trempées dans de la colle de celluloïd de

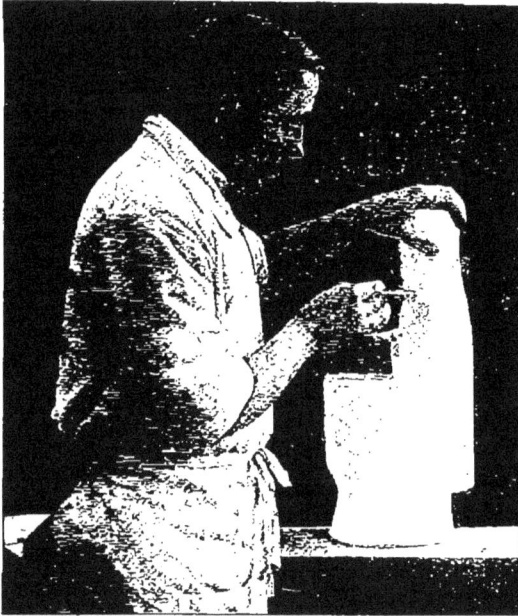

Fig. 134. — Fabrication de l'appareil en celluloïd sur le moulage plein. On roule des bandes trempées dans la colle de celluloïd, ou bien comme dans la figure, on le construit avec des carrés de mousseline plaqués sur le moulage avec un pinceau trempé dans la colle.

consistance sirupeuse; on les roule à la manière des bandes plâtrées. On le fabrique donc exactement comme l'appareil plâtré, en observant qu'avec une épaisseur de 5 à 6 millimètres, l'appareil en celluloïd aura une consistance suffisante. On en polit la surface extérieure par l'application de plusieurs couches de colle de celluloïd. Le celluloïd ainsi construit demande de deux à trois jours pour durcir (fig. 134).

Dès qu'il est solide, on le coupe comme on avait coupé le moulage négatif (fig. 135 et 136), et on en fait l'essayage au malade. On rectifie avec un fin bistouri, puis on le remet sur le moule et l'on s'occupe de son armature et de son vernissage. On y adapte

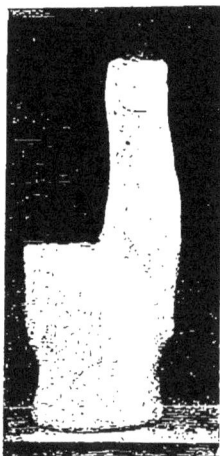

Fig. 135. — L'appareil en celluloïd est fini mais est encore en place sur le moulage plein.

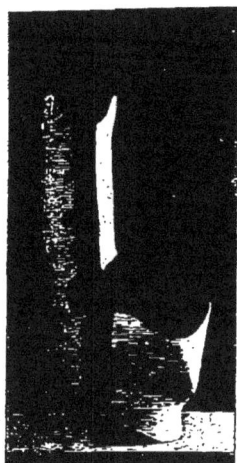

Fig. 136. — L'appareil en celluloïd est coupé et retiré du moule.

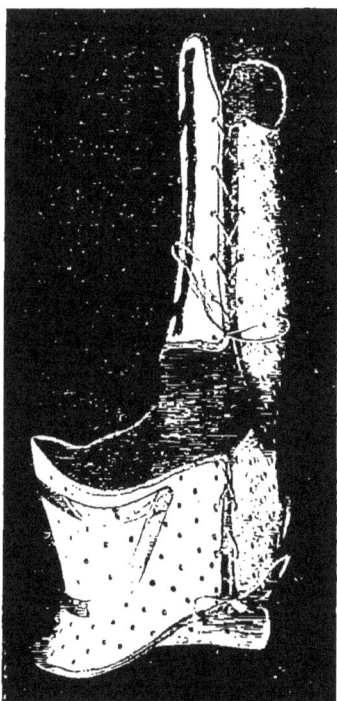

Fig. 137. — Le petit appareil en celluloïd avec armatures d'acier, et garni. Face antérieure.

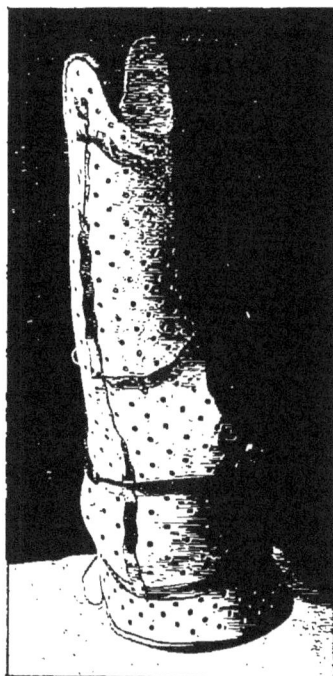

Fig. 138. — Le même. Face postérieure.

si l'on veut des baguettes en acier pour le renforcer en certains points; de même, à sa partie postérieure, d'autres baguettes d'acier qui peuvent coulisser permettront d'élargir plus tard l'appareil. On le garnit ensuite; c'est-à-dire qu'on tapisse sa surface intérieure d'une peau d'agneau fine et souple, ou, à son défaut, d'une peau de chamois ordinaire, et qu'on munit les bords d'œillets ou

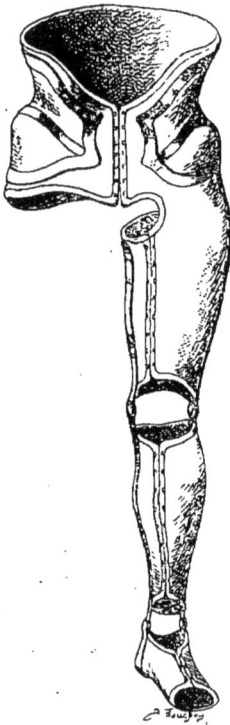

Fig. 139. — Le grand appareil en celluloïd articulé au genou et au cou de pied.

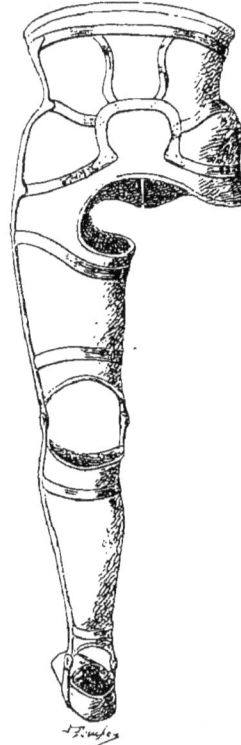

Fig. 140. — Le même. Face postérieure.

de crochets pour le lacer et le délacer à volonté (fig. 137 et suivantes jusqu'à la fig. 144 inclusivement).

Ces appareils sont extrêmement légers et solides, d'autant plus légers qu'on les crible de beaucoup de trous. On voit qu'à la rigueur, tous les médecins peuvent les fabriquer. Il leur suffit d'avoir un peu de colle de celluloïd. Ils s'en procureront en la demandant aux chirurgiens français qui en ont fait à ma suite, ou bien au chef d'atelier de l'Institut Orthopédique de Berck. Ils peuvent aussi la fabriquer eux-mêmes, en mettant des débris de celluloïd dans de l'acétone, celui-ci dans la proportion de 4/5 environ pour 1/5 de celluloïd. On mêle et on agite le tout de temps en temps pendant vingt-quatre ou quarante-huit heures, jusqu'à ce qu'on arrive à la dissolution complète du celluloïd en une colle de consistance sirupeuse.

On peut évidemment se servir aussi de cuir avec armatures métalliques. Le cuir fait des appareils moins solides, plus lourds, moins propres et moins sains ; le médecin ne peut les fabriquer lui-même et le prix n'en est pas sensiblement moindre que celui de l'appareil en celluloïd, avec lequel on peut se dispenser de

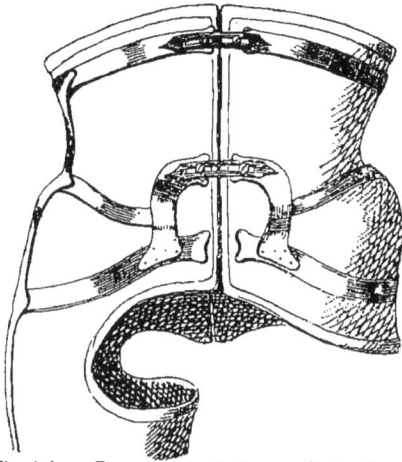

Fig. 141. — Face dorsale de l'appareil. Les deux moitiés, droite et gauche, de la partie pelvienne sont réunies en arrière par deux coulisses permettant d'augmenter le diamètre de la ceinture.

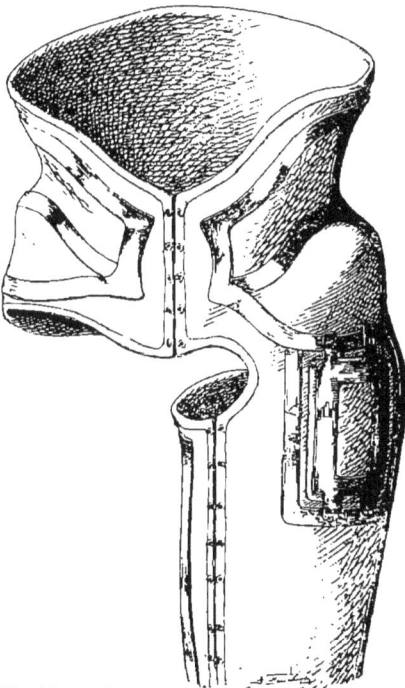

Fig. 142. — Avec une fenêtre à volet permettant la surveillance d'un abcès.

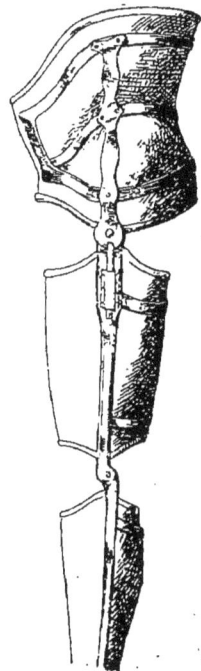

Fig. 143. — Appareil articulé à la hanche. Un verrou permet de fixer l'articulation et de faire ainsi un appareil rigide ou mobile à volonté.

toute armature métallique, puisqu'il suffit de mettre deux couches de celluloïd en plus pour lui donner une consistance plus grande.

Cependant, l'armature métallique a pour avantage de rendre l'appareil moins cassant et de lui imprimer une forme plus sûrement invariable dans tous les points où une précision très grande est nécessaire.

Il va de soi qu'on peut faire avec le celluloïd ou le cuir des appareils articulés à la hanche, dont on laisse les articulations

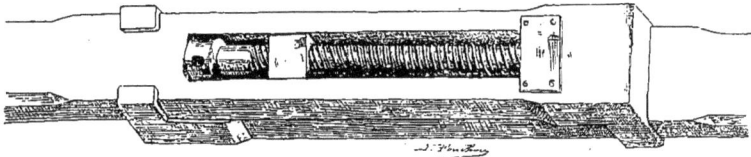

Fig. 144. — Grâce à cette vis à pas allongé, adaptée à la partie fémorale de l'appareil, on peut produire l'extension de la jambe.

rigides ou mobiles à volonté, ou limitant leur mobilisation au sens utile à la correction d'attitudes vicieuses, à l'aide de vis ou de roues dentées que l'on avance d'un cran tous les jours.

De même, on peut faire des appareils en celluloïd ou en cuir qui prennent, en même temps que la hanche, la jambe et le pied, avec une articulation au genou et une au cou-de-pied, mobiles toutes deux, ou bien l'une mobile et l'autre fixe, à volonté.

Ces appareils sont des appareils de convalescence. Pendant la période d'état de la coxalgie, il faut s'en tenir à l'emploi exclusif des appareils plâtrés, à moins de résistance obstinée des parents. En ce dernier cas, vous proposerez un appareil en celluloïd, qui sera toujours accepté.

DEUXIÈME PARTIE

PARTIE CLINIQUE

CHAPITRE XVIII

1ᵉʳ CAS : COXALGIE SANS DÉVIATION

Sommaire. — *Indications thérapeutiques* : Guérir la tuberculose par le repos de la hanche dans la position couchée. — On recherche ici la guérison intégrale de la hanche avec conservation des mouvements. — Repos et fixation des deux jambes, mais sans appareil plâtré qui, à la longue, amènerait de l'atrophie musculaire et compromettrait la mobilité pour l'avenir.

Ici le diagnostic est tout, le traitement n'est relativement rien (fig. 145) si l'on a affaire à des parents raisonnables. Renvoyons donc à ce que nous avons dit sur le moyen de faire le diagnostic en ce cas (ch. I, p. 7).

Quant à notre traitement, il aura pour objectif de faire avorter la coxalgie, d'éteindre le foyer tuberculeux avant qu'il ait pu donner un abcès ou une attitude vicieuse.

Pour atteindre ce résultat parfait, nous recommandons le repos dans la position couchée avec le maintien exact des deux jambes, mais sans appareil plâtré.

Laisser marcher l'enfant avec un appareil quelconque, c'est ne pas faire assez; on court trop de risques de voir la maladie s'aggraver sous l'influence de la marche.

Mais à la prescription du repos dans la position couchée, ajouter un appareil plâtré, c'est trop, et puisque ce n'est pas nécessaire,

c'est mauvais, parce que l'appareil pourrait raidir un peu la hanche
et atrophier le membre, à la longue.

Ne savons-nous pas assurer, sans appareil proprement dit, le
repos et l'immobilisation du membre malade et même des deux
jambes (voir chapitre V et fig. 29, p. 44).

Quand l'enfant a été fixé, à l'aide de sangles et de boucles, sur
le cadre que nous avons recommandé, il
suffira de le voir tous les huit ou quinze
jours pour s'assurer que la jambe reste en
bonne attitude et pour interroger la sensibilité de la tête fémorale à la pression.
Cet examen hebdomadaire peut se faire
sans que l'enfant soit enlevé de son cadre.
C'est seulement toutes les six semaines
ou tous les deux mois qu'on le fait enlever
du cadre et placer sur une table droite,
pour vérifier encore plus sûrement la bonne
position du membre et porter tout doucement une seule fois la jambe malade en
flexion et abduction, — ce qui permet de
se rendre compte de la mobilité et ce qui
suffit à empêcher les deux jambes de s'enraidir même avec une immobilisation très
prolongée.

La mère profite de cet examen pour
faire la toilette générale de l'enfant.

L'enfant vit au grand air, dans une
petite voiture longue, à la plage (comme à
Berck), ou à la campagne.

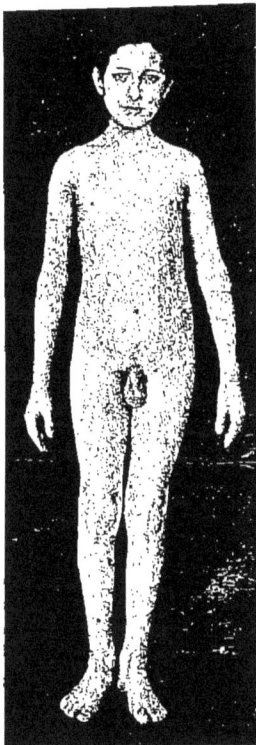

Fig. 145. — *1er cas.* — Coxalgie
gauche au début, sans attitude vicieuse.

Et l'on attend ainsi très patiemment
pendant des mois que toute sensibilité de la tête fémorale à la
pression soit disparue.

Lorsqu'enfin il ne souffre plus à la pression de la hanche et
qu'on peut provoquer sans douleurs des mouvements normaux
ou presque normaux, l'enfant est guéri cliniquement; mais il ne
l'est peut-être pas encore anatomiquement.

Attendez donc, à partir de ce moment, six mois, quatre mois au
minimum, avant de lever l'enfant.

Au début il sera levé cinq minutes toutes les heures, pendant
une dizaine de jours, se tiendra debout simplement, sans marcher,

les mains appuyées sur une table, sur une chaise ou sur deux bâtons.

Puis il sera autorisé à faire ses premiers pas pendant cinq minutes toutes les heures également. Il ne les fera pas seul, mais avec l'appui de deux mains tenant les siennes pendant environ un mois; après quoi l'appui de deux bâtons lui suffira pendant deux ou trois mois, puis le simple appui d'une canne, tenue du côté opposé au côté malade, pendant six mois.

Nous reviendrons sur ces détails au chapitre de la convalescence (voir chap. XXV).

Ne considérez l'enfant comme bien guéri que si, après un an de surveillance, rien d'anormal n'a reparu.

CHAPITRE XIX

2ᵉ CAS : COXALGIE AVEC ALLONGEMENT, DOULOUREUSE OU NON

Sommaire. — Trois *types* à distinguer, ou trois *degrés* :
  a) Déviation infime, à peine appréciable ;
  b) Déviation très évidente ;
  c) Coxalgies très douloureuses.
Traitement général. — Le même que précédemment.
Traitement orthopédique en ville. — *Dans le 1ᵉʳ et le 2ᵉ degré*, essayer l'extension continue surveillée comme il a été dit ; si on n'arrive pas à une correction parfaite, recourir au plâtre. — *Dans le 3ᵉ degré*, correction immédiate, sous chloroforme, et grand appareil plâtré prenant le pied.
Traitement orthopédique à l'hôpital. — Recourir d'emblée à la correction, avec ou sans chloroforme, et à l'appareil plâtré prenant tout le membre inférieur.
N. B. — Le 2ᵉ et surtout le 3ᵉ type donnent souvent des abcès.

Il faut distinguer trois degrés :

a) **1ᵉʳ degré.** — Petite déviation infime en abduction et rotation externe, allongement et ensellure qui échappera aux parents, mais que vous saurez dépister (voir ch. I, Diagnostic). C'est généralement ainsi, avec cette déviation infime de quelques millimètres, que les médecins trouvent le petit malade à leur premier examen (fig. 146).

b) **2ᵉ degré.** — Déviation très nette, appréciable même pour les parents, — sans douleur (fig. 148 et 149).

c) **3ᵉ degré.** — Coxalgie très douloureuse avec, généralement, une déviation extrême. Le plus petit déplacement arrache des cris à l'enfant (fig. 150).

Le deuxième et le troisième degré succèdent généralement au premier degré, mais ils peuvent exister d'emblée.

Nous allons dire ce que, dans ces trois cas, il faut espérer, craindre, faire.

Que faut-il espérer?

Pour le 1ᵉʳ degré (*a*) : que ce petit commencement de déviation va disparaître bientôt par le repos et que nous reviendrons au 1ᵉʳ cas (*coxalgie sans déviation*). Dès ce moment, nous aurons les plus grandes chances de guérir l'enfant sans traces.

Pour le 2ᵉ degré (*b*), c'est déjà plus chanceux parce que la lésion est un peu plus avancée.

Cependant, j'ai vu un certain nombre de fois une déviation déjà notable, corrigée dans l'espace de quelques mois par un appareil plâtré ou par l'extension continue, rester corrigée définitivement, tandis que la mobilité reparaissait, et l'enfant guérir finalement sans tare aucune.

Pour le 3ᵉ degré (*c*), — *coxalgie très douloureuse*, — jamais, ou à peu près jamais, on n'arrivera à la guérison intégrale. L'enfant guérira bien, mais avec la jambe raide.

Que faut-il craindre?

Pour le 1ᵉʳ degré (*a*) : que, malgré tout, on ne puisse pas amener l'arrêt et l'avortement du mal, ni empêcher que le foyer tuberculeux ne ronge la surface de la tête fémorale.

Pour le 2ᵉ degré (*b*), cette crainte augmente.

Pour le 3ᵉ (*c*), nous devons nous attendre à voir se produire tôt ou tard un abcès et, avec ou sans abcès, une usure de l'os qui produira un raccourcissement réel et nous obligera à sacrifier la souplesse de la hanche, si nous voulons conserver une longueur fonctionnelle suffisante au membre malade et empêcher l'enfant de boiter.

Il est vrai que dans ce cas particulier, où les enfants hurlent au plus petit déplacement, les parents ne vous en demandent pas davantage. Ce qu'ils attendent de vous, c'est de faire cesser les douleurs atroces et presque continues de leur pauvre enfant. Et cela, vous le pouvez par un moyen merveilleux, et souverain : l'immobilisation parfaite dans un bon appareil plâtré.

Mais n'anticipons pas.

·Que faut-il faire?

Que faut-il faire *en ville* pour un malade que vous suivez de près et que vous voyez très souvent?

a) 1ᵉʳ degré (fig. 146). — Repos sur le cadre spécial, en bridant

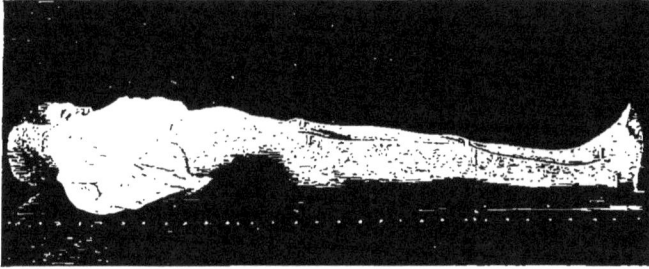

Fig. 146. — *1ᵉʳ degré*. — Allongement de la jambe malade (droite).

les deux jambes simplement, ou bien avec une extension continue de 2 kilogrammes sur la jambe malade et de 3 kilogrammes sur la jambe saine, pour faire basculer le bassin et rétablir l'égalité des deux membres (voir fig. 29, p. 44).

Pour la rotation externe, mettez une bande qui entraîne le

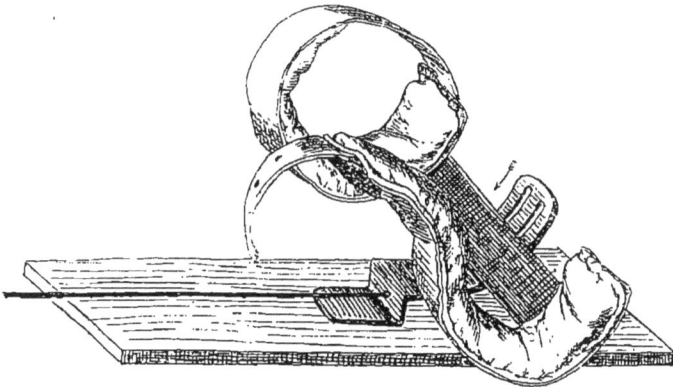

Fig. 147. — *Rotateur* (pour coxalgie ou luxation congénitale). — Deux bracelets métalliques, rembourrés, s'adaptant au-dessus et au-dessous du genou, reliés par une traverse fixée elle-même sur une pièce demi-circulaire munie de deux coulisses. Un cordon attaché à un anneau porté par la traverse permet de faire pivoter l'appareil et le genou, et de donner à celui-ci la rotation voulue.

genou en dedans, ou bien un rotateur comme dans la figure ci-contre (fig. 147).

Dès que la correction est acquise, c'est-à-dire lorsqu'elle se maintient depuis plusieurs semaines, supprimez l'extension et conduisez-vous comme dans le 1er cas (*coxalgie sans déviation*; voir plus haut). ---

b) 2e degré (fig. 148, 149). — Faites également l'extension con-

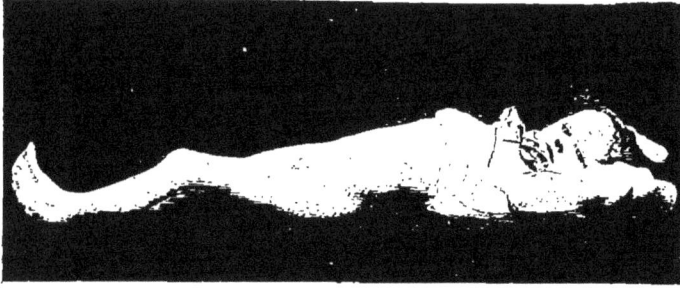

Fig. 148. — *2e degré*. — Déviation très nette abduction, ensellure lombaire et flexion du genou.

tinue si les parents y tiennent, — pourvu toutefois qu'ils soient assez ingénieux et soigneux pour la bien faire et que vous-même vous puissiez la surveiller fréquemment, tous les deux jours par exemple (voir fig. 30, p. 47).

Si ces conditions expresses ne sont pas remplies, donnez d'emblée

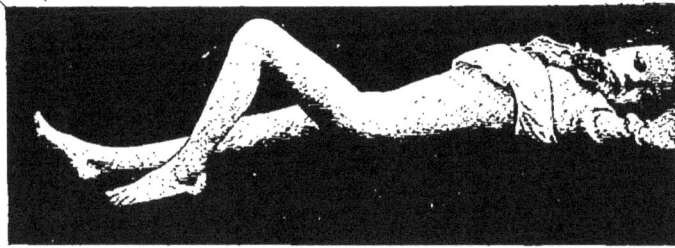

Fig. 149. — La même. L'ensellure s'efface quand on augmente la flexion du genou.

quelques gouttes de chloroforme pour faire le redressement par la pesée d'un doigt, et mettez le grand appareil plâtré (voir p. 58).

c) 3e degré (fig. 150). — Chloroforme, redressement, extension douce, pesée d'un doigt pour ne pas amener d'inoculation et appareil plâtré (voir p. 81).

A l'hôpital, pour les deux derniers degrés, faites d'emblée, sans hésitation, un appareil plâtré après correction immédiate très douce. — Pour le 1ᵉʳ degré, c'est un peu plus discutable. Essayez d'abord le repos dans la position couchée pendant quelques semaines. Si ce repos ne suffit pas à effacer la petite déviation, recourez à l'appareil plâtré. — Il n'y a pas à compter sur l'extension continue à l'hôpital; on ne peut pas l'y surveiller suffisamment et il vaut mieux recourir du premier coup au plâtre, qui donnera, à tout prendre, de bien meilleurs résultats que l'extension continue.

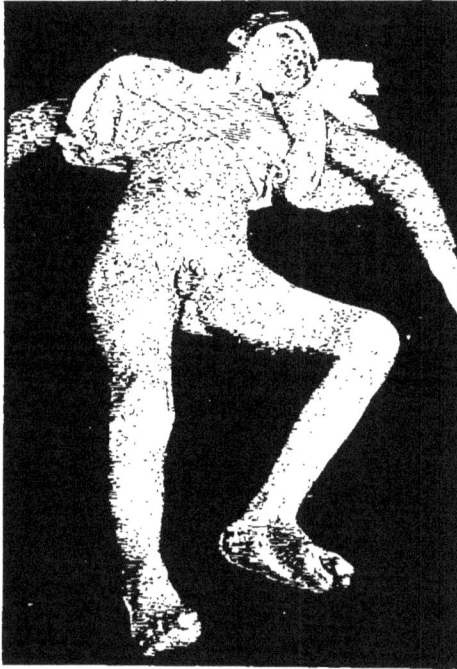

Fig. 150. — Coxalgie gauche, 3ᵉ degré. — Abduction extrême. Coxalgie extrêmement douloureuse. L'enfant est endormi; on va faire le redressement.

Et ensuite? — Si le plâtre est bien fait, l'enfant ne souffre plus; en voilà pour trois ou quatre mois. Au bout de quatre mois, vous enlèverez l'appareil.

A ce moment, *en ville*, si le membre se maintient en bonne attitude de lui-même ou avec le secours d'une toute petite traction, vous installerez l'extension continue de manière à conserver l'équilibre du bassin et des deux membres inférieurs; mais vous surveillerez soigneusement cette extension.

A l'hôpital, si le membre reste de lui-même en bonne position, vous le laisserez libre, en tenant toujours l'enfant au repos. Sinon, vous remettrez immédiatement un appareil plâtré.

Mais, en ville comme à l'hôpital, dans le cas où l'enfant, dès l'enlèvement de l'appareil plâtré, se dévie ou accuse des douleurs à l'examen, vous lui construirez, sans attendre davantage et séance tenante, un nouvel appareil plâtré.

Jusqu'à quand faut-il donc renouveler les plâtres? — Jusqu'à ce que la jambe n'ait plus tendance à la déviation et que la douleur soit devenue nulle. Cela peut durer un an ou un an et demi, sans compter qu'à un moment donné la hanche peut devenir le siège d'un abcès; mais, si cela est, nous sommes dès lors en présence d'une coxalgie du 3e cas (voir le chapitre suivant).

On ne considérera l'enfant comme guéri que lorsque, non seulement il ne se dévie plus, mais n'a plus depuis longtemps (six mois au moins) de sensibilité à la pression de la tête fémorale.

Ne vous préoccupez pas des mouvements; l'enfant en recouvrera peut-être spontanément; mais ne faites rien pour les développer.

Sachez bien — ce que les auteurs ne disent pas — que, tant que la jambe malade laissée au repos est plus longue que l'autre, la coxalgie n'est pas guérie, elle sommeille. — Je parle d'une jambe qui conserve des mouvements en même temps qu'elle est plus longue.

Lorsqu'elle est guérie, la jambe a la même longueur que l'autre, ou une longueur moindre.

Gardez-vous, d'ailleurs, de conclure d'une façon absolue que, dès qu'elle se raccourcit un peu, elle est guérie, car, même avec cette attitude de raccourcissement, le mal peut être encore en évolution (voir le 5e cas : *Coxalgies avec raccourcissement*, p. 185).

CHAPITRE XX

3ᵉ CAS : COXALGIE AVEC ABCÈS

Sommaire. — Manière de reconnaître l'existence d'un abcès. — L'abcès froid de la coxalgie n'est, en réalité, que le prolongement du foyer profond, qu'un diverticule ou, si l'on veut, une « extériorisation » de ce foyer. — Le chirurgien qui ouvre l'abcès froid de la coxalgie ouvre, par conséquent, le foyer tuberculeux de la hanche. — La conduite à tenir en présence d'un abcès froid est toujours la même, que l'abcès communique, ou ne communique pas, avec la jointure. — Il y a trois traitements de l'abcès froid :

1° L'extirpation sanglante. — A repousser, parce que trop souvent elle ne guérit pas et qu'elle amène toujours des dégâts considérables.

2° L'abstention, qui escompte la résorption spontanée de l'abcès. — Cette attitude est préférable à la précédente, mais moins bonne que la suivante.

3° Les ponctions et les injections modificatrices, traitement qui guérit sûrement, qui guérit vite, qui guérit sans mutilation.

Il n'y a pas un cas où l'ouverture de l'abcès s'impose, à moins qu'il n'existe une fièvre persistante trahissant une infection surajoutée.

Lorsque la peau est rouge et mince, et que cette ouverture paraît inévitable, on peut encore l'éviter presque toujours par des ponctions évacuatrices fréquentes, faites pendant quelques jours sans injections consécutives. — Ce traitement demande alors une grande minutie et une grande dépense de temps.

En résumé, il ne faut jamais ouvrir les abcès froids.

Fréquence des abcès; date d'apparition; conditions cliniques dans lesquelles ils se forment.

L'abcès s'observe dans plus de la moitié des cas de coxalgie. Il est beaucoup plus fréquent chez les enfants dont le traitement, général ou local, est défectueux, par exemple chez les coxalgiques vivant dans une grande ville, ou chez ceux qui marchent. Il est surtout fréquent dans les coxalgies très douloureuses, lesquelles sont presque toujours des coxalgies malignes.

L'abcès arrive, parfois, quelques mois à peine après le début de la maladie ; mais à l'ordinaire il se produit plus tardivement, une année et plus après le début, cliniquement appréciable, de la coxalgie.

Une chose très importante à savoir, c'est que, très souvent, il ne s'accompagne ni de douleurs ni de fièvre, à aucun moment, et qu'il ne s'annonce par aucun signe clinique évident. Il faut le rechercher systématiquement chez tous les enfants non plâtrés à chacune de vos visites, et à chaque renouvellement de l'appareil chez les enfants plâtrés.

Mais cette absence de signes annonciateurs est loin d'être la règle. J'estime que, dans la majorité des cas, au contraire, l'abcès a été annoncé par des douleurs plus ou moins vives précédant de plus ou moins loin le moment où nous pouvons le saisir cliniquement. Il faut donc le chercher surtout chez les enfants qui souffrent ou ont souffert beaucoup, — presque tous ont un abcès à un moment donné —, et aussi chez les enfants dont la jambe, restée longtemps plus longue que l'autre ou égale à l'autre, se raccourcit subitement, avec ou sans souffrance.

Il y a donc deux types d'abcès, si je puis dire, au point de vue des signes cliniques annonciateurs :

L'abcès de l'enfant qui maigrit et souffre ;

L'abcès de l'enfant qui grossit et ne souffre pas.

1ᵉʳ **type.** — L'enfant a souffert ou souffre encore toutes les nuits, malgré l'immobilisation, malgré l'appareil plâtré.

Il maigrit, il est pâle et sans appétit. — Craignez ou plutôt espérez la formation d'un abcès. Cherchez-le systématiquement à chaque nouvel examen, car dès qu'il sera trouvé et traité, l'enfant reprendra ses couleurs, son entrain et son appétit.

2ᵉ **type.** — L'enfant va bien, a belle mine et pas de douleur ; on le croit guéri, on est à la veille de le lever ; c'est tout au plus s'il a une petite tendance au raccourcissement.

Tout à coup, on découvre un abcès. — Quelques-uns on dit : — C'est un abcès de guérison.

Mais vous pourrez, en interrogeant minutieusement les parents, en les obligeant à rappeler leurs souvenirs, observer que, dans un certain nombre de cas de ce 2ᵉ groupe, l'enfant avait souffert et maigri notablement à un moment donné ; puis cela s'était passé et l'on n'y pensait plus. Le souvenir en était comme effacé. L'enfant allait si bien depuis plusieurs mois! Il engraissait justement depuis quelque temps; il était si gai! — vous disent les mères.

On comprend la stupéfaction et les protestations d'incrédulité des parents lorsque vous parlez d'abcès. Mais en réalité l'enfant avait eu mal, il avait dépéri, il y a six mois, il y a un an, lorsque l'abcès se formait dans la profondeur des tissus; et s'il avait recouvré depuis son appétit et son entrain, c'est que cet abcès était collecté au dehors des os et de la capsule ligamenteuse, dans les parties molles extérieures.

En tout cas, la conclusion pratique à retenir c'est que vous devez, à chacune de vos visites, chez tout coxalgique sans exception, faire une palpation aussi attentive que possible de tous les points de la hanche, avant de déclarer qu'il n'a pas un abcès.

Où trouve-t-on l'abcès?

Voici les points où on le trouve généralement, ceux, par conséquent, où l'exploration doit surtout porter.

a) En dehors de la jointure, au niveau du tenseur du *fascia lata*, en avant ou en arrière de lui;

b) Contre les vaisseaux, en dedans ou en dehors d'eux, parfois derrière eux; au niveau du pli de l'aine, ou plus bas;

c) En arrière, soit au-dessus du bord supérieur du grand trochanter, soit dans la fesse;

d) Parfois sur les ganglions inguinaux, ou même dans la fosse iliaque interne, ce qui est plus rare.

Mais on peut le trouver dans tous les autres points de la région.

Comment le trouve-t-on?

Quelquefois, la cuisse tout entière a grossi comparativement à l'autre.

Un peu plus souvent, il existe une saillie appréciable, sur une région limitée de la cuisse où l'on trouve de la fluctuation (fig. 151); d'autres fois, il n'y a aucune modification de l'aspect extérieur du membre, ce n'est que par raison et pour se conformer à la règle donnée plus haut qu'on fait la palpation : on scrute systématiquement tous les points, et on trouve un abcès que rien ne faisait soupçonner.

Cette palpation se fait avec les deux index appliqués à quatre centimètres l'un de l'autre et se renvoyant la sensation de flot (fig. 152); on promène ainsi les doigts explorateurs tout autour de la jointure.

Assez souvent il ne s'agit pas de fluctuation véritable, mais d'une sensation de rénitence élastique qui suffit pour reconnaître la présence d'une collection purulente. Avec un peu d'habitude il devient aisé de distinguer cette sensation de celle que donnerait la palpation d'un nid de fongosités. Parfois, lorsque l'abcès est très profond, collé contre l'os, en avant par exemple, on peut ne sentir qu'une certaine élasticité au milieu d'un empâtement ligneux; ce n'est pas une fluctuation nette, — cependant l'aiguille enfoncée en ce point médian donne du pus.

Au reste, dans les cas douteux, il est permis de faire une ponction exploratrice pour établir justement s'il existe ou non du pus; cela est permis et recommandé.

— Ne vaudrait-il pas mieux laisser mûrir l'abcès. Pourquoi se presser lorsqu'il n'apparaît pas nettement à l'exploration?

— On peut laisser mûrir les abcès qu'on voit facilement et qu'il est facile de surveiller; mais les autres, les douteux, il faut s'assurer de leur existence par une ponction exploratrice et les traiter sans retard.

En effet, ou bien l'enfant souffre et maigrit; en ce cas, si vous trouvez l'abcès et si vous le traitez, l'enfant ira bientôt beaucoup mieux et votre

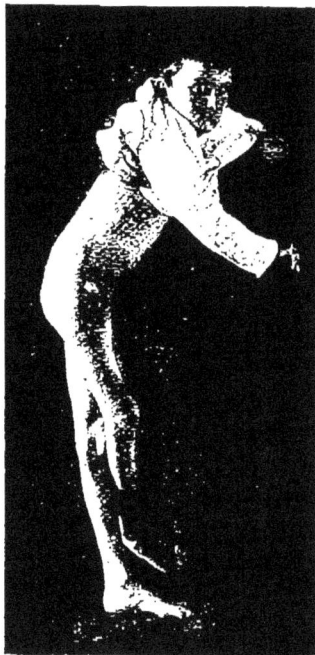

Fig. 151. — L'abcès est indiqué par un renflement limité de la région externe de la cuisse au niveau de son tiers supérieur (la petite tache blanche que l'on aperçoit au-dessus du renflement est due à une pellicule de plâtre collée sur la peau).

intervention aura été très avantageuse; — ou bien l'enfant ne souffre pas, l'abcès n'est pas très gros; là encore il faut ne rien négliger pour le découvrir et le traiter, car il pourrait guérir tout seul.

Ceci vous paraît un paradoxe.

C'est très sérieux.

S'il guérit tout seul, cela veut dire que la partie la plus liquide de l'abcès est résorbée, mais non pas sûrement que les principes

infectés et infectants de sa paroi sont certainement et complètement disparus; il reste là une étincelle; plus qu'une étincelle peut-
être qui couve, prête à rallumer l'incendie.

Au contraire, vous avez trouvé cet abcès et vous l'avez traité
par les ponctions évacuatrices et les injections : les éléments
tuberculeux sont bien plus sûrement détruits que s'il avait guéri
tout seul, sa paroi est bien plus sûrement modifiée et assainie que
s'il s'était « résorbé ».

En outre, en agissant sur lui, nous pouvons presque toujours

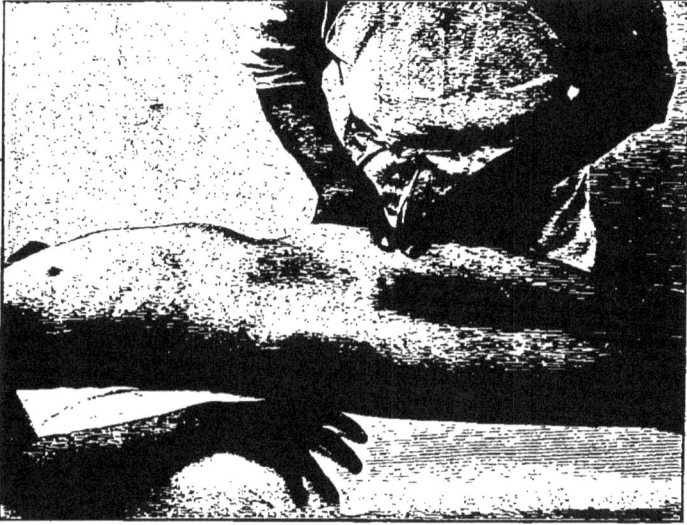

Fig. 152. — Manière de rechercher s'il y a un abcès. Palpation successive de tous les points
par les deux index ainsi disposés.

agir très heureusement sur le foyer des os et de la jointure, et
sauver ainsi par nos liquides modificateurs ce qui n'est pas encore
définitivement perdu dans les parties constituantes de la hanche.

Nous pouvons donc dire en toute vérité que les deux mois que
nous avons mis à traiter l'abcès par les ponctions et les injections
ont plus avancé et mieux assuré la guérison de l'enfant que deux
ans d'attente dans l'immobilisation, même avec l'appoint du séjour
de Berck.

Au reste, à Berck, tout le monde est revenu de l'étonnement
que j'ai soulevé au début, il y a plusieurs années, en soutenant ces
idées, et est convaincu maintenant de la vérité de ce que je viens
de dire. On entend aujourd'hui très couramment les religieuses de

l'hôpital Cazin, par exemple, dire aux parents : « — Votre enfant a un abcès, tant mieux ; il sera ainsi guéri beaucoup plus vite et beaucoup plus sûrement. »

Mais je me suis longuement expliqué là-dessus dans mon livre sur *les Maladies qu'on soigne à Berck* (p. 69 et suiv.).

Sans doute, lorsqu'on dit que l'abcès est une bonne chose, il faut s'entendre.

L'abcès n'arrive que lorsque les os sont assez sérieusement touchés par la tuberculose : ainsi, dans les coxalgies au début, sans déviation sensible, il n'y a pas d'abcès. Mais lorsque l'enfant a une coxalgie assez sérieuse, assez avancée, où il n'est pas possible d'espérer une guérison parfaite avec conservation de la mobilité complète de la hanche, alors, oui, il vaut mieux pour lui avoir un abcès que de n'en pas avoir. L'enfant, grâce au traitement plus direct que nous ferons, guérira mieux, plus vite, en deux ou trois mois, au lieu de deux ou trois ans. A partir de ce moment, il est moins exposé à des complications, à des inoculations, à la méningite, car le foyer morbide de la hanche a été plus entièrement détruit, tous les produits infectés, soit de l'abcès, soit de la cavité articulaire, ayant pu être amenés au dehors et évacués.

Par ce traitement, ce n'est donc pas seulement le progrès du mal dans la hanche qu'on arrête avec plus d'efficacité, c'est encore tout danger de généralisation tuberculeuse qu'on écarte plus sûrement.

Comment traiter l'abcès?

Ce que nous venons de dire fait comprendre les raisons du traitement que nous ferons et nous avons longuement exposé la technique dans la 1re partie de cet ouvrage (ch. XIV, p. 120).

Faut-il ouvrir l'abcès? — Jamais!

On ne le laissera pas s'ouvrir non plus. — Dans les deux cas, ce serait ouvrir la porte à une infection secondaire toujours possible.

L'extirpation sanglante, tant préconisée autrefois, même aseptiquement conduite, risque de laisser une fistule, ce qui est le plus grand des maux pour un coxalgique. En outre, cette extirpation est toujours insuffisante quand l'abcès communique avec la jointure. Or cette communication existe presque toujours. — Pour être suffisante, l'extirpation devrait être suivie d'une très large résection, elle-même insuffisante à supprimer complètement le mal.

Faut-il s'abstenir? Pas davantage. A côté du péché par action,

qui est l'ouverture de l'abcès, il faut condamner le péché par omission, qui est l'abstention. Nous avons dit pourquoi l'abstention est
ici fâcheuse. Loin donc de ne rien faire, nous saurons profiter
comme d'une bonne aubaine de la présence de l'abcès, pour agir
par son intermédiaire sur le foyer articulaire et osseux de la
coxalgie, pour la guérir plus complètement, plus rapidement, plus
sûrement.

Quant à la position de la jambe dans ces coxalgies, on peut ne
pas s'en préoccuper pendant le traitement de l'abcès; la déviation
sera soignée par les moyens ordinaires, deux à trois mois après
la complète guérison de celui-ci.

Mais on peut également, pour fixer la jambe dans le plâtre, faire
une correction de la déviation, pourvu qu'elle soit extrêmement
douce, sans attendre la guérison complète de l'abcès.

CHAPITRE XXI

4ᵉ CAS : COXALGIE AVEC FISTULE

Sommaire : — Deux cas :
1° Elle n'est pas encore infectée ;
2° Elle est infectée.
La fistule infectée est celle qui donne de temps en temps de la fièvre
d'elle-même, ou qui en donne à la suite d'une injection modificatrice
laissée en place pendant quelques jours.
Deux devoirs :
1ᵉʳ cas : *Fistule non infectée.*
Par une asepsie parfaite, empêcher la fistule de s'infecter et y faire des
injections de telle sorte que le liquide modificateur reste en place.
2° cas : *Fistule infectée.* — Pas d'injection.
Pansements aseptiques à plat, et de la patience ; attendre longtemps, une
ou même plusieurs années.
Rester ainsi tant qu'il n'y a pas de fièvre. — S'il survient de la fièvre, et
si cette fièvre se prolonge, c'est qu'il y a rétention de pus. Il faudrait
aussitôt drainer les clapiers pour faire cesser cette rétention. — Si le
drainage ordinaire ne suffit pas, on va jusqu'à la jointure pour enlever
une partie ou la totalité de la tête fémorale et rendre possible l'écoulement du pus.
Indication de la résection de la hanche. — Ne faire cette intervention que
lorsque la vie du malade est en jeu ; et qu'on peut espérer faire ainsi
cesser la fièvre, c'est-à-dire chaque fois que la fièvre et la gravité de
l'état général ne sont pas causées et entretenues par des infections et des
dégénérescences viscérales profondes et déjà anciennes. — Si ces dégénérescences existent, il faut s'abstenir : l'intervention sanglante ne ferait
qu'aggraver la situation et hâter le dénouement fatal.
La persistance de la fièvre, son obstination à ne pas céder, voilà donc la
seule indication de la résection de la hanche.
La durée de la suppuration n'est pas une indication pour qu'on doive inter-
venir. — L'abondance de la suppuration, pas davantage, car si l'on a soin
de bien drainer la hanche, cette suppuration n'est jamais un danger.
La résection faite sur un malade apyrétique a plus de chances d'aggraver
son état que de l'améliorer.

La fistule provient de l'ouverture spontanée ou artificielle d'un
abcès.

Deux cas se présentent : 1° *La fistule n'est pas infectée*;
2° *Elle est infectée.*

Infectée veut dire qu'au bacille tuberculeux se sont associés d'autres micro-organismes venus du dehors.

Comment faire cette distinction capitale pour le pronostic et pour le traitement?

Une fistule récente est généralement une fistule non infectée.

Une fistule ancienne est généralement une fistule infectée, sans que cela ait rien d'absolu.

Il y a un signe plus certain de l'infection.

Une fistule qui s'accompagne de fièvre dès que le pus est retenu, est infectée, car la rétention du pus tuberculeux pur ne donne pas de fièvre.

Donc vous pouvez dire qu'une fistule qui donne de la fièvre de temps en temps est infectée.

Elle peut être infectée sans donner présentement de la fièvre.

Pour faire le diagnostic en ces cas, poussez une injection modificatrice dans le trajet et prenez vos dispositions pour que le liquide reste en place au moins vingt-quatre heures à l'aide de tampons maintenus solidement sur l'orifice.

Si la fistule n'est pas infectée, la température ne monte pas ou à peine.

S'il survient de la fièvre et un grand malaise, avec langue saburrale, etc., sous l'influence de cette injection et de la rétention artificielle du liquide, vous pouvez dire que la fistule est infectée.

Elle est certainement infectée, et vous n'avez pas besoin de faire d'injection pour vous en assurer, si le malade maigrit, s'il a de la fièvre du fait de sa suppuration, malgré son séjour dans un bon climat.

Des accès de fièvre hectique de 39° et 40°, qui se reproduisent tous les soirs avec une régularité désespérante et qu'on ne peut pas rapporter à une lésion viscérale, sont la signature d'une infection certaine.

Si le malade a une dégénérescence viscérale, c'est-à-dire de l'albumine, ou un gros foie et une grosse rate appréciables à la palpation, l'infection est non seulement certaine, mais déjà profonde.

Une fistule qui vient de se produire par l'ouverture spontanée d'un abcès qui n'a jamais été traité, n'est pas infectée d'emblée;

elle peut rester un temps plus ou moins long sans le devenir si l'on prend des précautions de propreté.

De même, quand une fistule se produit après une ou plusieurs injections, uniquement parce que l'aiguille était trop grosse ou que le contenu trop abondant de l'abcès a forcé la peau au niveau de la piqûre, cette fistule n'est pas infectée, si l'ouverture s'en est produite sans fièvre.

Mais si, pendant qu'on faisait les ponctions de l'abcès fermé, il est survenu une fièvre continue de 39° ou plus, et que cette fièvre dure malgré l'évacuation du contenu par ponctions non suivies d'injections, si la peau rougit, s'ulcère en un point et s'ouvre spontanément, on est en présence d'une fistule infectée (par une faute d'asepsie, presque toujours).

Par contre, il est de vieilles fistules bien pansées et dans lesquelles l'on n'a pas encore « fourragé », qui sont exemptes d'infection.

1er cas. — *La fistule n'est pas infectée.* — Un abcès froid vient de s'ouvrir spontanément, ou bien à la suite de ponctions, parce que l'aiguille était trop grosse ou que la poussée du liquide a fait éclater la paroi. Nous sommes en présence d'une fistule non infectée; il n'y a encore rien de changé dans la nature intime de la lésion. Mais ce qui fait la gravité de la situation nouvelle, le voici :

Par cette porte ouverte, qui reste constamment ouverte, un jour ou l'autre, un peu plus tôt, un peu plus tard, mais presque fatalement, il pénétrera jusque dans la profondeur du foyer articulaire des micro-organismes de l'extérieur qui, associés au bacille tuberculeux, formeront des associations microbiennes difficiles ou parfois même presque impossibles à guérir. Ces associations donneront, dès qu'elles se seront produites, si le pus ne s'écoule pas bien, des résorptions septiques, de la fièvre, de l'albumine, de l'infection viscérale.

En second lieu, de par l'existence de cette porte, nous sommes empêchés de faire le traitement ordinaire de l'abcès fermé, celui qui nous conduit à la guérison. Il devient presque impossible, en effet, de laisser en place dans la cavité de l'abcès le liquide modificateur, qui doit guérir la tuberculose, ce liquide s'écoulant immédiatement par cette porte trop largement ouverte. Il agit donc pendant quelques secondes à peine, au lieu d'agir longuement, je dirais tranquillement, profondément, pendant des jours et des nuits, comme dans l'abcès fermé traité par la méthode ordinaire, où il remplace dans la cavité le pus qu'on vient d'évacuer, pendant les semaines que durent les injections.

La conduite à tenir découle de ce qui précède.

Le danger étant de laisser pénétrer par la fistule des germes infectieux venus du dehors, 1° nous ferons bonne garde, c'est-à-dire que nous ferons des pansements d'une asepsie extrêmement sévère, pour empêcher les micro-organismes d'entrer.

2° Nous nous hâterons d'employer tous les moyens de fermer cette porte le plus tôt possible ; car si nous la laissons ouverte pendant des mois ou des années, il arrivera infailliblement qu'un jour ou l'autre nous nous serons relâchés dans notre antisepsie — il est presque impossible de passer un très long temps sans une défaillance momentanée — et ce jour-là l'ennemi s'installera dans la place.

Mais comment fermer cette porte? — En fermant et en guérissant le trajet qui l'entretient; et, pour guérir et fermer ce trajet, qui est l'ancien abcès, il nous faut employer les mêmes moyens que ceux qui nous ont si bien servi pour guérir l'abcès fermé.

Nous ferons agir sur le trajet les liquides modificateurs connus; nous les ferons agir longuement, continuellement, et, pour cela, nous prendrons tous les moyens de les conserver dans la cavité, c'est-à-dire de boucher la fistule dès qu'ils y auront été poussés.

Cette technique a été étudiée longuement au chapitre XV de la 1re partie, p. 133.

Donc, lorsqu'arrivera la fistule, ne désespérez pas, ne dites pas que tout est perdu. Dites-vous, au contraire, que rien n'est perdu, si vous êtes prudent et attentif, dans ce cas, tout au moins, de fistule non infectée.

Si l'abcès ne s'est pas vidé entièrement, tant mieux : vous allez ponctionner à l'endroit où vous sentez encore de la fluctuation, et faire une injection modificatrice dans ce diverticule, pendant que vous oblitérez avec un tampon le point où l'abcès a craqué. — Vous arriverez sûrement ainsi à guérir la fistule.

Si elle n'était pas complètement guérie après l'assainissement et la guérison du diverticule, elle ne serait plus, en tout cas, qu'une petite plaie superficielle, bien facile à fermer, du moment qu'elle n'est plus entretenue par un foyer de fongosités profondes.

Mais je dois renvoyer, pour ces détails de technique, au chapitre XV, p. 133.

2ᵉ cas. — *La fistule est infectée* (fig. 153). — A quoi reconnaît-on que la fistule est infectée? — Nous l'avons dit plus haut.

Quand on l'a reconnu, que faire?

— La résection? —·Non, elle sèmerait l'infection partout.

L'infection de la fistule n'est pas une raison suffisante pour ne pas espérer la guérison. On peut, au contraire, la promettre si le malade n'a pas de dégénérescence viscérale, ni un gros foie, ni de l'albumine, ou même si celle-ci est en très petite quantité et disparaît rapidement sous l'influence du régime lacté.

Lorsqu'il y a un gros foie et beaucoup d'albumine, et que celle-ci résiste au régime lacté, le pronostic devient sombre. Cette dégénérescence viscérale tuera presque toujours le malade après quelques mois ou quelques années.

Ce qu'il faut faire alors, c'est, sans perdre de temps, arrêter la fièvre par un drainage soigné de l'articulation et de tous les foyers infectés de la région.

Qu'on ouvre la jointure, si besoin est, pour assurer ce drainage complet; mais surtout pas de larges extirpations du squelette, sous prétexte de cure radicale, dans cette tuberculose diffuse. Vous ne feriez qu'achever le malade ou, tout au moins, compromettre les quelques chances de guérison qui lui restent encore.

S'il n'y avait que de la fièvre, sans albumine ni dégénérescence du foie, le danger

Fig. 153. — Édouard R., Anglais (hôp. Rothschild), entré en juillet 1900 avec 7 fistules infectées et 40° de fièvre vespérale continue. — Après deux ans et demi de soins persévérants, fermeture de toutes les fistules (sans opération sanglante), puis redressement. — Actuellement, janvier 1904, marche très correctement.

serait bien moindre; mais sachez que la fièvre, si elle persiste, conduira le malade à ces dégénérescences viscérales. Donc, votre devoir est de vous hâter de la faire tomber.

Lorsqu'il n'y a plus de fièvre depuis de longs mois, vous pouvez, si la fistule tarde trop à se fermer, y pousser une injection modificatrice discrète. Si cette injection n'amène plus d'élévation de température supérieure à quelques dixièmes de degré, c'est que l'infection secondaire n'existe plus et que vous pouvez continuer les

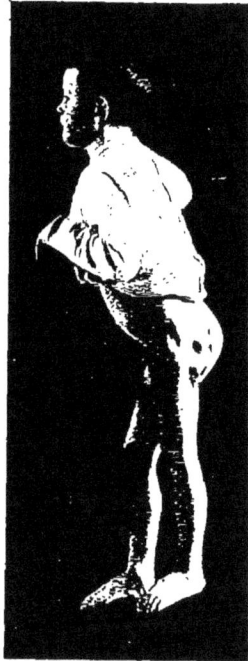

injections. Celles-ci amèneront la modification des trajets malades et hâteront la guérison.

Si elles amènent de la fièvre, renoncez-y, et recommencez patiemment pendant de longs mois encore vos pansements à plat.

Ainsi, pour les fistules infectées, vous serez extrêmement sobres d'injections; vous vous guiderez sur le mode de réaction du malade après les premiers essais.

En résumé, dans les fistules, la fièvre, voilà le danger. Ouvrez largement si c'est nécessaire; n'ayez pas de trêve qu'elle ne soit tombée.

Dès qu'elle a cédé, tenez le malade au repos complet, avec ou sans appareil. Faites une asepsie extrêmement attentive pour empêcher l'infection générale de l'organisme. Menez l'enfant à la mer, suralimentez-le, et, en agissant ainsi, vous aurez la satisfaction de voir, après un an, deux ans, trois ans de soins, votre petit malade se débarrasser enfin de son ennemi. Le petit moribond sera revenu à la vie et à la santé parfaite.

J'ai déjà eu la satisfaction de voir ainsi, après deux ans, trois ans, quatre ans de soins quotidiens, un très grand nombre de ces résurrections réconfortantes, et bien définitives.

Dès que la cicatrisation était obtenue, je m'occupais du côté orthopédique.

Par des ténotomies, je suis arrivé, en ces cas d'ankyloses parfois très vicieuses, à des résultats très beaux au point de vue de la marche. Des enfants qui avaient eu des fistules multiples pendant des années et que bien d'autres médecins avaient déclarés perdus, sont arrivés ainsi non pas seulement à la guérison, mais à la guérison sans boiterie, bien que la jambe reste encore raide.

CHAPITRE XXII

5° CAS : LES COXALGIES AVEC RACCOURCISSEMENT

Sommaire. — Les *coxalgies avec raccourcissement* comprennent les *coxalgies en adduction* (guéries ou encore en évolution); les *ankyloses* fibreuses ou osseuses; les *déboîtements de la hanche* à la suite de coxalgie.

TRAITEMENT. — 1ᵉʳ type : *Coxalgie avec adduction simple* :
Correction *sans chloroforme* parfois possible :

    a) Par *extension continue* de 6 à 10 kilogr. dans les milieux où cette extension peut être très surveillée;

    b) Par *des appareils plâtrés successifs.*

S'il y a résistance : correction immédiate *sous chloroforme*, par manœuvres douces :

    a) Traction simple;

    b) Traction avec ténotomie sous-cutanée des adducteurs ou des flé-chisseurs, ou bien rupture des tendons par la pression des pouces.

2° *Ankylose, si elle est fibreuse* :

    a) Appareils successifs sans chloroforme;

    b) Ou mieux : chloroforme et correction par traction avec ténotomie sous-cutanée des fléchisseurs et des adducteurs (voir p. 80).

3° *Si l'ankylose est osseuse* :

    Ostéotomie sous-cutanée cervico-trochantérienne ou ostéoclasie manuelle (voir p. 109 et 117).

4° *Luxation* :

    La tête du fémur étant détruite, réduire le trochanter dans la cavité, en mettant la jambe en flexion à angle aigu et abduction forcée. L'y maintenir un mois, puis la faire évoluer ensuite petit à petit de cette position extraordinaire à la position normale, la fixer finalement en abduction de 20° et hyperextension.

Les *coxalgies avec raccourcissement* comprennent les trois types suivants : adduction simple, ankylose, déboîtement.

a) **Coxalgies avec adduction,** — où la coxalgie est encore en évolution généralement.

b) **Coxalgie ankylosée en adduction :** l'ankylose est fibreuse ou osseuse; — coxalgie guérie généralement, mais pas toujours.

c) **Coxalgie avec luxation pathologique de la hanche.**

Voici comment on distingue les trois types.

1ᵉʳ type. — Une jambe coxalgique, qui était jusqu'alors, depuis le début du mal, plus longue ou de longueur normale, avec ou sans abcès, devient tout à coup — avec douleurs — ou progressivement — san douleurs — plus courte (fig. 154).

C'est le premier type, la coxalgie en adduction; et cela arrive généralement un à deux ans après le début de la maladie.

2ᵉ type comprenant lui-même deux types secondaires : l'ankylose fibreuse et l'ankylose osseuse. — Si cette déviation du premier type n'est pas corrigée, elle augmente progressivement et elle se fixe d'une façon plus ou moins solide. Après un, deux, trois ans, cette coxalgie en adduction simple est devenue une coxalgie avec ankylose en attitude vicieuse.

La maladie est généralement guérie lorsque se produit l'ankylose, mais pas toujours : un enfant peut avoir la hanche ankylosée et cependant avoir encore des abcès, ouverts ou fermés, et encore des souffrances. Mais, dans la généralité des cas, le foyer de la hanche paraît guéri, et il s'agit même souvent d'enfants laissés sans traitement et rendus à la vie ordinaire depuis plusieurs années.

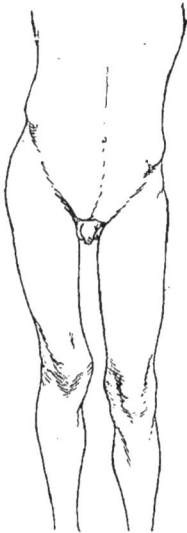

Fig. 154. — *1ᵉʳ type.* — Adduction simple (coxalgie droite).

Ils étaient dans un état satisfaisant lorsqu'ils ont été déclarés guéris : le raccourcissement était à peine de un à deux centimètres et l'attitude favorable; il y avait une réelle mobilité, l'enfant marchait sans boiterie bien appréciable. Et voilà que, quelques années après, sans avoir eu de véritable rechute, presque tous ces enfants reviennent avec une ankylose en attitude vicieuse marquée, cinq, six, dix centimètres et plus de raccourcissement et une boiterie très disgracieuse.

Les neuf dixièmes des enfants coxalgiques en sont là quelques années après la cessation du traitement adopté jusqu'à ce jour, soit qu'on les ait laissés dans cet état, — c'est le très petit nombre, — soit qu'ils en soient arrivés là progressivement et silencieusement, — c'est la très grande majorité.

L'ankylose est incomplète (*fibreuse*) (fig. 155), ou complète (*osseuse*) (fig. 156).

L'ankylose fibreuse est aussi fréquente que l'ankylose osseuse est rare.

Lorsqu'il existe une mobilité nette à la hanche, le diagnostic d'ankylose fibreuse incomplète est facile.

Lorsqu'on ne perçoit pas le plus petit mouvement en cherchant à mobiliser la hanche, après avoir fait fixer très solidement par deux aides (voir ce mode de fixation, p. 90) le bassin et le tronc, on doit soupçonner l'existence d'une ankylose osseuse.

Mais quelquefois le chloroforme est nécessaire pour faire ce diagnostic. Dès que l'enfant est endormi, cette hanche, qui paraissait soudée, a des mouvements très nets. Si elle n'en a pas après les premiers essais de mobilisation sous chloroforme, n'insistez pas, considérez cliniquement l'ankylose comme complète et osseuse, et traitez-la en conséquence. Car on pourrait, dans tous les cas, amener par des manœuvres forcées et prolongées la « dessoudure » de cette hanche, et avoir des mouvements très nets au bout de cinq ou dix minutes de ces manœuvres; mais cela causerait un traumatisme trop grand, qu'il faut éviter.

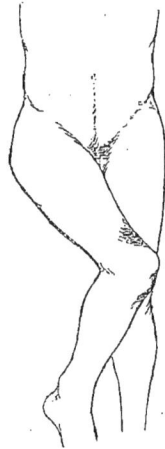

Fig. 155. — *2e type.* — Ankylose fibreuse.

Dans les deux ou plutôt trois types précédents : adduction simple et ankylose (fibreuse ou osseuse), le fémur est à sa place,

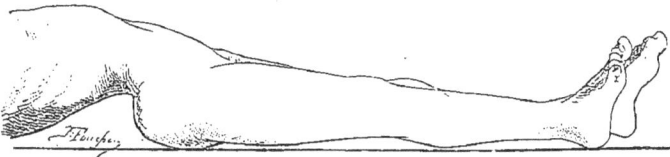

Fig. 156. — *3e type.* — Ankylose osseuse.

plus ou moins usé, plus ou moins remonté sans doute dans la cavité cotyloïde éculée, mais encore dans cette cavité. Il y a, outre ces trois types, des cas de déboîtement, surtout lorsque la coxalgie n'a pas été traitée, des cas où le fémur a quitté la cavité, chevauche sur la fosse iliaque externe, et ballotte même dans la fesse (4e type) (fig. 157).

Comment faire le diagnostic du déboîtement?

Comme on fait celui des luxations traumatiques ou congénitales de la hanche.

1° Si on sent la tête plus ou moins usée, plus ou moins mobile dans la fesse, il y a luxation.

Mais il est très rare qu'on puisse sentir aussi nettement la tête fémorale, parce que ce n'est qu'exceptionnellement qu'elle est assez mobile pour se mettre dans la main à travers cette fesse plus ou moins empâtée et durcie par un plastron scléreux ; parce qu'elle est trop usée généralement, qu'elle est parfois même complètement détruite par la tuberculose et qu'il ne reste alors qu'un moignon insignifiant du col, impossible à palper.

2° Dans ces conditions, on fait le diagnostic par la situation du grand trochanter qui, lui, persiste toujours, si le malade n'a pas été réséqué.

Vous connaissez les rapports du bord supérieur du grand trochanter avec la ligne de Nélaton, ligne qui va de l'épine iliaque antéro-supérieure au sommet de l'ischion (fig. 161 et 162).

Si le fémur est à sa place, le bord supérieur du trochanter affleure cette ligne.

Si vous trouvez le bord supérieur du trochanter au-dessus de cette ligne, c'est que le fémur est remonté au-dessus du cotyle, il y a luxation de la hanche, —

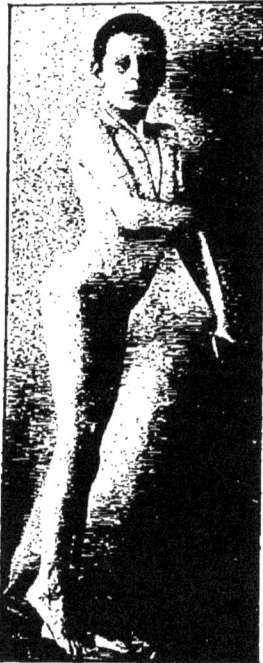

Fig. 157. — *4e type.* — Luxation.

dans les cas, bien entendu, où les extrémités articulaires, cotyle et tête fémorale, ont une configuration sensiblement normale. — C'est ainsi qu'on fait le diagnostic du déboîtement dans le cas de luxation traumatique et dans la luxation congénitale de la hanche.

Mais ici, dans le déboîtement de la coxalgie, les conditions ne sont plus les mêmes, puisque jamais, ou presque jamais, la luxation ne se produit avec des extrémités articulaires normales, mais, au contraire, avec des os rongés et partiellement détruits.

L'usure osseuse peut avoir rongé de un à deux centimètres le plafond de la cavité cotyloïde et avoir détruit plus de moitié de la hauteur du col et de la tête, ce qui fait un total de trois à quatre centimètres ; de sorte que, le bord supérieur du grand trochanter étant à 3 ou 4 centimètres au-dessus de la ligne de Nélaton (ligne ilio-ischiatique), nous ne pouvons pas affirmer cependant d'une manière absolue que le moignon de la tête et du col a réellement quitté la cavité cotyloïde agrandie, c'est-à-dire qu'il y a une véritable luxation, tant que nous ne sentons pas sous la main ce moignon de tête ballottant dans la fesse, ce qui est bien rare, je le répète.

Par les rayons X ce diagnostic du déboîtement est très facile, évidemment, comme aussi le diagnostic d'ankylose osseuse dont j'ai parlé plus haut. Mais vous n'avez pas, pour la plupart, la radiographie à votre disposition : il faut donc arrêter pratiquement une ligne de conduite, sans les rayons X, dans les cas douteux.

Encore une fois, si le moignon de la tête fémorale est perçu par vous dans la fesse, il n'y a pas de difficulté, quelle que soit la hauteur du grand trochanter. Si le grand trochanter est à sept ou huit centimètres au-dessus de la ligne de Nélaton, c'est facile également : il s'agit certainement de luxation vraie. Si le trochanter est à cinq centimètres même, on a presque sûrement affaire à une luxation. Mais s'il n'est qu'à trois ou quatre centimètres et que la palpation ne donne rien, cela n'est plus sûr du tout.

Comment considérer ce dernier cas ? Est-ce une ankylose de la hanche avec pseudo-luxation ou une luxation vraie ?

Dans la luxation, il y a presque toujours des mouvements plus ou moins nets, puisqu'il se produit même assez souvent, dans la marche, un mouvement de plongeon du corps à chaque pas. Ce n'est donc guère qu'avec une ankylose incomplète fibreuse que le diagnostic devra être fait.

Ce diagnostic importe. En effet, si nous faisons le redressement ou la ténotomie, dans le cas de luxation, le fémur sera ramené en abduction, mais le résultat ne se maintiendra pas, le fémur continuera à monter dans la fesse ; il pourra, au contraire, se maintenir dans le cas d'ankylose fibreuse, les vestiges de la tête butant contre le plafond cotyloïdien.

Il n'y a, d'ailleurs, pas de quoi s'inquiéter, car nous avons un seul et même traitement à appliquer aux deux cas (voir fig. 129, p. 152).

Lorsque le trochanter est à quatre ou cinq centimètres au-dessus de la ligne de Nélaton, quand même il ne s'agirait pas d'un déboîtement réel, traitez-le comme une luxation vraie ; car c'est seulement ainsi que nous pourrons arriver à un résultat orthopédique satisfaisant. Nous sommes entré dans le détail de ce traitement page 146.

La luxation vraie était autrefois tellement fréquente dans la coxalgie qu'on appelait cette maladie la luxation spontanée de la hanche. Depuis que les coxalgies sont mieux soignées, elle est devenue plus rare; mais, dans certaines coxalgies malignes, elle est impossible à éviter; heureusement, nous avons aujourd'hui un traitement de la luxation....

Un mot sur les lésions anatomiques.

(Voir le chapitre III et les figures 18, 19, 20, 21, 22, 23).

Coxalgie avec adduction. — Contracture musculaire et légère usure des extrémités articulaires; plus tard rétraction musculaire, tendineuse et ligamenteuse, augmentant fatalement l'usure par pression réciproque des os (fig. 18, p. 31).

Ankylose fibreuse. — Déviation plus marquée, d'où rétraction des parties molles, mais surtout usure plus grande des os conduisant petit à petit, si la maladie n'est pas soignée, à la luxation (fig. 19 et 20).

Ankylose osseuse. — Souvent usure moins grande, ce qui permet à la tête, relativement bien conservée, de se souder, rendant ainsi la luxation impossible (fig. 21).

Luxation. — Destruction de la capsule ligamenteuse. Déviation plus ou moins marquée, amenant les rétractions des parties molles; os très usés; rebords supérieur et postérieur, et parfois antérieur, détruits; tête et col presque entièrement détruits. — Le fémur est comparable à une perche ballottant dans la fesse, ou bien, presque directement, au-dessous de l'épine iliaque antérieure. D'où deux variétés de luxation iliaque : luxation postérieure (rotation de la jambe en dedans et flexion plus ou moins marquée) et luxation antérieure (rotation en dehors avec flexion peu accusée; fig. 23).

Pseudo-luxation. — Fig. 22, p. 32.

Le raccourcissement.

Voici les divers facteurs du raccourcissement et la manière de déterminer la part de chacun :

1ᵉʳ facteur. — La déviation (flexion et adduction du membre), est le facteur de beaucoup le plus important dans les grands raccourcissements de 15, 20, 25 et 30 centimètres.

2ᵉ **facteur.** — Usure des extrémités articulaires (cotyle éculé, moitié supérieure de la tête souvent détruite par la tuberculose) et retard dans le développement du membre.

3ᵉ **facteur.** — Luxation dans la fesse.

Manière de mesurer le raccourcissement total de la jambe.

On couche l'enfant sur une table et on remet le tronc et le bassin à leur place normale : pour cela on fléchit la cuisse jusqu'à ce que l'ensellure lombaire ait disparu et on met la jambe en adduction jusqu'à ce que les deux épines iliaques soient ramenées au même niveau. Le genou restant dans cette position de flexion et d'adduction, on ramène la jambe et le pied du malade contre la jambe saine, en dedans de celle-ci. — Le raccourcissement égale la distance qui sépare, alors le talon malade du talon sain (fig. 158, 159, 160).

Fig. 158. — Pour avoir en entier le raccourcissement fonctionnel, on doit effacer l'ensellure lombaire et remettre les deux épines iliaques au même niveau. Ce qu'on fait sur le sujet de bout. Le raccourcissement est égal à la distance qui sépare les deux talons.

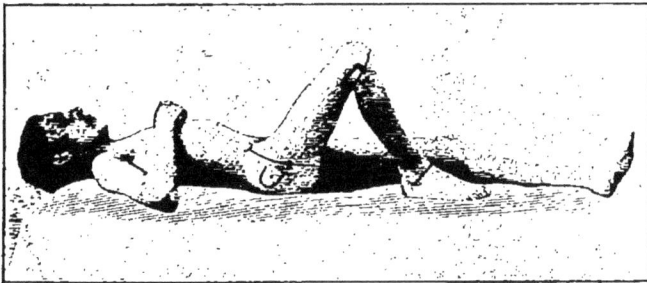

On peut également mesurer le raccourcissement sur l'enfant debout. Le malade appuie les mains sur une chaise et se porte

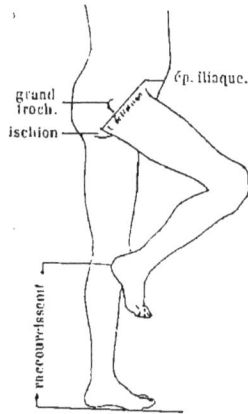

Fig. 159. — Ici le raccourcissement est mesuré sur le sujet couché. Pour faire disparaître l'ensellure, on a été obligé de donner au genou ce degré accusé de flexion. Le raccourcissement total est égal à la distance des deux talons.

exclusivement sur le pied sain. Dans cette position, vous fléchissez et portez en dedans la jambe malade, jusqu'à ce que le dos soit droit, sans ensellure, et que les deux épines iliaques soient au même niveau. Le genou restant à la place où vous venez de le

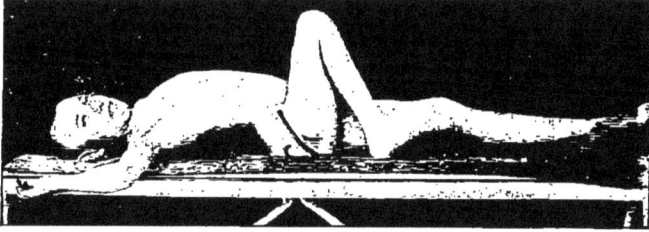

Fig. 160. — Déviation invraisemblable. Le sujet marche en s'appuyant sur les mains. Le raccourcissement égale la distance des talons et la dépasse même, car on peut voir que l'ensellure n'est pas entièrement supprimée et qu'on aurait dû, pour là supprimer, remonter encore davantage le genou.

mettre, le malade dirige la jambe et le pied vers le sol, tout contre la jambe saine. La distance mesurée du talon malade au sol donne la valeur du raccourcissement total.

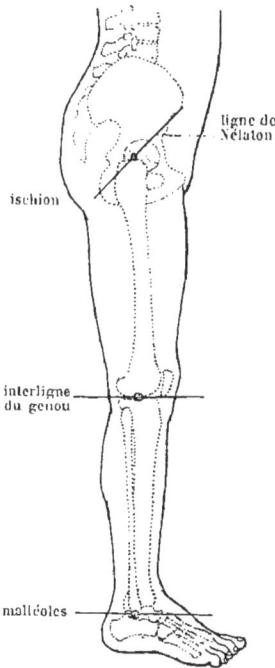

Fig. 161. — Manière de mesurer ce qui revient dans le raccourcissement au retard de développement des os de la cuisse et de la jambe malades. Comparer avec le côté opposé.

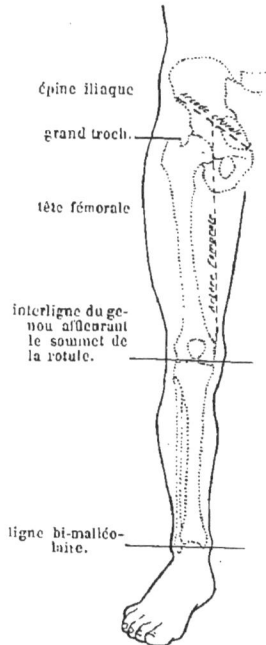

Fig. 162. — Mensuration vue de face.

Mais on peut déterminer en outre ce qui revient à chacun des facteurs du raccourcissement (fig. 161, 162, 163, 164) :

1° A l'usure des os et au retard dans le développement.

2° A la déviation.

1° Évaluation de l'usure :

L'*usure* sera égale à l'ascension du grand trochanter au-dessus de la ligne de Nélaton : — en négligeant pour l'instant ce qui peut revenir à l'hypertrophie du trochanter.

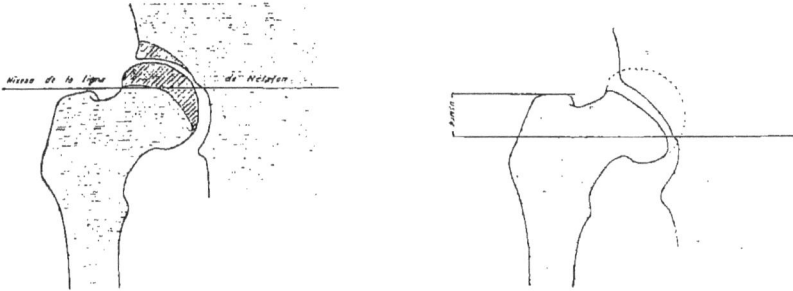

Fig. 163. — Manière de mesurer la part qui revient à l'usure des os : — l'usure est égale à la distance qui sépare les deux horizontales (trochanter et milieu de la ligne de Nélaton).

Le *retard dans le développement* sera indiqué par la mensuration allant premièrement du bord supérieur du trochanter au bord inférieur du condyle externe du genou, et secondement, de ce dernier point au bord externe du talon; puis par la comparaison

Fig. 164. — Évaluation à travers les parties molles de l'usure et du retard de développement des os. Ce petit fer à cheval indique le contour du trochanter ; et la distance du trochanter à la ligne de Nélaton indique l'usure. Du trochanter à la pointe de la rotule (interligne du genou) et de cet interligne à la malléole externe, on a la mesure de la longueur des os; comparer avec le côté sain (mêmes repères).

de ces dimensions prises sur chacun des deux membres inférieurs.

Un exemple fera mieux comprendre comment on détermine la part qui revient à chacun des facteurs.

Supposons que le raccourcissement total, mesuré comme il est dit plus haut, soit de quinze centimètres.

CALOT. — Traitement de la coxalgie.

Le retard dans le développement du fémur et des os de la jambe est de 1 cm. 1/2; l'usure des extrémités articulaires (ascension du grand trochanter) de 1 centimètre.

Soit, pour les deux, un total de 2 cm. 1/2.

La part de la déviation dans le raccourcissement est donnée par la différence entre ce chiffre (2 cm. 1/2) et le raccourcissement total; c'est-à-dire que, dans ce cas, 12 centimètres 1/2 reviennent à la déviation.

Ce que nous pouvons contre le raccourcissement.

Il faut bien remarquer tout d'abord que le raccourcissement total, mesuré par le procédé indiqué plus haut, est le raccourcissement véritablement important au point de vue pratique; en effet, s'il est vrai qu'il ne manque pas 15 centimètres d'étoffe à la jambe, *l'enfant n'en boitera pas moins, en réalité, que si ces 15 centimètres lui manquaient,* tant qu'on laissera persister ce raccourcissement.

Mais nous saurons y remédier.

Voyons ce que nous pouvons contre chaque facteur.

— Contre la déviation : tout.

Nous pouvons effacer la déviation complètement, plus que complètement, avoir une hypercorrection.

— Contre le retard dans le développement : rien, tout au moins directement.

Nous pourrions faire l'ostéotomie oblique de la diaphyse du fémur? Mais cette opération ne saurait donner plus d'un ou deux centimètres d'allongement; encore est-ce bien douteux, et il faut acheter un bénéfice si minime et si aléatoire par une intervention sanglante, toujours assez sérieuse.

— Contre l'usure des extrémités articulaires : rien.

Mais par l'hypercorrection, par l'abduction de 15 à 20°, nous pouvons donner au membre une longueur de 2 cm. 1/2 plus grande que ne le comporte sa longueur vraie. Or, 2 cm. 1/2, c'est justement la valeur de l'usure et du retard de développement dans le cas supposé plus haut, qui est, peut-on dire, le cas habituel. Il nous est donc le plus souvent possible, grâce à cette abduction artificielle, d'arriver à effacer la totalité du raccourcissement. L'enfant boitait avant notre intervention comme s'il avait un raccourcissement réel de 15 centimètres; après, il marchera comme s'il avait une jambe de longueur normale.

Il n'est pas jusqu'au raccourcissement produit par l'ascension du grand trochanter, — qu'il soit dû à une luxation ou à une fausse luxation par destruction presque complète de la tête, — que nous ne puissions effacer.

En réduisant le grand trochanter comme je l'ai fait plusieurs fois dans le cotyle, ce facteur de raccourcissement, qui paraissait jusqu'à ce jour au delà de nos moyens d'action, a été, lui aussi, corrigé (voir chap. XVII, p. 146).

Dans tel autre cas, heureusement moins fréquent, l'usure et le retard de développement mesurent plus de 2 cm. 1/2, et il nous est impossible d'effacer le raccourcissement en entier. Mais, nous savons, du moins, à quoi nous en tenir, et nous pouvons dire aux parents, même avant l'intervention, si leur enfant aura une jambe de longueur normale ou conservera encore un petit raccourcissement.

En outre, par la réduction du trochanter à la place de la tête, nous pouvons, dans les plus mauvais cas de luxation, arriver à des résultats satisfaisants. Et cela, toujours sans opération sanglante, par de simples manœuvres orthopédiques bénignes qui doivent être suivies, il est vrai, de l'application d'appareils très exacts et longtemps portés.

Vous voyez combien nous sommes puissamment armés pour atténuer toujours, et bien souvent même pour effacer complètement, les raccourcissements les plus considérables.

Le tableau suivant permet de voir d'un coup d'œil le traitement qui convient aux divers types de coxalgie avec raccourcissement que nous venons d'étudier.

1° Coxalgie avec adduction simple.

A. Correction sans chloroforme, parfois possible.

- *a)* Par *extension continue* de 6 à 10 kilogrammes (pourvu que cette extension soit très surveillée).
- *b)* Par des *appareils plâtrés* successifs (si les parents se refusent à l'anesthésie).

B. Correction sous chloroforme (lorsque la résistance est trop forte); correction immédiate par manœuvres aussi douces et brèves que possible.

- *a)* Par traction simple sans ténotomie.
- *b)* Par traction, avec ténotomie sous-cutanée ou bien rupture des tendons par la pression des pouces.

2° Ankylose fibreuse.

A. Sans chloroforme (si les parents refusent l'anesthésie).

Appareils plâtrés successifs.

B. Avec chloroforme (préférable).

Par traction avec ténotomie sous-cutanée des fléchisseurs et des adducteurs.
Ou rupture des tendons (si les parents ne veulent pas de « piqûre à la peau ».

3° Ankylose osseuse.

Sous chloroforme.

Ostéotomie sous-cutanée cervico-trochantérienne.
Ou ostéoclasie manuelle si les parents ne veulent pas d'une incision et de l'effusion d'une goutte de sang.

4° Luxation.

Sous chloroforme.

Puisque la tête est détruite, réduire le trochanter dans la cavité, en mettant la cuisse en flexion à angle aigu et abduction forcée; l'y maintenir un mois, puis la faire évoluer ensuite petit à petit de cette position extraordinaire à la position normale; la fixer finalement en abduction et hyperextension légères.

CHAPITRE XXIII

6ᵉ CAS : COXALGIE COEXISTANT
AVEC D'AUTRES MALADIES

Sommaire. — *a*) Avec une coxalgie de l'autre côté, ou coxalgie double.
b) Avec un mal de Pott.
c) Avec une luxation congénitale de cette même hanche.
d) Avec une tumeur blanche du genou du même côté.
e) Avec d'autres tuberculoses externes ou viscérales.

a) Coxalgie double.

Nous devons surtout parler de la *coxalgie double*, assez rare heureusement, car la situation qu'elle crée au malade est fâcheuse, non pas précisément au point de vue de la guérison, mais au point de vue de la fonction des deux membres inférieurs.

Vous savez que trop souvent la coxalgie grave doit guérir par ankylose. Songez à ce que peut être la marche avec une ankylose complète des deux hanches.

Cependant, la guérison peut se faire sans ankylose dans bon nombre de cas, au prix d'un traitement très attentif.

Si les deux coxalgies sont extrêmement superficielles, si elles permettent la guérison complète avec la conservation intégrale des mouvements des deux côtés, ce sera parfait évidemment. Les deux hanches auront été touchées par la tuberculose, mais de cette double tuberculose il ne restera rien.

Cette guérison parfaite des deux côtés ne s'obtiendra malheureusement presque jamais; mais il suffit encore que les mouvements persistent intégralement avec un fonctionnement normal *d'un seul côté*. On finit ainsi par se trouver réellement, un peu plus tôt, un peu plus tard, en présence d'une coxalgie unique. On traitera celle-ci par les moyens ordinaires, et l'on aura les bons résultats ordinaires, c'est-à-dire que la guérison définitive sera bonne, dût cette coxalgie, plus grave d'un côté, se terminer par un enraidissement de la hanche.

Mais si les deux coxalgies sont assez sérieuses — et c'est là, disons-le, le fait habituel, — si elles amènent l'une et l'autre une déformation des os, nous sommes dans une pénible alternative : ou bien, pour avoir des jambes de longueur et de solidité normales il nous faut les fixer solidement toutes les deux, c'est-à-dire laisser se produire l'ankylose des deux hanches; ou bien, pour éviter cette double ankylose, ne pas brider les jambes aussi étroitement, au risque d'avoir une attitude défectueuse, qui, malgré la persistance d'une certaine mobilité, rendra la démarche bien incorrecte en fin de compte.

Il est pourtant possible de prendre un moyen terme, et c'est, croyous-nous, ce qu'on doit faire. Nous nous préoccuperons de laisser des mouvements aux deux hanches, ou tout au moins à l'une d'elles, et pour cela nous nous résignerons à sacrifier quelque chose de la bonne attitude des jambes. Mais, d'un autre côté, nous nous résignerons à la double ankylose incomplète en bonne attitude, plutôt que de laisser se produire une double luxation iliaque des fémurs, car l'expérience a démontré que l'enfant marche moins péniblement dans le premier cas que dans le second.

Tels sont les résultats médiocres que l'on aura, quoi qu'on fasse, dans la coxalgie double, pour peu que la tuberculose soit sérieuse et ait usé les os.

En somme, sachant à quoi l'on peut prétendre en ces cas, vous laisserez une liberté relative aux deux hanches, c'est-à-dire que vous ferez simplement l'extension continue des deux jambes plutôt que de les immobiliser sévèrement pendant des années dans des appareils plâtrés. L'extension continue vous laissera finalement un peu plus de mobilité que ces grands appareils, et suffira cependant d'ordinaire à vous mettre à l'abri d'une luxation iliaque.

Mais, dans le cas de douleurs trop vives ou de luxation menaçante, recourez temporairement au double appareil plâtré, dût-il favoriser un peu davantage l'ankylose — car le bénéfice de l'appareil est, en ces cas, bien supérieur à ses inconvénients....

A part ces réserves, les règles générales du traitement restent évidemment les mêmes dans la coxalgie double que dans le cas de coxalgie simple, qu'elle s'accompagne d'abcès, ou de fistule, ou de déviations.

Plus tard, si, malgré tout, l'ankylose double s'est produite et rend la situation du malade trop pénible, vous la traiterez par une ostéotomie linéaire ordinaire, en cherchant à obtenir de la mobilité. Cette ostéotomie sera faite d'un seul côté d'abord, puis de l'autre si la mobilité obtenue après la première opératiou n'est pas suffisante.

b) **Coxalgie avec mal de Pott.**

On peut soigner ces deux maladies, la coxalgie et le mal de Pott, en même temps, par un appareil prenant le tronc et la jambe malade jusqu'au pied inclusivement, ou bien encore par une extension faite à la tête et aux pieds. Mais il est préférable de soigner d'abord et surtout le mal de Pott par un bon appareil plâtré, et de laisser la jambe libre avec, simplement, l'extension, tout en soignant, bien entendu, les abcès s'il y en a. Lorsque le mal de Pott est guéri, on s'occupera de corriger, s'il y a lieu, l'attitude de la jambe par les moyens ordinaires (voir Ankyloses fibreuse et osseuse, p. 196).

Lorsque le mal de Pott est placé bas, comme il laisse généralement une ankylose du rachis lombaire et que la coxalgie a guéri également par ankylose de la hanche, cette double ankylose fait que la marche est assez défectueuse.

Nous savons que l'ankylose de la hanche, avec une jambe solide de longueur normale, n'empêche pas le malade de bien marcher ; mais cela n'est vrai qu'à la double condition que la hanche opposée sera souple et que le rachis inférieur aura également sa souplesse normale ; sans cela, toutes les suppléances fonctionnelles sur lesquelles nous comptions n'existent plus. — La première de ces deux conditions nécessaires peut manquer dans la coxalgie double ; et la seconde peut manquer dans le mal de Pott inférieur, coexistant avec la coxalgie.

c) **Coxalgie avec luxation congénitale de la hanche.**

Si l'enfant est très jeune et la réduction très facile, si, d'autre part, la coxalgie est très légère et que vous n'ayez pas à craindre de produire des inoculations par vos manœuvres, faites cette réduction et maintenez avec un grand appareil plâtré laissé en place : vous guérirez la hanche avec ou sans mouvements, suivant le degré de la coxalgie, mais toujours avec une jambe utile et un résultat très satisfaisant.

Mais si la réduction nécessite des manœuvres trop vigoureuses, ou que la coxalgie soit sérieuse, guérissez d'abord la coxalgie; vous réduirez la luxation un ou deux ans après.

d) Coxalgie avec tumeur blanche du genou du même côté.

On fait simultanément le traitement des deux articulations malades par l'extension ainsi que par un grand appareil plâtré prenant le pied. Il faut chercher, dans la mesure où on le peut, à sauver la mobilité soit de la hanche, soit du genou. Ces mouvements de l'une ou de l'autre jointure ajouteront beaucoup à la facilité et à l'élégance de la marche.

Mais, en somme, on peut encore marcher assez bien, même avec une ankylose de la hanche et du genou.

e) Coxalgie avec d'autres tuberculoses externes ou viscérales.

Si les tuberculoses externes coexistantes sont multiples et graves, ou bien si les tuberculoses viscérales sont avancées, et donnent soit de la fièvre, soit de l'albumine, faites localement un minimum de traitement, juste ce qu'il faut pour empêcher le malade de souffrir et les abcès de s'ouvrir. Pas d'intervention, pas de correction. Vous les ferez plus tard si l'état général s'est transformé favorablement.

CHAPITRE XXIV

CONVALESCENCE

Sommaire. — Il y a un intérêt capital à savoir dire quand la maladie est bien finie. — Il ne suffit pas, pour affirmer la guérison, que toutes les manifestations cliniques aient disparu. — A partir du jour où le foyer morbide paraît éteint cliniquement, il s'écoulera plusieurs mois, parfois même plus d'un an, avant qu'il ne soit éteint anatomiquement, c'est-à-dire réellement. Il y a donc, pour la coxalgie, après comme avant la période clinique, une période latente généralement très longue.

Avoir pour règle générale de ne lever le malade que six ou huit mois après la disparition complète de toutes les manifestations cliniques. — Le rôle du médecin ne finit pas à ce moment, contrairement à la croyance et à la pratique générales. — Le médecin a le double devoir d'éviter le retour du mal et de conserver le résultat fonctionnel acquis. — Il évitera le retour du mal s'il ne néglige pas le traitement général, et ne permet pas qu'on ramène le malade dans un mauvais milieu, et si, d'autre part, il évite toute fatigue à la hanche en imposant des précautions et des ménagements, lorsque l'enfant fait ses premiers pas. — Si la guérison est intégrale, l'enfant pourra marcher sans appareil, avec l'appui non pas de béquilles, mais de bâtons. — S'il a guéri avec une ankylose, il ne faut pas le faire marcher, pendant un an ou deux, sans le soutien d'un petit plâtre ou d'un appareil en celluloïd. — Pour empêcher le résultat fonctionnel de se compromettre, le médecin surveillera l'attitude du membre pendant plusieurs années. — Il fortifiera les muscles par des massages et fera l'éducation de la marche chez le convalescent. — Grave responsabilité des parents qui négligent totalement de consulter le médecin ou ne tiennent pas compte de ses avis. — Ainsi seulement s'explique le grand nombre de déviations qui se produisent à la suite de la coxalgie. Ce n'est que par l'inattention des parents et du médecin, trop fréquente, hélas! que peuvent se produire à la suite de la coxalgie des déviations ou des ankyloses en attitude vicieuse.

Le médecin aura à traiter ces déviations et ces ankyloses vicieuses consécutives, par les moyens ordinaires indiqués au chapitre XXIII (3e cas). — Ne pas toucher à une ankylose en bonne position, même si les parents demandent la mobilisation, à moins que la jambe n'ait une longueur et une musculature normales, ce qui est bien rare et ne se voit que lorsque la raideur s'est produite au cours d'une coxalgie bénigne, ayant duré seulement quelques mois. — Si l'ankylose s'accompagne de muscles faibles et de raccourcissement, la mobilité ne serait obtenue qu'aux dépens de la correction de la marche, et le bénéfice serait finalement négatif.

Diagnostic de la guérison.

S'il y a un intérêt capital à savoir reconnaître dès son début une coxalgie qui existe, l'intérêt n'est pas moindre à savoir dire à quel moment la coxalgie est véritablement éteinte.

Si vous vous trompez, si vous prenez une rémission du mal pour sa guérison, les conséquences de votre erreur seront sûrement désastreuses.

Vous avez laissé marcher votre malade, et cette liberté prématurée amène trop souvent une poussée nouvelle du mal, une rechute.

Vous étiez à la veille de la guérison; pour vous être trop pressé, voilà votre coxalgique condamné à encore une, deux, trois années d'une maladie déjà bien longue! Et encore, s'il ne s'agissait que d'une perte de temps! Mais le mal réapparaît presque toujours sous une forme plus grave qu'à la première atteinte.

Vous aviez laissé un enfant avec une jambe de longueur et de grosseur normales, avec des mouvements très étendus. — Il vous revient avec un raccourcissement du membre ou un abcès, c'est-à-dire avec l'impossibilité d'espérer cette fois la guérison intégrale quant à la forme et à la fonction du membre : cette guérison idéale tant cherchée!

Que dirai-je du découragement des parents, qui, après vous avoir pressé eux-mêmes de lever l'enfant, vous accableront de leurs reproches, vous accusant bien souvent de cette rechute déplorable.

Il faut donc savoir faire à coup sûr ce diagnostic de la disparition définitive du foyer morbide.

C'est toujours chose délicate et bien difficile, car la disparition des manifestations cliniques de la coxalgie ne signifie nullement guérison anatomique. Il en est à la fin de même qu'au début, où le foyer tuberculeux de la hanche, avant de se révéler à nos moyens d'examen et d'exploration, avant d'exister cliniquement, existe généralement à l'état d'incubation depuis plusieurs mois, et même, dans tel cas exceptionnel, depuis un an et plus. De la même façon, après la disparition de toutes les manifestations cliniques, le noyau tuberculeux continuera d'exister à l'état latent pendant une période plus ou moins longue, — quelques semaines ou quelques mois généralement, parfois même, dans tel cas exceptionnel, plus d'une année, — avant de s'éteindre tout à fait.

Cela est vrai surtout des coxalgies qui n'ont pas eu d'abcès ponctionné et injecté; car, dans ce dernier cas, la guérison effective, l'extinction de tout germe tuberculeux a été la conséquence immédiate du traitement, lorsque, du moins, tous les points malades de la hanche communiquent avec la cavité de l'abcès.

On ne parlera donc pas de guérison, avant qu'il soit bien constaté qu'il ne s'est pas produit la moindre manifestation clinique du mal depuis au moins six mois.

Ceci dit, les signes de guérison diffèrent naturellement un peu, suivant qu'il s'agit d'une hanche mobile ou d'une hanche ankylosée.

1ᵉʳ cas, *où les mouvements sont conservés.* — On reconnaîtra que la coxalgie est guérie cliniquement à la disparition de tous les signes qui avaient permis de faire le diagnostic dans ce cas léger, c'est-à-dire à l'absence de toute douleur, spontanée ou résultant de la pression de la tête fémorale; à la liberté des mouvements de la hanche et à leur indolence absolue; à la symétrie et à l'égalité parfaite des deux membres, par conséquent à la disparition de l'allongement et de la flexion du membre atteint; — mais une atrophie légère, ou même une limitation infime des mouvements, peuvent persister sans qu'on doive en conclure que la hanche n'est pas guérie[1].

Tel est le diagnostic de la guérison clinique. — Mais avant de conclure à la guérison anatomique, attendez encore dix mois, douze mois ou même davantage. Il vaut mieux être deux fois sûr qu'une, et dans ce cas, où vous recherchez la guérison intégrale, la rechute serait particulièrement désastreuse.

Ayez pour principe de ne mettre l'enfant sur pied qu'un an environ après la disparition de tout signe clinique.

2ᵉ cas, *où la hanche est ankylosée.* — Le diagnostic de guérison se fera par l'absence de douleur ou spontanée, ou provoquée par la pression des extrémités articulaires.

L'atrophie, la raideur, les douleurs provoquées par des essais de

---

1. J'ai déjà dit qu'un enfant coxalgique conservant un allongement d'un ou plusieurs centimètres avec une hanche mobile, n'est pas un enfant guéri; il s'agit, en pareil cas, d'une rémission du mal, mais non pas de guérison vraie et durable.

S'il est autorisé à marcher, malgré ce petit allongement, il reviendra presque sûrement au bout de quelques mois avec des douleurs, un raccourcissement du membre, et, un peu plus tard, un abcès!

mobilisation de la hanche, ne sont pas des signes de non guérison dans ce deuxième cas, non plus que la tendance à l'augmentation d'un raccourcissement existant déjà ; car la traction des muscles et la rétraction des parties molles peuvent augmenter le raccourcissement même après la disparition effective du processus tuberculeux.

Dans ce deuxième cas, à partir du jour où l'indolence est acquise, une attente variant de quatre à huit mois suffit, avant de faire marcher le malade.

Deux mois suffisent même lorsque l'enfant a eu un abcès traité par les ponctions et les injections modificatrices : d'autant qu'il n'est alors autorisé à marcher qu'avec un bon appareil de contention de la hanche.

Devoirs du médecin pendant la convalescence de la coxalgie.

Ainsi, vous mettez l'enfant sur ses pieds de quatre à douze mois, suivant le cas, après la disparition de toute manifestation clinique.

Mais votre rôle n'est pas fini :

Il est, pendant encore plus d'une année, tout aussi important que pendant la période active de la maladie.

Et cependant, combien n'est-il pas de médecins qui se désintéressent du coxalgique, dès que celui-ci est sur pieds !

Ils ne savent pas qu'ils ont encore ici un double devoir à remplir.

1ᵉʳ devoir. — Le médecin doit rendre le coxalgique à la vie ordinaire progressivement, pour éviter la rechute. Pour cela, il faut qu'il surveille l'état général du malade et l'état local de sa hanche.

2ᵉ devoir. — Il doit surveiller le résultat fonctionnel obtenu ; empêcher ce bon résultat de se compromettre ou de s'amoindrir, et, au contraire, s'efforcer de l'améliorer si cela se peut.

1ᵉʳ devoir : Éviter la rechute.

Précautions à prendre au moment de la mise sur pieds.

Son *1ᵉʳ devoir* consiste à prendre des précautions d'ordre général et d'ordre local. J'entends, par précautions d'ordre général, qu'il ne faut pas se hâter de ramener le coxalgique guéri à Paris ou dans une grande ville, ou dans le mauvais milieu où il était tombé

malade. Il faut le conserver à la mer ou à la campagne. Il faut
s'occuper de son alimentation et de son hygiène. Le garder de
toute contagion possible. — Combien n'est-il pas d'enfants guéris
qui, ramenés prématurément dans Paris, sont retombés!

Au point de vue local : on ne peut imposer d'emblée à cette
hanche, guérie sans doute, mais qui vient d'être malade, le même
travail qu'à une hanche saine. C'est progressivement qu'on la
rendra à la vie normale, si je puis dire, à ses fonctions normales,
qui sont de porter le poids du corps, de s'adapter aux diverses
positions, etc. — On comprend dès lors que la station debout ou
la marche, ne peuvent être que de quelques minutes au début.

Dans certains cas, il faut venir au secours de cette hanche fragile, en l'entourant d'un appareil qui assurera le repos de l'articulation, ou bien en faisant porter des béquilles qui la déchar-
geront du poids du corps.

La conduite à tenir n'est d'ailleurs pas la même, suivant que
la hanche a guéri, avec des mouvements, ou bien avec une
ankylose.

1er cas. — Dans le cas où la hanche a conservé tous les mouvements, où la guérison est intégrale, il n'y a pas plus de raison
de mettre un appareil à l'enfant guéri, qu'il n'y en avait à lui en
imposer un quand il était malade.

La hanche reste plus souple, les muscles plus vigoureux et par
conséquent la guérison plus belle, lorsque le corps est libre d'appareil. On peut cependant faire construire un appareil amovible en
celluloïd, mais pour ne l'appliquer que très rarement, par exemple
pour les tous premiers pas, ou, un peu plus tard, lorsque l'enfant
voudra faire une longue marche.

Mais, par cela même que l'enfant ne porte pas d'appareil, nous
serons tenus à plus de surveillance et plus de précautions.

Vous mettrez l'enfant debout, les mains appuyées sur une table,
cinq minutes toutes les heures pendant la première semaine; puis,
dès le huitième jour, vous lui faites faire ses premiers pas avec
l'appui de deux mains solides le soutenant sous les aisselles, cinq
minutes toutes les heures, et cela pendant un mois environ.

A partir du trentième jour, l'enfant sera généralement capable
de marcher avec l'appui de deux longs bâtons. Il marchera ainsi
dix minutes toutes les heures pendant trois mois. Dans l'intervalle
des exercices l'enfant restera couché. Il pourra commencer à
s'asseoir au troisième mois. Au quatrième, il marchera avec l'appui

d'une canne tenue du côté opposé au côté malade, dix minutes
toutes les heures pendant encore quatre mois au moins ; de sorte
que, ainsi, huit à douze mois environ après sa mise sur pieds, l'enfant pourra commencer à vivre de la vie de tout le monde, pourvu
que rien, ni dans son état général, ni dans son état local, ne laisse
à désirer.

2° cas, *où la hanche est guérie par ankylose*. — Les divers exercices de station debout et de marche peuvent être poussés ici un
peu plus vivement que dans le premier cas, mais ce qui fait surtout
la différence avec ce premier cas, c'est que le malade peut et doit
porter un apppareil immobilisateur, puisque nous avons intérêt à
conserver l'ankylose.

Cet appareil sera, pendant les trois à six premiers mois, un
plâtre « moyen », s'arrêtant au-dessous du genou ; puis un « petit »
plâtre, laissant le genou libre, renouvelé tous les quatre à cinq
mois pendant un an environ ; après quoi, si l'attitude se maintient
bonne, vous appliquerez un petit appareil amovible en celluloïd,
que le malade portera seulement pour la marche, pendant encore
approximativement une année.

Ces petits appareils en plâtre ou en celluloïd ne sont pas
gênants, bien au contraire ; grâce à ces petits tuteurs, l'aisance
et la perfection de la marche sont telles qu'on ne peut guère soupçonner que l'enfant est muni d'un soutien artificiel quelconque.

Un mot sur les béquilles, bâtons et cannes.

J'ai dit que j'avais renoncé à l'emploi des béquilles (figures 165
et 166). Je n'y ai recours en aucun cas, si ce n'est dans les tout
premiers jours.

J'y ai renoncé pour les raisons suivantes :

Avec des béquilles, l'enfant marche sur trois jambes, qui sont la
jambe saine et les deux béquilles, et il ne demande rien à la jambe
malade, ce qui, après des mois et surtout des années, se traduit par
une hypertrophie de la jambe saine, déjà beaucoup trop développée
relativement, et par une atrophie plus grande de la jambe malade,
asymétrie qui suffit à rendre les deux pas inégaux, c'est-à-dire à
faire la démarche irrégulière et par conséquent à causer de la boiterie.

A la place de béquilles, mes malades, ou plutôt mes ex-malades, se servent de longs bâtons.

Avec des bâtons, l'inconvénient signalé plus haut n'existe pas : la jambe malade travaille autant que l'autre.

Par contre, j'ai soin de ne faire marcher les enfants que lorsque

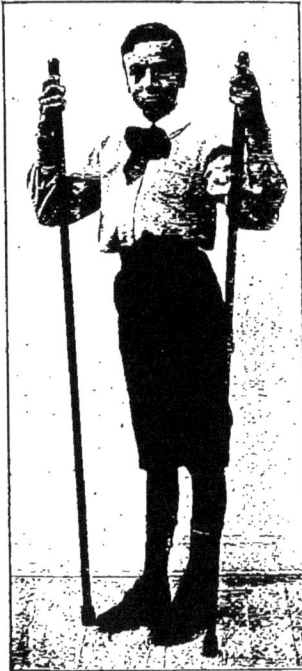

Fig. 165. — Les bâtons qui remplacent avantageusement les béquilles pour le coxalgique convalescent.

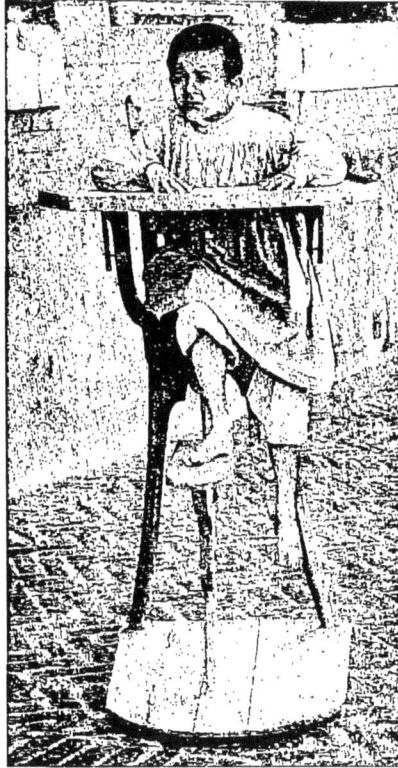

Fig. 166. — La chaise sur laquelle le coxalgique peut prendre ses repas ou écrire.... Le siége de la chaise est échancré du côté malade. L'enfant est assis sur la fesse saine (droite). La jambe malade (gauche) pend librement.

cette jambe malade peut fournir un certain travail, c'est-à-dire lorsque la maladie est tout à fait guérie.

Ainsi, ne me servant pas de béquilles, je fais marcher les enfants un peu plus tardivement; mais les résultats sont beaucoup plus beaux. La boiterie est évitée.

Après s'être servi des deux bâtons pendant quelques mois, le malade se contente d'une canne tenue du côté opposé au côté malade, et non pas du même côté, comme on le fait presque toujours.

Grâce aux précautions indiquées plus haut, vous éviterez la rechute, ou tout au moins vous la rendrez aussi rare qu'il est humainement possible, car une maladie débilitante, apparue malencontreusement peu après la guérison, — grippe, angine, etc., — ou un traumatisme sur la hanche, peuvent causer une rechute, · quoi que vous ayez fait. Que les parents fuient donc tous les foyers de contagion et gardent soigneusement l'enfant de toute chute et de tout choc.

2ᵉ devoir : Sauvegarder le résultat fonctionnel.

Mais il ne suffit pas de savoir éviter la rechute. Le *deuxième devoir* du médecin est, répétons-le, d'empêcher le résultat fonctionnel de se compromettre, et même de tout faire, pour l'améliorer encore.

1ᵉʳ cas : *Guérison intégrale.* — En pareil cas, où le résultat fonctionnel est parfait, il ne se compromettra pas à moins de réapparition de la maladie; le meilleur moyen de conserver ce résultat fonctionnel est donc d'éviter la rechute, nous venons d'apprendre comment.

Pour augmenter la vigueur des muscles on fera quelques massages très doux, mais assez loin du début de la maladie. Les massages faits trop hâtivement ou trop vigoureux sont mauvais, à plus forte raison les massages que certains ne craignent pas de conseiller pendant la période active de la coxalgie.

2ᵉ cas : *Guérison par ankylose.* — C'est surtout lorsque la guérison s'est faite par ankylose plus ou moins serrée que, pour conserver le résultat fonctionnel obtenu, la surveillance du médecin doit être attentive pendant longtemps.

Voici ce qui se passe très souvent à l'heure actuelle. Ces enfants, lorsque le médecin les abandonne et déclare le traitement fini, sont dans un état des plus satisfaisants. Le raccourcissement est à peine de un à deux centimètres, l'attitude est très favorable, l'enfant marche sans boiterie appréciable, il a même quelques mouvements obscurs dans l'articulation... Médecin, parents et malades, tout le monde est content d'avoir échappé si heureusement à la tourmente.

Eh bien, revoyez ces enfants quelques années après. Sans avoir eu de rechute (quoi qu'en dise M. Kirmisson), sans avoir eu de rechute véritable, tous ces enfants, ou presque tous, ont un raccourcissement de quatre, cinq, dix centimètres et une attitude vicieuse marquée.

Leur boiterie, autrefois inappréciable, est aujourd'hui très disgracieuse et ne peut plus échapper aux parents même les plus aveugles et les plus optimistes. Les enfants en sont arrivés là progressivement et presque insensiblement.

Pourquoi?

Parce qu'ils n'ont pas été surveillés. L'ankylose avait quelques mouvements obscurs dont les parents étaient heureux; mais ces mouvements ont rendu le plus mauvais service à l'enfant, puisqu'ils ont permis aux deux leviers articulaires de prendre une attitude de plus en plus vicieuse.

Cela est arrivé parce que l'ankylose n'était pas assez fixe, — ou parce que, n'étant pas assez fixe, la hanche n'a pas été maintenue assez longtemps par des appareils précis, — ou parce que, l'appareil étant abandonné, on n'a pas fait d'exercices de correction pouvant contrebalancer le fâcheux effet du poids du corps sur la position des leviers articulaires.

L'indication même de ces causes de déviation nous donne le remède.

1° C'est pendant le traitement, à la période active du mal, de chercher une soudure aussi fixe que possible.

2° Après la guérison du malade et la mise sur pied, de conserver longtemps les appareils en plâtre ou en celluloïd.

3° Lorsque les appareils sont abandonnés, de lutter contre la tendance à l'attitude vicieuse, si elle existe encore, par les exercices suivants :

Pour la tendance au raccourcissement, faire une traction nocturne de 3 à 6 kilogr. suivant l'âge des enfants.

Pour effacer l'adduction, cette même traction nocturne est très utile; vous y ajouterez une ou deux séances quotidiennes, d'un quart d'heure de durée, de manœuvres d'abduction ou de traction plus vigoureuses, destinées à porter l'extrémité inférieure de la cuisse en dehors et en bas, grâce à un système de poulies appropriées que les parents, sur vos indications, peuvent installer et surveiller eux-mêmes (figures 167 et 168).

Pour corriger la flexion, faites coucher le malade sur le ventre et exercez des pesées sur les fesses avec des sacs de sable ou de

CALOT. — Traitement de la coxalgie.   14

grenaille de plomb de 10 à 12 kilogr., tandis que les genoux sont relevés par un sac de sable de 10 centimètres de hauteur ; faire cet exercice deux ou trois fois par jour, une demi-heure chaque fois : pendant cet exercice la poitrine repose doucement sur un oreiller, et l'enfant peut lire ou jouer.

Par ces exercices et d'autres semblables que vous improviserez, vous saurez atténuer petit à petit et même effacer la déviation commençante, sans avoir à remettre un appareil — ce qui déconcerterait par trop les parents lorsque cette attitude vicieuse se produit plusieurs années après la guérison proclamée de leur enfant.

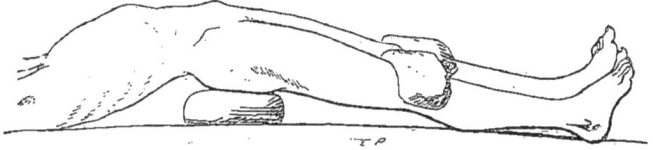

Fig. 167. — Manière de corriger la tendance à la flexion. Le malade est couché sur le dos on place un coussin sous son siège et un sac de sable sur chaque genou (deux séances par jour).

Cependant, il est des cas où ces exercices orthopédiques ne suffisent pas : la déviation a pris des proportions telles et s'est fixée si solidement que les petits moyens ne suffisent plus.

A ces cas on appliquera le traitement déjà indiqué (page 196) pour la correction des ankyloses, soit complètes (presque jamais) — soit incomplètes (presque toujours) qui surviennent au cours de la coxalgie.

Sans chloroforme : — appareils plâtrés successifs. Sous chloroforme : — ténotomie, généralement, ou ostéotomie rarement.

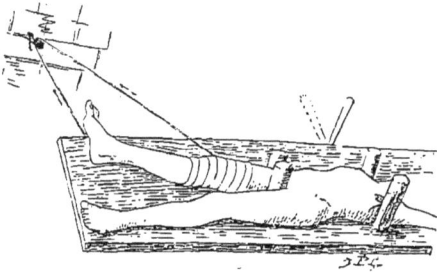

Fig. 168. — Manière de corriger la tendance à l'adduction (deux ou trois séances par jour).

Mais l'on devine que les déviations consécutives à la coxalgie justiciables d'une intervention deviendront de plus en plus rares, si les médecins surveillent davantage le malade dans les années qui suivent la guérison. Le meilleur traitement à leur opposer, c'est encore le traitement préventif. Il faut les empêcher de se produire ; et cela nous le pouvons avec des parents attentifs à nous montrer leurs enfants pendant plusieurs années encore, au moins une fois par mois.

Quelle sera la marche du coxalgique, et moyens de l'améliorer.

Traitement des muscles (massages, électrisation, bains). — *Éducation de la marche.*

Le meilleur moyen d'assurer la correction de la marche, c'est de conserver au membre malade une longueur et une attitude aussi normales que possible.

C'est à cela qu'aboutit le traitement que nous avons indiqué dans ce livre.

Mais ce que nous avons dit se rapporte aux os et à l'articulation. Il y a cependant autre chose : il y a une question de muscles, très importante pour décider du plus ou moins de correction de la marche.

Un enfant atteint de paralysie infantile de la hanche boitera horriblement quoi qu'il ait une articulation et des os qui sont encore normaux ; il boitera parce qu'il a de mauvais muscles.

Il en est de même ici.

Nous devons rendre aux muscles du membre, atrophiés et mous, leur vigueur par tous les moyens connus : — massages, électrisations à courants induits ou courants continus, bains de mer chauds, bains salés, etc.

Mais tous ces moyens ne doivent pas être employés pendant la période active de la maladie.

J'ai déjà dit que masser les muscles d'une jambe coxalgique avant sa guérison, est l'affaire des rebouteurs ignorants, mais non pas d'un médecin prudent. Pendant la période active de la coxalgie, les massages risquent d'attiser la maladie au même titre, bien qu'à un degré moindre, que la liberté de marcher.

Vous attendrez donc que la coxalgie soit guérie depuis au moins six mois avant de masser les muscles. Au début, vos massages seront doux et courts ; plus tard, ils seront plus prolongés et plus vigoureux.

Le même délai doit être observé pour les bains de mer chauds ou froids et l'électrisation.

Mais tout cela ne fait pas encore bien marcher. Il ne suffit pas d'avoir un bon outil, il y a la manière de s'en servir.

Certains enfants ne savent pas marcher correctement, et cependant pourraient le faire, ayant une jambe de vigueur sensiblement normale; vous devez le leur apprendre. A plus forte raison devez-vous faire l'éducation de la marche chez ceux qui conservent une atrophie notable de la jambe.

Prenez tel enfant qui boite beaucoup; prenez-le quelques minutes chaque jour chez vous et apprenez-lui à marcher aussi correctement que possible — en le reprenant à chaque pas, en lui reprochant cette chute d'épaule, cette torsion du bassin disgracieuse, cette inégalité dans la durée et la valeur des pas, en le grondant et le stimulant à chaque instant, jusqu'à ce qu'il ait effacé ou atténué sensiblement tout ce qui constituait la défectuosité de sa marche.

Vous arriverez à des résultats surprenants après quelques séances : la boiterie de l'enfant aura diminué des trois quarts en moins de huit jours, tandis qu'il marche devant vous; — mais au dehors, loin de vos yeux, il reprendra longtemps encore sa marche défectueuse, et les parents devront continuer votre œuvre en le harcelant de rappels incessants : « Fais attention, marche bien ».

Car il peut marcher bien ou mal, suivant qu'il fait un effort ou se laisse aller.

S'il fait un effort, les muscles affaiblis, surtout les muscles pelvi-trochantériens, donnent le maximum de rendement et soutiennent la pesée du corps (en particulier les muscles fessiers), empêchant la chute du tronc et le balancement qui font la boiterie.

S'il ne fait pas cet effort, s'il ne vous écoute pas, les muscles affaiblis se dérobent à leur devoir, et alors la chute du corps et la boiterie deviennent horribles.

Ce n'est donc que par un effort volontaire de chaque seconde, en méditant chaque pas si je puis dire, que l'enfant réussit à bien marcher. On conçoit qu'il se fatigue vite. Ce muscle, qui est forcé, devient bien vite inférieur à sa tâche, et la boiterie recommence aussitôt.

Faites donc reposer l'enfant dès que la fatigue le rend incapable de bien marcher, et recommandez aux parents de l'arrêter dès qu'il ne veut plus marcher bien. Petit à petit, il sera capable d'un effort plus prolongé parce que les muscles se seront fortifiés par cet exercice, qui est le meilleur et le plus intelligent des massages, et un temps viendra où l'enfant sera capable de marcher longtemps « bien » et même de marcher toujours bien, sans même y penser. De même chacun de nous est capable, après un certain temps, d'accomplir instinctivement, sans effort, tel acte, tel exercice, qui nous demandait au début une peine physique et une tension cérébrale immenses.

Vous voyez ce que peut l'éducation de la marche pour tirer parti d'une jambe atrophiée, supprimer, ou tout au moins, atténuer grandement la boiterie.

Je fais cette éducation chez certains enfants pendant plus de six mois, je la fais moi-même, les voyant quelques minutes, chaque jour, à ma consultation, ou à l'hôpital, ou dans mes cliniques.

On arrive ainsi, je le répète, à des résultats fonctionnels merveilleux.

Mais ne saviez-vous pas déjà qu'une jeune fille coquette arrive, par un effort de volonté constant, à masquer des raccourcissements de plusieurs centimètres, tandis que ce même raccourcissement fera boiter épouvantablement un garçon du même âge insouciant et paresseux, à qui l'amour-propre et le sens esthétique personnel sont inconnus.

Ce que sera la marche dans les cinq cas ou formes de coxalgie étudiés dans ce livre.

Nous avons dit par quels moyens nous saurons éviter la boiterie à tous les enfants du 1er cas et du 1er degré du 2e cas, en obtenant chez eux la guérison intégrale (Voir p. 163 et 166).

Même après les coxalgies *des autres cas*, nous saurons éviter la boiterie en ankylosant la hanche.

L'enfant marchera bien s'il fait attention et si nous lui avons appris à marcher : parce que la mobilité de l'autre hanche et la mobilité complémentaire du rachis inférieur suppléeront à la fixité de la hanche, parce que la longueur des os est normale, qu'elle le soit naturellement ou bien que nous ayons usé d'un artifice (mise en abduction de 20°) pour la lui donner.

C'est ainsi que nous cherchons à guérir toutes les coxalgies rebelles que nous ne pouvons pas guérir intégralement, c'est-à-dire les coxalgies avec adduction marquée, avec raccourcissement, avec abcès, avec fistule, avec ankyloses et luxations, c'est-à-dire les coxalgies des 3e, 4e et 5e cas, et bon nombre de celles du 2e cas.

Tous ces enfants marcheront bien; ils auront peut-être une certaine difficulté à s'asseoir; mais cela n'est pas certain, car j'ai vu très souvent la mobilité de l'autre hanche et la mobilité complé-

mentaire du rachis inférieur suppléer très efficacement à l'absence
de souplesse de la hanche malade.

Il faut avouer cependant qu'il reste et restera toujours quelques
coxalgies malignes où l'usure des os est trop grande, le retard du
développement trop marqué, pour que l'abduction de 15 à 20° dans
laquelle nous mettons et conservons la jambe puisse corriger la
totalité du raccourcissement. L'amour propre et la volonté la plus
persévérante ne sauraient suffire à empêcher de boiter les enfants
ainsi atteints.

Pour eux, il faudra bien recourir à une chaussure spéciale
qui effacera ou atténuera la boiterie.

Les Chaussures.

Voici quelques indications sur ces chaussures, destinées à masquer les raccourcissements dans les quelques cas où ceux-ci n'ont
pu être évités. Cette question a une réelle importance, bien que
les chirurgiens ne lui en donnent guère dans la pratique.

Cette chaussure doit compenser la totalité du raccourcissement
si l'ankylose est osseuse; la moitié de ce raccourcissement, si
l'ankylose n'est pas complète.

Dans le 1ᵉʳ cas, le raccourcissement ne bougera plus, l'ankylose
étant parfaite.

Dans le 2ᵉ, le raccourcissement augmenterait malheureusement
s'il était compensé en entier. Mais, ne pas le compenser du tout,
serait laisser l'enfant boiter inutilement.

Si vous voulez diminuer la boiterie par une chaussure, vous
devez éviter que cette chaussure soit rigide, car elle ferait boiter
davantage le malade.

La chaussure sera souple et laissera au pied sa souplesse; elle
sera faite sur un moulage donnant la hauteur exacte du raccourcissement.

Voici comment je procède pour prendre ce moulage et faire
construire ces chaussures (fig. 169, 170, 171, 172).

Je fais placer le malade devant moi, les deux épines iliaques au
même niveau; par conséquent la jambe malade pose seulement
sur l'avant-pied, le talon séparé du sol par une distance égale au
raccourcissement. Je comble avec du plâtre cette distance et j'ob-

tiens une talonnette en plâtre venant en biseau jusqu'au milieu de l'avant-pied. Deux heures après, dès que la talonnette est bien sèche et bien solide, je l'enduis de vaseline, je la replace sous le pied malade mis dans la même position que précédemment et ensuite je prends le moulage des deux pièces du pied malade et de la talonnette réunis, puis le moulage du pied sain posé à plat.

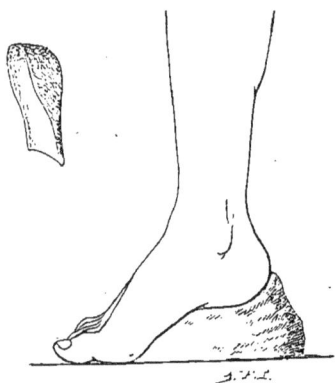

Fig. 169. — Pour prendre la mesure de la talonnette. Le malade est debout, les épines iliaques au même niveau : on met du plâtre sous la plante du pied qui ne touche pas le sol.

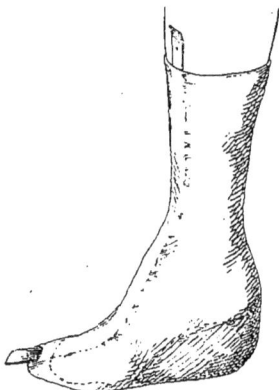

Fig. 170. — Le pied muni de la talonnette est recouvert d'un bas, le moulage se fait par-dessus le tout; on voit la bande de zinc sur laquelle se fera l'incision du moulage négatif pour l'enlever.

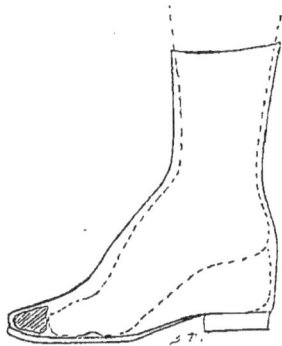

Fig. 171. — Chaussure du côté malade. Pied muni de la talonnette.

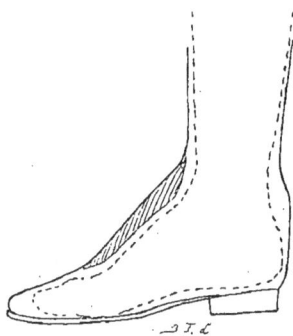

Fig. 172. — Côté sain.

J'ajoute quelques millimètres de plâtre sur la face dorsale du pied sain, et un peu de plâtre devant le moulage des orteils du pied malade, pour donner sensiblement aux deux moulages la même longueur et la même hauteur, pour des raisons esthétiques que l'on devine.

Je donne ces deux moulages à un cordonnier qui me fait, en

s'en servant comme de formes, deux chaussures ordinaires. Ceci fait, je fais fabriquer une talonnette en bois ou en liège, exactement pareille à la talonnette en plâtre que j'ai gardée. Je la mets dans la chaussure du pied malade, et voilà l'enfant capable de bien marcher avec une chaussure sensiblement pareille comme aspect à celle du côté sain.

Dans la partie antérieure de cette chaussure, pour caler les orteils, je fais mettre un tamponnet d'ouate, et parfois, m'inspirant de ce qui se fait dans les chaussures d'O'Connor, une toute petite articulation, pour donner plus d'aisance et de souplesse à la marche.

Avec des chaussures ainsi faites, qu'on peut fabriquer partout, on se passera heureusement de toutes les opérations sanglantes portant sur le pied (Wladimirov Mikulicz), destinées à corriger les raccourcissements du membre inférieur.

Encore un mot sur la mobilisation des ankyloses.

1° Ankyloses dont la mobilisation n'est pas permise.

L'ankylose n'est pas toujours une terminaison défectueuse de la coxalgie.

Nous avons vu au contraire que c'était la terminaison souhaitable dans les cas, — encore en majorité à l'heure actuelle, — où il y a une usure des os, et des muscles notablement atrophiés.

Ankyloser la hanche est alors le meilleur moyen de donner à la marche une solidité et une régularité presque parfaites.

C'est aussi le meilleur moyen d'assurer l'avenir, d'empêcher l'apparition de déviations nouvelles.

Je parle, bien entendu, des ankyloses en bonne position, c'est à-dire des ankyloses en abduction légère.

Cette sorte d'ankylose avec abduction de 15 à 20°, non seulement permet une marche régulière, mais, de plus, compense, au point de vue fonctionnel et pratique, les deux centimètres d'étoffe qui manquent au squelette de la jambe.

L'ankylose n'est donc pas une mauvaise chose par elle-même. Ce qui la rend mauvaise, c'est l'attitude vicieuse dans laquelle elle s'est faite. Alors il faut y toucher, mais seulement pour la corriger, pour la remplacer par une ankylose en légère abduction.

Mais que l'on comprenne bien que ce n'est pas pour la mobiliser. Au contraire, lorsque ces ankyloses se présentent avec des mouvements, nous devons tout faire pour supprimer ces mouvements. Il est donc entendu que, lorsque les parents vous demanderont de mobiliser une ankylose produite après l'usure des os de la hanche, fibreuse ou osseuse, vous vous y refusez.

Non pas qu'il soit impossible ou même grave d'obtenir cette mobilisation. Mais c'est un mauvais service à rendre au malade, qui marchera après cela moins bien et se fatiguera plus vite, et qui risquera de voir augmenter chaque jour sa boiterie.

Il arrive trop souvent qu'après un tel traitement de mobilisation, toujours long et difficile, on est, en fin de compte, obligé de réankyloser la hanche.

Laissons ces pratiques aux rebouteurs ignorants. Nous, nous n'avons pas le droit d'y avoir recours, car nous savons trop bien que notre malade n'a pas une chance sur vingt d'en retirer un bénéfice durable, et qu'il court le plus grand danger de voir s'aggraver son état fonctionnel. — Cela est absolu pour tous les cas où l'ankylose s'accompagne d'une usure notable des os.

2° *Ankyloses qu'on peut mobiliser.*

Ce n'est que dans les ankyloses fibreuses succédant à des coxalgies du premier cas ou tout au plus du premier degré du deuxième cas (voir 1er et 2mé cas), — où les os sont sans usure appréciable et où les muscles ont une vigueur sensiblement normale, — qu'il peut être question de mobilisation. Alors, oui, dès que le malade est très bien guéri depuis plus de dix mois, il est permis, en même temps qu'on le masse vigoureusement, d'imprimer à la fin de chaque massage quelques mouvements doux, mesurés et progressifs, à la hanche enraidie. — Il est préférable de laisser au repos pendant quelques mois de plus qu'il n'est de règle l'enfant à qui l'on fait cette mobilisation.

J'ai vu assez souvent les mouvements revenir et se conserver, après ces manœuvres lentes, méthodiques et prudentes. Mais bien que cela ait pu réussir en certains cas, ne faites pas de mobilisation rapide sous chloroforme, pour ne pas risquer de provoquer une inflammation.

Les ankyloses auxquelles on peut toucher sont donc l'infime exception. En outre il faut bien savoir qu'il n'est pas rare de voir les mouvements revenir spontanément à la longue, après une ou plusieurs années, sous la seule influence de la marche, et de massages intelligemment faits.

Il faut donc savoir attendre en pareil cas.

En terminant, je veux vous redire qu'en présence d'un coxalgique vous devez avoir constamment devant les yeux ce double objectif.

1° Ne pas ouvrir ou ne pas laisser s'ouvrir le foyer tuberculeux de la coxalgie;

2° Sauvegarder la bonne attitude de la jambe et, dans les cas particuliers bien spécifiés dans ce livre, sauvegarder en outre la vigueur des muscles et la souplesse de la hanche.

Par ces moyens vous guérirez la coxalgie, soit avec une jambe normale dans les cas bénins, soit avec une jambe permettant à l'enfant de marcher encore très régulièrement, dans les cas graves s'accompagnant d'usure des os, parce que cette usure sera suffisamment compensée par une ankylose en légère abduction.

Et dans les cas, qui deviendront de plus en plus exceptionnels, où cette abduction ne suffira pas à compenser une usure trop grande des os, vous arriverez du moins à atténuer dans une très large mesure la boiterie. La jambe, même alors, restera une jambe très utile, qui permettra à l'enfant de marcher, non pas seulement sans béquilles, mais même sans canne. On n'aura plus de ces boiteries lamentables qui faisaient jadis de tous les coxalgiques de véritables infirmes; car la cause principale des grands raccourcissements et des grandes boiteries est, nous l'avons vu, non pas l'usure des os, mais l'attitude vicieuse; et contre l'attitude vicieuse nous pouvons tout.

Mais vous n'arriverez à des résultats durables que si vous vous rappelez qu'il est nécessaire de voir le malade, non pas seulement pendant la période active du mal, la période des douleurs ou des abcès, comme le croient beaucoup de médecins, mais encore pendant un très long temps après la mise sur pied, ce temps se chiffrant souvent par deux, trois, quatre ans et même davantage ce qui me conduit à vous redire en terminant qu'on a dans la coxalgie le résultat qu'on mérite par son application et sa persévérance.

CHAPITRE XXV

APPENDICE

Un type de coxalgie bénigne et un type de coxalgie grave après traitement.

1° Type de coxalgie bénigne

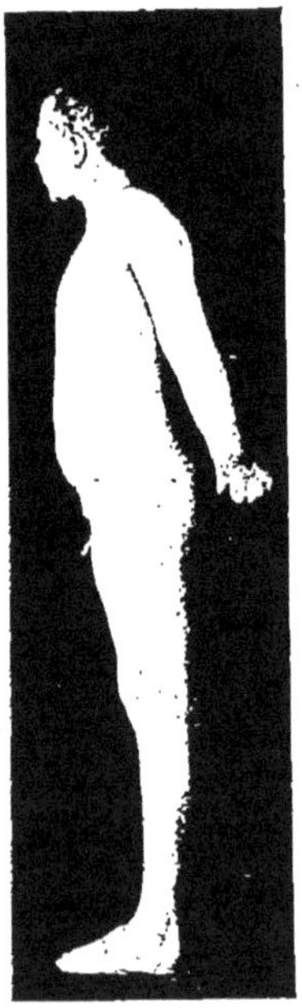

Fig. 173. — Pierre R., soigné d'abord par M. Jalaguier à Paris puis par moi à Berck pendant près de deux ans, L'enfant guéri vu de profil. Coxalgie gauche.

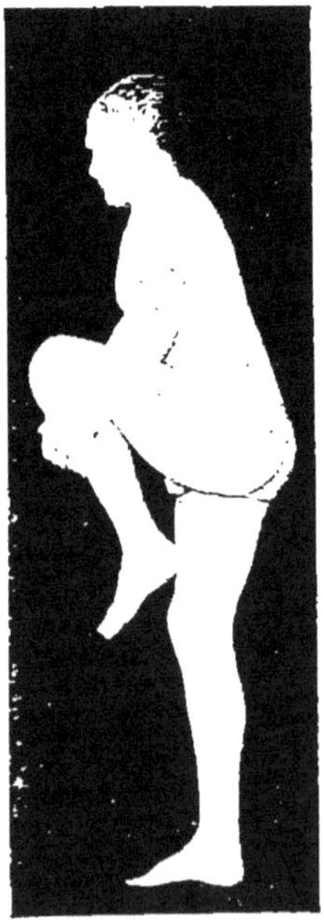

Fig. 174. — Le même a recouvré la totalité des mouvements, peut fléchir à angle aïgu la jambe guérie.

Ces deux photographies ont été prises trois ans après la guérison.

Ankylose fibreuse depuis quatre ans, deux abcès dans la cuisse et la fesse. La guérison a demandé deux ans et demi. Elle a été obtenue sans opération sanglante par des appareils plâtrés successifs. La guérison se maintient depuis quatre ans. L'enfant marche actuellement sans boiterie.

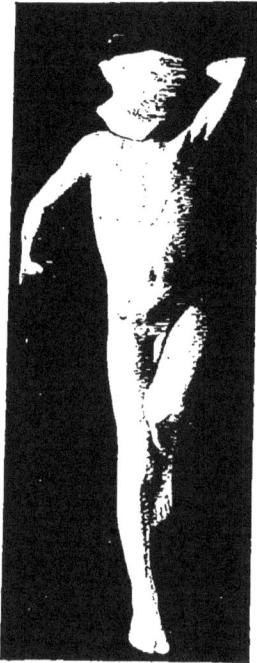

Fig. 175. — Vu de face.

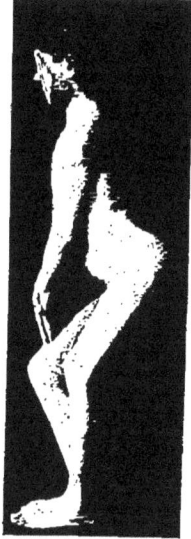

Avant.

Fig. 176. — Vu de profil.

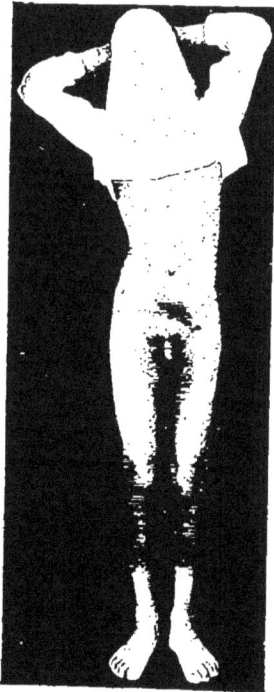

Fig. 177. — Vu de face.

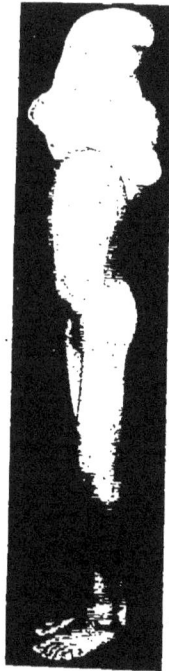

Après.

Fig. 178. — Vu de profil.

TABLE DES MATIÈRES

INTRODUCTION

DEUX CHAPITRES PRÉLIMINAIRES
SUR LE DIAGNOSTIC ET LE PRONOSTIC

CHAPITRE I

Diagnostic.

CHAPITRE II

Pronostic.

Sommaire. — Les trois questions inévitables des parents après le diagnostic de coxalgie :

1° L'enfant guérira-t-il?

2° Comment guérira-t-il, sans que la maladie laisse de traces — ou bien avec une infirmité?

3° Quand sera-t-il guéri?

Réponses. — 1° *Oui, le malade guérira sûrement*, — à moins toutefois qu'on n'ait pas su éviter à temps la production d'une fistule qui a pu s'infecter et produire, par retentissement sur l'état général : *la fièvre vespérale continue, l'albuminurie, l'hypertrophie du foie.*

2° *Le résultat final* dépend pour la plus grande part de la période de la maladie à laquelle a débuté le traitement et du choix de ce traitement.

Au début. Le long repos dans la position couchée, sévèrement appliqué *dès le premier signal de la maladie,* amènera le plus souvent un arrêt de l'inflammation avant l'usure des extrémités osseuses, assurant ainsi une guérison intégrale. Au pis aller, l'enfant conservera un peu de raideur articulaire, mais il marchera sans boiter.

Plus tard, quand l'usure articulaire a donné naissance à un abcès, nous pouvons promettre que l'enfant marchera sans boiterie, mais avec une jambe raide. Notre objectif principal sera d'assurer à la jambe une guérison sans raccourcissement et sans attitude vicieuse, fût-ce *au détriment de la mobilité.* Nous posons en principe qu'il n'y a, dans ce cas, que peu de chances de conserver un membre à la fois de longueur normale, d'attitude normale et de mobilité normale, et nous sacrifions la mobilité au profit de la longueur et de l'attitude.

En résumé, le malade guérira si l'on se garde d'ouvrir le foyer de la hanche et les abcès.

Il guérira avec une bonne jambe si l'on sait faire des appareils extrêmement précis de la hanche.

3° *La durée du traitement* ne peut pas se préciser. A titre de renseignement, voici quelques chiffres :

Coxalgie légère prise au début : de six mois à un an.

Coxalgie avec déviation marquée ou douleurs vives : de dix-huit à trente mois, avec grande probabilité d'abcès au cours du traitement.

Coxalgie avec abcès bien traité : guérira quelques mois après la guérison de l'abcès; celui-ci demande de deux à trois mois pour guérir.

Coxalgie avec douleur sans abcès : deux, trois, quatre ans.

Coxalgie avec fistule non infectée : peut se guérir en quelques mois.

Coxalgie avec fistule infectée : souvent plusieurs années sans qu'on puisse

Un coup d'œil sur les lésions de la coxalgie.

PREMIÈRE PARTIE

ÉTUDE TECHNIQUE DES MOYENS THÉRAPEUTIQUES

CHAPITRE III

Principes généraux du traitement de la coxalgie à connaître et à appliquer.

CHAPITRE IV

Moyen d'assurer le repos dans la position couchée.

CHAPITRE V

Extension continue.

CHAPITRE VI

Chloroformisation.

Sommaire. — *Criterium absolu de la narcose* : conservation du réflexe cornéen, en même temps que sont abolies : la sensibilité générale du sujet et la résistance des muscles des membres. — Par réflexe cornéen on entend la contraction active, immédiate, des paupières (toujours appréciable sur la paupière supérieure), provoquée en touchant de l'index la cornée du sujet. — Si le sujet est insensible et inerte, la résolution est suffisante pour tout ce qu'on peut avoir à faire : corrections orthopédiques, interventions sanglantes. L'anesthésie est assez poussée. — On est sûr qu'elle ne l'est pas trop, tant que le réflexe cornéen est conservé. La sécurité est alors entière. — Pendant toute la durée de l'opération, ne dépasser ce degré ni en deçà, ni en delà, et l'entretenir par quelques gouttes de chloroforme administrées de temps en temps....................................

CHAPITRE VII

Mànière de faire un appareil plâtré de coxalgie.

Sommaire. — A. — *Matériel nécessaire.*

1° Pelvi-support improvisé : deux piles de livres de 15 à 20 centimètres de haut et de largeur inégale, placées sur une table de cuisine, la pile plus large supportera les épaules de l'enfant, la plus étroite le sacrum.

2° Un jersey ou fin gilet de tricot, qu'on mettra à l'enfant comme un caleçon, la jambe dans une manche et l'abdomen recouvert par le corps du gilet.

3° A défaut de jersey, de l'ouate ordinaire, non hydrophile, roulée en bandes de 15 centimètres environ de large et d'un centimètre d'épaisseur.

4° Trois litres environ de plâtre frais à modeler.

5° Dix mètres de mousseline empesée, dont se servent les couturières pour faire des « patrons ». Cette mousseline sera débitée en bandes de 5 mètres de long et de 10 à 12 centimètres de large. On fera ainsi de dix à douze bandes. Six bandes suffisent pour un appareil de taille moyenne. Les dix bandes sont nécessaires pour un grand appareil ou pour un enfant de grande taille.

6° Deux ou trois cuvettes et de l'eau froide.

B. — *Personnel.*

1° L'opérateur :

2° Un aide « moral », la mère si possible, qui soutienne la tête de l'enfant et l'encourage.

3° Deux aides, un, pour chaque jambe, jeunes, forts, inexpérimentés si l'on veut, mais préalablement instruits de leur rôle, et qu'on dirigera par quelques commandements sobres, nets, précis.

C. — *Application de l'appareil.*

1° L'enfant revêtu du jersey est placé comme le tablier d'un pont sur les deux piles de livres, les épaules appuyées sur l'une et le sacrum sur l'autre. La mère lui tient la tête et l'occupe. Les deux aides, — à la rigueur un aide suffirait, — lui tiennent les pieds, tendant les jambes comme les brancards d'une brouette.

2° Explication, « à sec », aux aides, de l'effort qu'ils auront à produire dans quelques instants, pendant la prise du plâtre, et du sens dans lequel ils devront appliquer cet effort pour assurer, selon les indications particulières à chaque cas, telle ou telle attitude correctrice ou compensatrice. Ces efforts sont de trois sortes :

    a) Rotation du pied en dedans ou en dehors ;

    b) Traction ou refoulement de la jambe ;

    c) Abduction ou adduction de la jambe.

3° Bouillie de plâtre. — Dans une cuvette vide et sèche, mesurez cinq verres de plâtre. Ajoutez trois verres d'eau. Gâchez.

Plongez une bande roulée dans cette bouillie, dont elle s'imprégnera pendant que vous l'y déroulerez et l'enroulerez de nouveau. Vous avez dix à douze minutes avant que se fasse la prise du plâtre qu'elle renferme. — A votre exemple, un aide plâtera les autres bandes, et vous commencerez l'application.

4° *Premier temps.* — Application des bandes plâtrées. — Débuter par un premier tour de bande en ceinture. Continuer à recouvrir l'abdomen par des circulaires, en déroulant la bande sans pression, continuer par un spica de l'aine, puis circulaires de la jambe jusqu'au point où l'appareil devra s'arrêter, y compris le pied dans les grands appareils. Appliquer ainsi les six ou dix bandes plâtrées, *prenant soin d'assurer au niveau du pli de l'aine, qui est le point fragile, la solidité* en imbriquant les uns sur les autres plusieurs spicas. A ce moment, l'enfant est soulevé comme une planche horizontale par les pieds, par le bassin et par les épaules ; les deux piles sont rapidement enlevées, et il est déposé sur la table.

5° *Deuxième temps.* — C'est celui qui décide de la valeur de l'appareil. *Trois préoccupations* :

    a) Assurer l'adhérence intime du bassin à la carapace plâtrée qui l'entoure. A cet effet, *l'opérateur*, disposant ses deux mains en gouttière par une demi-flexion des doigts, vient coiffer les deux crêtes iliaques en déprimant avec les éminences thénars les fosses iliaques internes, pendant qu'il applique fortement les doigts allongés sur la fosse iliaque externe. En même temps, de tout son poids, il fixe le bassin sur la table, et il ne bouge plus jusqu'à ce que la prise du plâtre soit complète.

    b) Les *aides des jambes* font : 1° la rotation du pied ; 2° la traction ou le refoulement de la jambe, suivant le côté ; 3° l'abduction ou adduction, telle qu'elle leur a été indiquée.

    c) Une *troisième personne* vient coiffer de ses deux mains comme de deux calottes sphériques la région du genou, afin de prendre avec le plâtre l'empreinte de la rotule et des condyles, empêchant ainsi que la jambe puisse tourner dans l'appareil autour de son axe, ce qui se produirait

CHAPITRE VIII

Correction des attitudes vicieuses de la coxalgie sous chloroforme.

CHAPITRE IX

Ténotomie.

facile à faire. — Elle est faite sous-cutanée, par une incision aseptique de quelques millimètres. — Si quelques fibres échappent au ténotome, on les brisera facilement en faisant une traction après que le ténotome a été enlevé. — Cette traction supplémentaire est nécessaire, bien qu'à un degré moindre, dans la ténotomie à ciel ouvert.

Section des tendons adducteurs à 1 centimètre au-dessous de leurs insertions supérieures, en piquant en dehors de la corde tendineuse rendue saillante par une traction de la jambe en dehors, et en coupant de dehors en dedans.

Section des fléchisseurs à 1 centimètre et demi au-dessous de l'épine iliaque antérieure et supérieure, en piquant en dedans de la corde tendineuse et en coupant de dedans en dehors.

Hémostase soignée, puis traction pour compléter la correction. — Cette correction, dans les deux cas, est maintenue par un appareil plâtré solide et bien modelé.

Instruments. — 1° ténotome pointu ; 2° ténotome mousse. A la rigueur, un simple bistouri étroit suffit.

Anatomie. — Revoir l'insertion des tendons fléchisseurs et des tendons adducteurs.

Ténotomie des fléchisseurs.

Aides. — *Un premier aide* tient la jambe saine fortement fléchie sur le ventre. — *Un deuxième aide*, à genoux, fixe l'os iliaque du côté malade en plaçant une main sur l'ischion et l'autre sur la crête iliaque ; *un ou deux aides* tirent sur le genou et le portent en bas, donc en extension.

Premier temps. — *Incision cutanée :* — Pendant que les aides continuent cette traction sur le genou, inciser avec le ténotome pointu, sur une longueur de 3 à 4 millimètres, le long du bord *interne* des tendons saillants, à 1 centimètre au-dessous de l'épine iliaque, jusqu'à 2 ou 3 centimètres de profondeur.

Deuxième temps. — Retourner ce même ténotome, le bord tranchant en dehors ; ou bien introduire le ténotome mousse à 3 centimètres de profondeur parallèlement à l'incision, puis le tourner en dehors.

Troisième temps. — On sectionne avec mouvements de scie, tandis que l'index gauche ramène les tendons de dehors en dedans, sur la tranche du ténotome.

Quatrième temps. — Une dépression cutanée a succédé à la section des tendons. Le ténotome est retiré ; on tamponne à travers la peau avec pression. Par cette pression directe et quelques tractions sur le genou, on achève la correction.

Le manuel opératoire de la ténotomie des adducteurs est calqué sur le précédent, avec les petites modifications que l'on devine : le ténotome pénètre en dehors des tendons et non pas en dedans, les aides tirent la jambe en dehors et non pas en bas.. 97

CHAPITRE X

Rupture des tendons par la pression des pouces.

SOMMAIRE. — Deux pouces pressent fortement, en travers, sur la *corde des adducteurs* qu'un ou deux aides, tirant la jambe en dehors, tendent au maximum. — Après une pesée d'une ou deux minutes, on sent sous les pouces un premier tendon céder, puis un deuxième, puis les autres, pendant que la jambe se porte en dehors. — La *rupture des tendons fléchisseurs*

CHAPITRE XI

Ostéotomie.

CHAPITRE XII

Ostéoclasie.

CHAPITRE XIII

Traitement de l'abcès fermé.

Liquide à injecter. — On mélange par parties égales :
Naphtol camphré ;
Ether iodoformé, à 10 p. 100 ;
Huile créosotée, à 4 ou 5 p. 100.
Quantité à injecter. — Un demi-centimètre cube du mélange par chaque année d'âge du sujet, jusqu'à vingt ans. — Dose maximum : 10 cent. cubes pour un adulte.
Renouveler la ponction et l'injection tous les cinq ou six jours, en variant la place.
Huit ou dix injections sont nécessaires pour modifier et assainir l'abcès.
Après la dixième injection, faire encore deux ponctions évacuatrices sans injections consécutives, au cinquième et au dixième jour ; puis, pansement compressif très exact. Attendre quinze et vingt jours. Les parois sont alors accolées, et l'abcès est guéri.
Asepsie rigoureuse de la ponction et de l'injection.
Quand la tension d'un abcès est trop considérable, le passage de l'aiguille pourrait donner un trajet fistuleux. En ce cas, il faut, dans la première séance, vider l'abcès sans y rien injecter.

CHAPITRE XIV

Technique du traitement qu'il faut savoir faire en cas de fistule.

SOMMAIRE. — Cette technique diffère suivant la variété de la fistule :
1° *Si la fistule n'est pas infectée, injections modificatrices.* — Tout se réduit à savoir maintenir dans les trajets le liquide modificateur injecté ; c'est-à-dire, à savoir, après avoir poussé l'injection, obturer l'orifice fistuleux et le maintenir obturé d'une injection à l'autre pendant dix ou quinze jours, à raison d'une injection par jour.
2° *Si la fistule est infectée mais sans fièvre*, faire simplement des pansements à plat, aseptiques, dont la technique n'a pas besoin d'être indiquée ici.
3° *Si la fistule est infectée avec fièvre*, savoir drainer en tous sens jusqu'à ce que la fièvre tombe, et même, si besoin est, pour assurer un drainage plus parfait et la chute de la fièvre, savoir ouvrir la jointure et faire la résection de la hanche.

CHAPITRE XV

Résection de la hanche.

Premier temps. — Incision de la peau sur la ligne allant de l'épine iliaque antérieure et supérieure à l'angle antéro-supérieur du trochanter. — Étendue à donner à cette incision.
Deuxième temps. — Reconnaître l'interstice du fascia lata et du moyen fessier, et l'écarter.
Troisième temps. — Dénudation de la capsule ou de ce qui en reste.
Quatrième temps. — Ouverture de la capsule. — L'os apparaît.
Cinquième temps. — On ne luxe pas. — *Si l'os est en bouillie*, on l'enlève avec la curette et on dénude la cavité cotyloïde. — *Si l'os n'est pas en bouillie*, on enlève avec le ciseau à froid poussé à la main la moitié supérieure de la tête et du col, car ils sont toujours assez friables pour que cette pesée

CHAPITRE XVI

Technique du traitement du déboitement de la hanche causé par la coxalgie.

CHAPITRE XVII

Technique du moulage et de la fabrication d'un appareil amovible en celluloïd.

DEUXIÈME PARTIE

PARTIE CLINIQUE

CHAPITRE XVIII

1ᵉʳ cas : Coxalgie sans déviation.

CHAPITRE XIX

2ᵉ cas : Coxalgie avec allongement, douloureuse ou non.

CHAPITRE XX

3ᵉ cas : Coxalgie avec abcès.

CHAPITRE XXI

4ᵉ cas : Coxalgie avec fistule.

CHAPITRE XXII

5ᵉ cas : Les coxalgies avec raccourcissement.

CHAPITRE XXIII

6° cas : Coxalgie coexistant avec d'autres maladies.

CHAPITRE XXIV

Convalescence.

SOMMAIRE. — Il y a un intérêt capital à savoir dire quand la maladie est bien finie. — Il ne suffit pas, pour affirmer la guérison, que toutes les manifestations cliniques aient disparu. — A partir du jour où le foyer morbide paraît éteint cliniquement, il s'écoulera plusieurs mois, parfois même plus d'un an, avant qu'il ne soit éteint anatomiquement, c'est-à-dire réellement. Il y a donc, pour la coxalgie, après comme avant la période clinique, une période latente généralement très longue.

CHAPITRE XXV

Appendice.

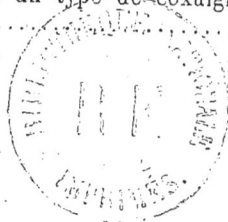

Principales publications du même Auteur

SUR LES MALADIES DES ENFANTS

Les maladies qu'on soigne à Berck (443 pages, Masson, 1900). Traitement des adénites, abcès froids, ostéites, tumeurs blanches, coxalgie, mal de Pott, ostéomyélite, scoliose, luxation congénitale de la hanche, paralysie infantile, pied bot, maladie de Little, etc.

Des déviations et difformités chez l'enfant (instructions pratiques pour les éviter, les reconnaître et les guérir), chez l'auteur, 1903.

I. — Sur le traitement marin.

De la valeur du traitement marin contre les tuberculoses externes (*Congrès de Thalassothérapie de Boulogne*, 1894).

Des indications et des contre-indications du traitement marin (*même Congrès*).

Le traitement marin dans les tuberculoses (*Revue des maladies de l'enfance*, 1895).

Le pronostic et le traitement des tuberculoses externes et en particulier de la coxalgie et du mal de Pott, à Berck (*Congrès d'Ostende*, 1895).

De la contribution respective du médecin et du traitement marin dans la guérison de la tuberculose (*Congrès de Biarritz*, avril 1903).

II. — Abcès froids.

Le naphtol camphré en injections peut être toxique [contrairement à l'opinion unanimement soutenue jusqu'alors] (*Bulletins de la Société de Chirurgie*, 1891-1892).

Le traitement des abcès froids (*Congrès de Chirurgie*, 1893).

Le traitement des adénites cervicales sans opération sanglante (*Congrès de Chirurgie*, 1901).

III. — Adénites cervicales.

Le traitement des cicatrices d'origine lymphatique dans la région du cou (*Congrès de Chirurgie*, 1892).

La guérison des adénites cervicales sans cicatrice (*Congrès de Chirurgie*, 1898).

IV. — Maladies des os.

Les tumeurs osseuses chez les enfants (*Congrès de Chirurgie*, 1899).

V. — Tumeurs blanches.

Le traitement de la tumeur blanche du genou [avec Decherf] (*Revue d'Orthopédie*, 1895).

Le traitement des tumeurs blanches par les injections modificatrices intra-articulaires (*Congrès de Chirurgie*, 1896).

Sur le traitement non sanglant des ostéo-arthrites tuberculeuses (*Congrès de la Tuberculose* 1898).

Peut-on guérir les tumeurs blanches en conservant la mobilité des articulations ? (*Presse médicale*, 27 septembre 1899).

Sur le traitement des tumeurs blanches sans opération sanglante (*Congrès international de Madrid*, avril 1903).

La technique du traitement des tumeurs blanches par des injections intra-articulaires (*Congrès de Chirurgie*, 1903).

VI. — Ankyloses.

Sur la mobilisation et le traitement des ankyloses (*Congrès de Chirurgie*, 1899).

VII. — Coxalgie.

Sur la résection de la hanche dans la coxalgie (*Bulletin de la Société de Chirurgie*, 1891).

Le traitement des luxations spontanées du fémur survenues dans le cours de la coxalgie (*Congrès de Chirurgie*, 1892).

Ce que vaut la méthode de l'extension continue dans le traitement de la coxalgie (*Congrès de Chirurgie*, 1893).

Sur un cas de régénération presque intégrale de la moitié supérieure du fémur à la suite d'une résection de la hanche (*Bulletins de la Société de Chirurgie* et *Revue d'Orthopédie*, 1894).

Sur la correction des raccourcissements consécutifs de la coxalgie (*Revue d'Orthopédie*, 1895).

Le traitement de la coxalgie (volume de 310 p., avec 41 *fig. Masson*, 1895).

La guérison de la coxalgie sans boiterie (*Congrès de Chirurgie*, 1896).

Le traitement des luxations pathologiques de la hanche (*Congrès de Chirurgie*, 1896).

La valeur de la résection de la hanche dans la coxalgie (*Presse médicale*, 24 janvier 1900).

Les grands raccourcissements et la boiterie dans la coxalgie : moyen de les prévenir et de les corriger (*Congrès de Chirurgie*, 1902).

VIII. — Mal de Pott.

Ce que vaut l'opération sanglante dans le traitement des paralysies du mal de Pott [avec Pierre] (*Revue d'Orthopédie*, 1895).

Sur les moyens de prévenir et de corriger les gibbosités, avec présentation de quatre enfants guéris et de deux enfants encore en traitement (*Académie de Médecine*, 22 décembre 1896).

Sur le redressement des maux de Pott (*Archives provinciales de Chirurgie*).

Notes sur les modifications apportées à la technique du redressement du mal de Pott (Masson, 1897).

Le traitement du mal de Pott suivi d'une étude sur les moyens de consolidation du rachis après le redressement [avec Ducroquet] (*Comptes rendus du Congrès de Moscou*, 1897).

Le traitement du mal de Pott (*Congrès de Chirurgie*, 1897).

Conférence sur le traitement du mal de Pott, à Londres, sur l'invitation de la Société des Chirurgiens anglais (*Bulletins de la Société clinique de Londres*, 1897).

Conférence faite sur le même sujet à Gand, sur l'invitation de la Société de Chirurgie de Belgique (*Bulletins de la Société*, 1898).

Conférence sur le même sujet à Berlin, devant la Société des Chirurgiens allemands, sur l'invitation du président de la Société, le Professeur Bergmann (1898).

Le traitement du mal de Pott, avec présentation de vingt-cinq enfants guéris (*Académie de Médecine*, 1er juin 1898).

Traitement du mal de Pott (*Congrès de 1900*).

IX. — Rachitisme.

Le traitement marin du rachitisme (1er *Congrès de Thalassothérapie*, 1894).

X. — Scoliose.

Sur la correction opératoire des scolioses graves (Masson, 1897).

Le traitement de la scoliose (*Congrès de Chirurgie*, 1897).

XI. — Luxation congénitale de la hanche.

Le traitement de la luxation congénitale de la hanche (*Congrès de Bordeaux*, 1895).

Traitement de la luxation congénitale de la hanche (*Congrès de Chirurgie*, 1895).

Présentation à l'Académie de deux enfants guéris après opération de luxation congénitale de la hanche (*Bulletins de l'Académie de Médecine*, 3 mars 1896).

Sur la possibilité d'arriver à la guérison de la luxation congénitale de la hanche (*Archives provinciales de Chirurgie*, 1896).

Le traitement de la luxation congénitale (*Congrès de 1900*). Idem (*Congrès de Madrid*, 1903).

La technique du traitement non sanglant de la luxation congénitale de la hanche (*Congrès de Chirurgie*, 1903).

XII. — Pied bot.

Le traitement des pieds bots (*Congrès de Madrid*, 1903).

Guérison du pied bot par les méthodes non sanglantes (*Congrès de Bordeaux*, 1895).

Le redressement non sanglant du pied bot (*Congrès de Chirurgie*, 1896).

XIII. — Paralysie infantile.

Le traitement de la paralysie infantile (*Congrès de Chirurgie*, 1901).

XIV.

Le traitement chirurgical de l'hydrocéphalie (*Congrès de Chirurgie*, 1893).

XV.

Les traitements employés dans les diverses maladies infantiles qu'on soigne à l'hôpital Rothschild de Berck (Masson, 1900).

XVI.

Les maladies d'enfants au dispensaire [avec H. de Rothschild] (Masson, 1895).

XVII.

Les maladies des enfants à l'hôpital Rothschild de Chantilly-Gouvieux [avec Vincent] (Masson, 1897).

XVIII. — Appareils ou machines orthopédiques.

Appareils en celluloïd (que l'auteur a fabriqués le premier en France). Fabrication par un procédé personnel ; technique détaillée de cette fabrication, aujourd'hui devenue classique.

Présentation par M. Jalaguier, à la Société de Chirurgie, des premiers appareils en celluloïd (*Bulletin de la Société de Chirurgie*, février-mars 1899).

Le corset en celluloïd avec volet dorsal pour réduction douce des gibbosités (*Soc. de Chirurgie*, 3 novembre 1903).

Les appareils à muscles artificiels élastiques dans la paralysie infantile (*Congrès de Chirurgie*, 1901).

Les appareils immobilisateurs de la hanche (*Congrès de Chirurgie*, 1901).

Table de redressement de la colonne vertébrale (*Congrès de Chirurgie*, 1897).

Table spéciale pour le traitement de la coxalgie, de la luxation congénitale de la hanche et les maladies des membres inférieurs (*Congrès de Chirurgie*, 1903).

Arthromoteur pour la mobilisation indolore et automatique des ankyloses de toutes les articulations (in *Précis de mécanothérapie Bidou, de l'Institut orthopédique de Berck*, 1903).

Amplificateur thoracique pour le traitement de la scoliose (*Précis de mécanothérapie*, etc., 1903).

Chaussure à levier spécial pour le traitement du pied bot.

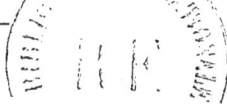

MASSON & Cⁱᵉ, ÉDITEURS
Libraires de l'Académie de Médecine, 120, boulevard Saint-Germain, Paris (VIᵉ)

Pr. nᵒ 382

EXTRAIT DU CATALOGUE MÉDICAL (1)

RÉCENTES PUBLICATIONS   Avril 1904

Traité de

OUVRAGE COMPLET

Pathologie générale

PUBLIÉ PAR

CH. BOUCHARD

MEMBRE DE L'INSTITUT
PROFESSEUR DE PATHOLOGIE GÉNÉRALE A LA FACULTÉ DE MÉDECINE DE PARIS

SECRÉTAIRE DE LA RÉDACTION

G.-H. ROGER
Professeur agrégé à la Faculté de médecine de Paris, Médecin des hôpitaux.

COLLABORATEURS :

MM. ARNOZAN — D'ARSONVAL — BENNI — F. BEZANÇON — R. BLANCHARD — BOINET — BOULAY — BOURCY — BRUN — CADIOT — CHABRIÉ — CHANTEMESSE — CHARRIN — CHAUFFARD — J. COURMONT — DEJERINE — PIERRE DELBET — DEVIC — DUCAMP — MATHIAS DUVAL — FÉRÉ — GAUCHER — GILBERT — GLEY — GOUGET — GUIGNARD — LOUIS GUINON — J.-F. GUYON — HALLÉ — HÉNOCQUE — HUGOUNENQ — M. LABBÉ — LAMBLING — LANDOUZY — LAVERAN — LEBRETON — LE GENDRE — LEJARS — LE NOIR — LERMOYEZ — LESNÉ — LETULLE — LUBET-BARBON — MARFAN — MAYOR — MENETRIER — MORAX — NETTER — PIERRET — RAVAUT — G.-H. ROGER — GABRIEL ROUX — RUFFER — SICARD — RAYMOND TRIPIER — VUILLEMIN — FERNAND WIDAL.

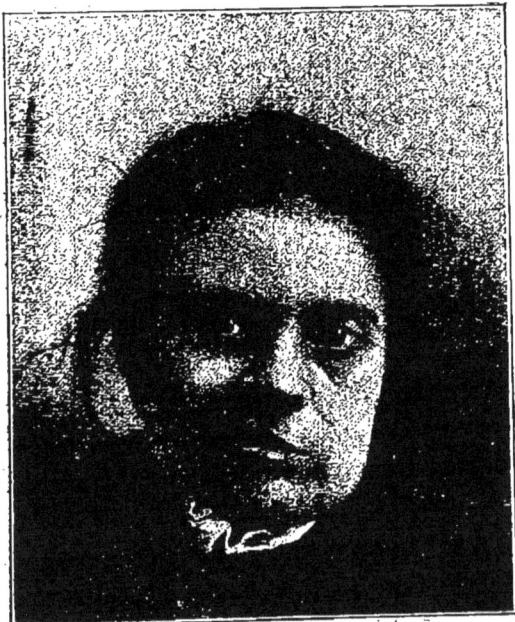

6 *vol. grand in-8ᵒ, avec figures dans le texte :* **126** *fr.*

Chaque volume est vendu séparément.

TOME I. — 1 vol. grand in-8ᵒ de 1018 pages avec figures dans le texte : **18** fr.

TOME II. — 1 vol. grand in-8ᵒ de 940 pages avec figures dans le texte : **18** fr.

Tome V. Fig. 20. — Paralysie faciale gauche

1. *La librairie Masson et Cⁱᵉ envoie gratuitement t franco d_ port les catalogues suivants à toutes les personnes qui lui en font la demande.* — **Catalogue général** *contenant, classés par subdivisions, tous les ouvrages ou périodiques publiés à la librairie.* — **Catalogues de l'Encyclopédie scientifique des Aide-Mémoire ;** *I. Section de l'ingénieur.* — *II. Section du biologiste.* — **Catalogue des ouvrages d'enseignement.**

1

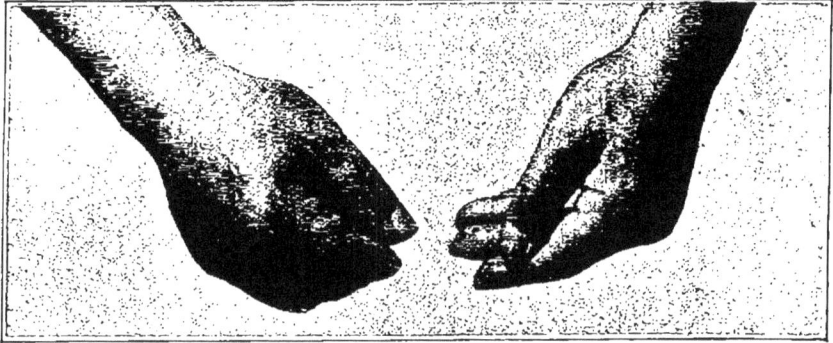

Tome V. Fig. 178. — Attitude des mains dans la maladie de Parkinson.

Traité des ▨▨▨▨▨▨▨▨▨▨
▨▨ Maladies de l'Enfance

Deuxième Édition, revue et augmentée

PUBLIÉE SOUS LA DIRECTION DE MM.

J. GRANCHER
PROFESSEUR A LA FACULTÉ DE PARIS
MEMBRE DE L'ACADÉMIE DE MÉDECINE

ET

J. COMBY
MÉDECIN
DE L'HÔPITAL DES ENFANTS-MALADES

5 volumes grand in-8° avec figures dans le texte. *En souscription :* 100 francs.

TOME I. 1 volume grand in-8° de 1060 pages, avec figures : **22 fr.**

Physiologie et Hygiène de l'Enfance. — Maladies infectieuses. — Maladies générales de la nutrition. — Intoxications.

TOME II. 1 volume grand in-9° de 964 pages, avec figures : **22 fr.**

Maladies du tube digestif. — Maladies du pancréas. — Maladies du péritoine. — Maladies du foie. — Rate et ses maladies. — Maladies des capsules surrénales. — Maladies génito-urinaires.

TOME III. 1 volume grand in-8° de 994 pages, avec figures : **22 fr.**

Maladies de l'appareil respiratoire. — Maladies de l'appareil circulatoire.

Sous presse : TOME IV

Vient de paraître :

Les Fractures ▨▨▨▨▨▨▨
▨▨▨▨▨▨▨ des Os longs

Leur Traitement pratique

PAR LES DOCTEURS

J. HENNEQUIN
Membre
de la Société de Chirurgie

ET

Robert LŒWY
Ancien interne des Hôpitaux
Lauréat de l'Institut

1 volume grand in-8° avec 215 figures dans le texte, dont 25 planches représentant 222 radiographies originales. . . . **16 fr.**

Vient de paraître :

Précis de 🔲 🔲 🔲 🔲 🔲 🔲 🔲 🔲 🔲 🔲
🔲 🔲 🔲 🔲 Technique opératoire

PAR LES PROSECTEURS DE LA FACULTÉ DE MÉDECINE DE PARIS

AVEC INTRODUCTION

Par le Dʳ Paul BERGER

Professeur de Médecine opératoire à la Faculté de Médecine de Paris

Le *Précis de Technique opératoire* est divisé en 7 volumes.

EN VENTE :

Tête et cou, par Cʜ. Lᴇɴᴏʀᴍᴀɴᴛ.
Thorax et membre supérieur, par A. Sᴄʜᴡᴀʀᴛᴢ.
Abdomen, par M. Gᴜɪʙᴇ́.
Appareil urinaire et appareil génital de l'homme, par Pɪᴇʀʀᴇ Dᴜᴠᴀʟ
Pratique courante et Chirurgie d'urgence, par Vɪᴄᴛᴏʀ Vᴇᴀᴜ.
Membre inférieur, par Gᴇᴏʀɢᴇs Lᴀʙᴇʏ.

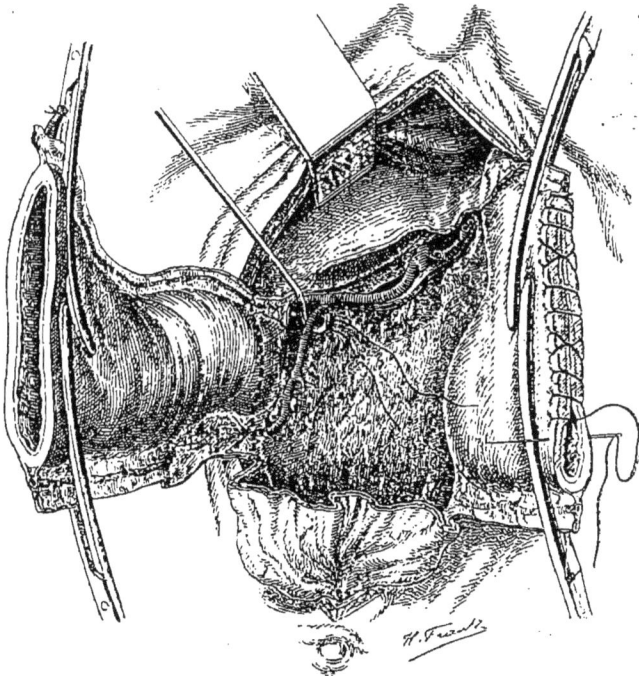

Fig. 59. — A gauche sur l'estomac sectionné on a représenté le premier surjet (surjet total) destiné à fermer la cavité stomacale et à faire l'hémostase. A droite on voit à nu dans le sillon entre le pancréas et le duodénum l'artère gastro-duodénale chargée par un crochet : cette artère sera coupée en ce point et enlevée avec l'estomac. La ligne pointillée indique le point où portera la section sur le duodénum.

Pour paraître prochainement :

Appareil génital de la femme, par Rᴏʙᴇʀᴛ Pʀᴏᴜsᴛ.

Chaque volume, cart. toile et illustré d'environ 200 fig., la plupart originales. **4 fr. 50**

Vient de paraître

PRÉCIS D'OBSTÉTRIQUE

PAR

A. RIBEMONT-DESSAIGNES

Professeur agrégé à la Faculté de médecine de Paris. Accoucheur de l'Hôpital Beaujon.
Membre de l'Académie de médecine.

ET

G. LEPAGE

Professeur agrégé à la Faculté de médecine de Paris.
Accoucheur de l'Hôpital de la Pitié.

SIXIÈME ÉDITION ENTIÈREMENT REFONDUE

1 volume grand in-8° de 1420 pages avec 568 figures dans le texte dont 400 dessinées par
RIBEMONT-DESSAIGNES. Relié toile : **30** fr.

Cette nouvelle édition du **Précis d'obstétrique** n'est pas une simple réédition de l'édition précédente plus ou moins modifiée, mais est le résultat d'un remaniement complet.

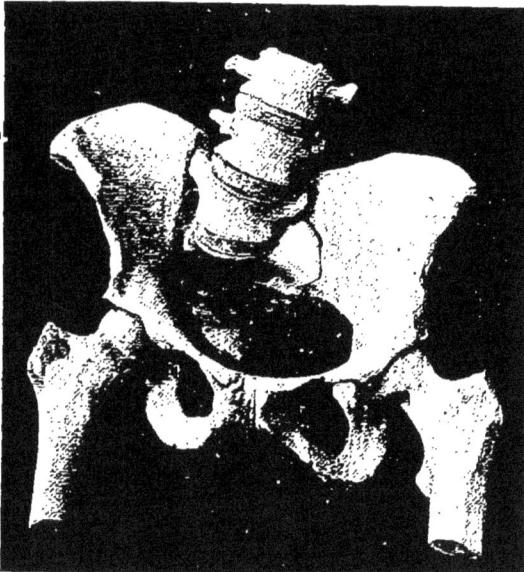

Fig. 376. — Bassin oblique ovalaire avec synostose de l'articulation sacro-iliaque du côté droit.

Pour rester dans le cadre d'une œuvre didactique, il était nécessaire que le volume ne fût pas augmenté. C'est à quoi sont arrivés les auteurs en supprimant la presque totalité des notions anatomo-physiologiques concernant l'appareil génital de la femme et en procédant à une revision soigneuse des figures et du texte.

Ils ont pu ainsi 1° ajouter un certain nombre de figures nouvelles; 2° développer certaines questions de pratique, telles que celles des complications et hémorragies de la délivrance, des infections puerpérales, des ruptures de l'utérus, de l'ophtalmie purulente des nouveau-nés, etc.; mettre au point la plupart des questions importantes ; 3° traiter des sujets nouveaux, tels que l'application de la radiographie à l'obstétrique. A la pathologie médicale du nouveau-né ont été ajoutées des notions sommaires sur la pathologie chirurgicale de l'enfant qui vient de naître.

Précis Élémentaire d'Anatomie, ❦ ❦ ❦ ❦ ❦ ❦

❦ ❦ ❦ ❦ ❦ ❦ ❦ de Physiologie et de Pathologie

PAR

P. RUDAUX

Ancien chef de clinique à la Faculté de médecine de Paris

avec **Préface** par M. **RIBEMONT-DESSAIGNES**

1 volume avec 462 figures. Cartonné toile . . . . **8** fr.

Ce volume, destiné aux élèves sages-femmes, contient les notions qui leur sont nécessaires et sert en quelque sorte de complément à la nouvelle édition du **Précis d'Obstétrique**, où les auteurs, en raison de la publication de ce petit volume, ont cru pouvoir supprimer la presque totalité des notions anatomo-physiologiques.

CHARCOT — BOUCHARD — BRISSAUD

BABINSKI — BALLET — P. BLOCQ — BOIX — BRAULT — CHANTEMESSE — CHARRIN
CHAUFFARD — COURTOIS-SUFFIT — DUTIL — GILBERT — GUIGNARD — G. GUILLAIN
L. GUINON — GEORGES GUINON — HALLION — LAMY — LE GENDRE
A. LÉRI — MARFAN — MARIE — MATHIEU — NETTER — ŒTTINGER
ANDRÉ PETIT — RICHARDIÈRE — ROGER — RUAULT
SOUQUES — THOINOT — THIBIERGE — TOLLEMER
FERNAND WIDAL

TRAITÉ DE MÉDECINE

DEUXIÈME ÉDITION

(Entièrement refondue)

PUBLIÉE SOUS LA DIRECTION DE MM.

BOUCHARD

Professeur à la Faculté de médecine de Paris
Membre de l'Institut.

BRISSAUD

Professeur à la Faculté de médecine de Paris
Médecin de l'hôpital St-Antoine.

---

10 volumes grand in-8°, avec figures dans le texte

En Souscription. . . . . **150** francs.

Chaque volume est vendu séparément. AVRIL 1904.

Le succès de la première édition du **Traité de Médecine** de MM. Charcot, Bouchard et Brissaud a rendu nécessaire une seconde édition, et, loin de se borner à une réimpression, les auteurs ont voulu présenter au public un ouvrage nouveau, gardant le plan et les idées qui avaient assuré le succès précédent du traité, mais complétant et remaniant la plupart de ses parties. Comprenant désormais 10 volumes, dont 9 déjà ont été publiés, le **Traité de Médecine** reste le plus complet, le plus documenté des livres de ce genre, et l'autorité croissante qui s'attache aux noms de ceux qui y collaborent en confirme et en assure le succès persistant.

TOME I. 1 vol. grand in-8° de 845 pages, avec figures dans le texte : **16 fr.**

Les bactéries, par L. GUIGNARD. — *Pathologie générale infectieuse*, par A. CHARRIN. — *Troubles et maladies de la nutrition*, par PAUL LE GENDRE. — *Maladies infectieuses communes à l'homme et aux animaux*, par G.-H. ROGER.

TOME II. 1 vol. grand in-8° de 896 pages, avec figures dans le texte : **16 fr.**

Fièvre typhoïde, par A. CHANTEMESSE. — *Maladies infectieuses*, par F. WIDAL. — *Typhus exanthématique*, par L.-H. THOINOT. — *Fièvres éruptives*, par L. GUINON. — *Érysipèle*, par E. BOIX. — *Diphtérie*, par A. RUAULT. — *Rhumatisme articulaire aigu*, par W. ŒTTINGER. — *Scorbut*, par TOLLEMER.

TOME III. 1 vol. grand in-8° de 702 pages, avec figures dans le texte : **16 fr.**

Maladies cutanées, par G. THIBIERGE. — *Maladies vénériennes*, par G. THIBIERGE. — *Maladies du sang*, par A. GILBERT. — *Intoxications*, par H. RICHARDIÈRE.

TOME IV. 1 vol. grand in-8° de 680 pages, avec figures dans le texte : **16 fr.**

Maladies de l'estomac, par A. MATHIEU. — *Maladies du pancréas*, par A. MATHIEU. — *Maladies de l'intestin*, par COURTOIS-SUFFIT. — *Maladies du péritoine*, par COURTOIS-SUFFIT. — *Maladies de la bouche et du pharynx*, par A. RUAULT.

Tome V. 1 vol. grand in-8°, avec figures en noir et en couleurs dans le texte : **18 fr.**

Maladies du foie et des voies biliaires, par A. CHAUFFARD. — *Maladies du rein et des capsules surrénales*, par A. BRAULT. — *Pathologie des organes hématopoïétiques et des glandes vasculaires sanguines, moelle osseuse, rate, ganglions, thyroïde, thymus*, par G.-H. ROGER.

Tome VI. 1 vol. grand in-8° de 612 pages, avec figures dans le texte : **14 fr.**

Maladies du nez et du larynx, par A. RUAULT. — *Asthme*, par E. BRISSAUD. — *Coqueluche*, par P. LE GENDRE. — *Maladies des bronches*, par A.-B. MARFAN. — *Troubles de la circulation pulmonaire*, par A.-B. MARFAN. — *Maladies aiguës du poumon*, par NETTER.

Tome VII. 1 vol. grand in-8° de 550 pages, avec figures dans le texte : **14 fr.**

Maladies chroniques du poumon, par A.-B. MARFAN. — *Phtisie pulmonaire*, par A.-B. MARFAN. — *Maladies de la plèvre*, par NETTER. — *Maladies du médiastin*, par A.-B. MARFAN.

Tome VIII. 1 vol. grand in-8° de 580 pages, avec figures dans le texte : **14 fr.**

Maladies du cœur, par M. ANDRÉ PETIT. — *Maladies des vaisseaux sanguins*, par W. ŒTTINGER.

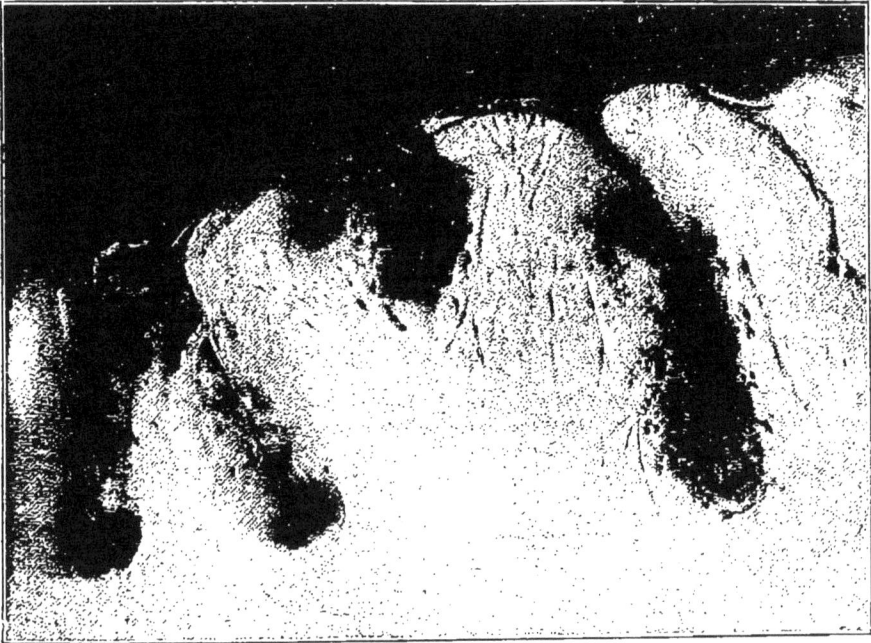

Figure extraite du Tome IX.

Tome IX. 1 vol. grand in-8° avec figures dans le texte

Maladies de l'encéphale, par E. BRISSAUD, SOUQUES et TOLLEMER. — *Maladies de la protubérance et du bulbe*, par G. GUILLAIN. — *Maladies intrinsèques de la moelle épinière*, par P. MARIE, O. CROUZON et A. LÉRI. — *Maladies extrinsèques de la moelle épinière* par G. GUINON. — *Maladies des méninges*, par G. GUINON. — *Syphilis des centres nerveux*, par H. LAMY.

Tome X. 1 vol. grand in-8° avec figures dans le texte. (*Sous presse.*)

OUVRAGE COMPLET :

La Pratique ❧ ❧ ❧ ❧ ❧ ❧ ❧ ❧
❧ ❧ ❧ ❧ ❧ ❧ Dermatologique

Traité de Dermatologie appliquée

PUBLIÉ SOUS LA DIRECTION DE MM.

ERNEST BESNIER, L. BROCQ, L. JACQUET

PAR MM.

AUDRY, BALZER, BARBE, BAROZZI, BARTHÉLEMY, BÉNARD, ERNEST BESNIER,
BODIN, BRAULT, BROCQ, DE BRUN, COURTOIS-SUFFIT, DU CASTEL, A. CASTEX,
J. DARIER, DÉHU, DOMINICI, W. DUBREUILH, HUDELO, L. JACQUET, JEANSELME,
J.-B. LAFFITTE, LENGLET, LEREDDE, MERKLEN, PERRIN, RAYNAUD, RIST,
SABOURAUD, MARCEL SÉE, GEORGES THIBIERGE, F. TRÉMOLIÈRES, VEYRIÈRES.

*4 volumes richement cartonnés toile, très largement illustrés de figures en noir
et de planches en couleurs.* . . . . **156 fr.**

Chaque volume est vendu séparément.

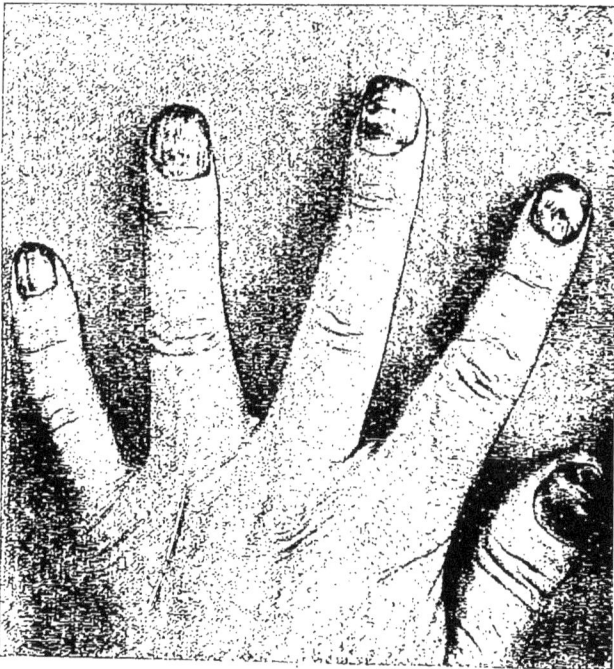

Tome IV. Fig. 5o. — Psoriasis des ongles.

TOME I.

Avec 23o figures en noir et 24 planches en couleurs. **36 fr.**

Anatomie et Physiologie de la Peau. — Pathologie générale de la Peau. — Symptomatologie générale des Dermatoses. — Acanthosis nigricans. — Acnés. — Acti-

nomycose. — Adénomes. — Alopécies. — Anesthésie locale. — Balanites. — Bouton d'Orient. — Brûlures. — Charbon. — Classifications dermatologiques. — Dermatites polymorphes douloureuses. — Dermatophytes. — Dermatozoaires. — Dermites infantiles simples. — Ecthyma.

TOME II.

Avec 168 figures en noir et 21 planches en couleurs. **40** fr.

Eczéma. — Electricité. — Eléphantiasis. — Epithéliomes. — Eruptions artificielles. — Erythèmes. — Erythrasma. — Erythrodermies. — Esthiomène. — Favus. — Folliculites. — Furonculose. — Gale. — Gangrène cutanée. — Gerçures. — Greffes. — Hématodermites. — Herpès. — Hydroa vacciniforme. — Ichtyose. — Impétigo. — Kératodermie symétrique. — Kératose pilaire. — Langue.

TOME III.

Avec 201 figures en noir et 19 planches en couleurs. **40** fr.

Lèpre. — Lichen. — Lupus. — Lymphadénie cutanée. — Lymphangiome. — Madura (Pied de). — Mélanodermies. — Milium et Pseudo-Milium. — Molluscum contagiosum. — Morve et Farcin. — Mycosis fongoïde. — Nævi. — Nodosités cutanées. — Œdème. — Ongles. — Maladie de Paget. — Papillomes. — Pelade. — Pellagre. — Pemphigus. — Perlèche. — Phtiriase. — Pian. — Pityriasis, etc.

TOME IV.

Avec 213 figures en noir et 25 planches en couleurs. **40** fr.

Poils. — Porokératose. — Prurigo. — Prurit. — Psoriasis. — Psorospermose. — Purpura. — Rhinosclérome. — Rupia. — Sarcomes. — Sclérodermie. — Séborrhée. — Séborrhéides. — Sensibilité. — Sudoripares (Glandes). — Tatouages. — Telangiectasie. — Tokelau. — Trichophytie. — Trophonévroses. — Tuberculoses. — Tumeurs. — Ulcères de jambes. — Ulcères des pays chauds. — Urticaire. — Urticaire pigmentaire. — Vergetures. — Verrues. — Vitiligo. — Xanthomes. — Xeroderma. — Zona.

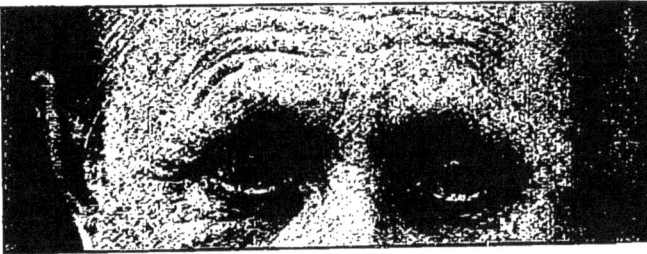

Tome IV. Agénésie sourcilière

Vient de paraître :

Thérapeutique des Maladies de la Peau

PAR

Le Dr LEREDDE

DIRECTEUR DE L'ÉTABLISSEMENT DERMATOLOGIQUE DE PARIS

1 volume in-8°, de 700 pages. . . . . **10** fr.

Traité

de Chirurgie

Publié sous la direction

DE MM.

Simon DUPLAY
Professeur de Clinique chirurgicale à la Faculté
de médecine de Paris
Chirurgien de l'Hôtel-Dieu
Membre de l'Académie de médecine

Paul RECLUS
Professeur agrégé à la Faculté de médecine
Chirurgien des hôpitaux
Membre de l'Académie de médecine

PAR MM.

BERGER — BROCA — Pierre DELBET — DELENS — DEMOULIN
J.-L. FAURE — FORGUE — GÉRARD-MARCHANT
HARTMANN — HEYDENREICH — JALAGUIER — KIRMISSON — LAGRANGE
LEJARS — MICHAUX — NÉLATON
PEYROT — PONCET — QUÉNU — RICARD — RIEFFEL — SEGOND
TUFFIER — WALTHER

DEUXIÈME ÉDITION, ENTIÈREMENT REFONDUE
8 volumes grand in-8° avec nombreuses figures dans le texte. . .   **150** fr.

TOME PREMIER. 1 vol. grand in-8° de 912 pages avec 218 figures.   **18** fr.

Reclus. Inflammations. — Traumatismes. — Maladies virulentes. — Broca. Peau et tissu
cellulaire sous-cutané.— Quénu. Des tumeurs. — Lejars. Lymphatiques, muscles, synoviales
tendineuses et bourses séreuses.

TOME II. 1 vol. grand in-8° de 996 pages avec 361 figures . . .   **18** fr.

Lejars. Nerfs.— Michaux. Artères. — Quénu. Maladie des veines.— Ricard et Demoulin. Lésions
traumatiques des os. — Poncet. Affections non-traumatiques des os.

TOME III. 1 vol. grand in-8° de 940 pages avec 285 figures. . .   **18** fr.

Nélaton. Traumatismes, entorses, luxations, plaies articulaires. — Lagrange. Arthrites infectieuses et inflammatoires. — Quénu. Arthropathies. Arthrites sèches. Corps étrangers
articulaires.— Gérard-Marchant. Crâne. — Kirmisson. Rachis — S. Duplay. Oreilles et
Annexes.

TOME IV. 1 fort vol. de 896 pages, avec 354 figures . . . .   **18** fr.

Delens. Œil et annexes. — Gérard-Marchant. Nez, fosses nasales, pharynx nasal et sinus. —
Heydenreich. Mâchoires.

TOME V. 1 fort vol. de 948 pages, avec 187 figures . . . .   **20** fr.

Broca. Vices de développement de la face et du cou. Face, lèvres, cavité buccale, gencives,
langue, palais et pharynx. — Hartmann. Plancher buccal, glandes salivaires, œsophage et
larynx. — Broca. Corps thyroïde. — Walther. Maladies du cou. — Peyrot. Poitrine. —
Delbet. Mamelle.

TOME VI. 1 fort vol. de 1127 pages, avec 218 figures. . . . . . **20 fr.**

Michaux. Parois de l'abdomen. — **Berger.** Hernies. — **Jalaguier.** Contusions et plaies de l'abdomen. — Lésions traumatiques et corps étrangers de l'estomac et de l'intestin. — **Hartmann.** Estomac. — **Jalaguier.** Occlusion intestinale. Péritonites. Appendicite. — **Faure et Rieffel.** Rectum et Anus. — **Quénu.** Mésentère, Rate. Pancréas. — **Segond.** Foie.

TOME VII. 1 fort vol. de 1272 pages, avec 297 figures dans le texte. **25 fr.**

Walther. Bassin. — **Rieffel.** Affections congénitales de la région sacro-coccygienne. — **Tuffier.** Rein. Vessie. Uretères. Capsules surrénales. — **Forgue.** Urètre et prostate. — **Reclus.** Organes génitaux de l'homme.

TOME VIII. 1 fort vol. de 971 pages, avec 163 figures dans le texte. **20 fr.**

Michaux. Vulve et Vagin. — **Pierre Delbet.** Maladies de l'utérus. — **Segond.** Annexes de l'utérus, ovaires, trompes, ligaments larges, péritoine pelvien. — **Kirmisson.** Maladies des membres.

TABLE ALPHABÉTIQUE des 8 volumes du *Traité de Chirurgie.*

Traité de Technique ❧ ❧ ❧ ❧ ❧

❧ ❧ ❧ ❧ ❧ ❧ ❧ ❧ ❧ ❧ ❧ ❧ ❧ Opératoire

PAR MM.

Ch. MONOD
Professeur agrégé
à la Faculté de Médecine de Paris
Chirurgien de l'Hôpital Saint-Antoine
Membre de l'Académie de Médecine

J. VANVERTS
Ancien interne
Lauréat des Hôpitaux de Paris
Chef de Clinique
à la Faculté de Médecine de Lille

2 *vol. gr. in-8°, formant ensemble* 1960 *p. et illustrés de* 1908 *fig.* **40 fr.**

Tome I : 1° *Méthodes et procédés de l'asepsie et de l'antisepsie, moyens de réunion et d'hémostase, anesthésie;* 2° *Opérations sur les divers tissus;* 3° *Opérations sur les membres, le crâne et l'encéphale, le rachis et la moelle, l'appareil visuel, le nez, les fosses nasales, les sinus de la face, le naso-pharynx, l'oreille, le cou, le thorax, le sein.*

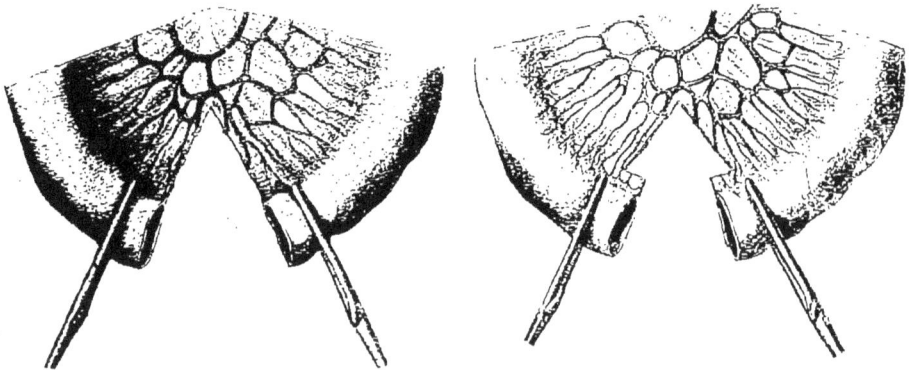

Tome II. Fig. 260 et 261. Résection du mésentère.

Tome II : *Opérations sur la bouche, les glandes salivaires, le pharynx, l'œsophage, l'estomac, l'intestin, le rectum et l'anus, le foie, les voies biliaires, la rate, le rein, l'uretère, la vessie, l'urètre, les organes génitaux de l'homme et de la femme.*

Vient de paraître :

QUATRIÈME ÉDITION DU

Traité
de Chirurgie d'urgence

PAR

FELIX LEJARS

Professeur agrégé à la Faculté de médecine de Paris, Chirurgien de l'hôpital Tenon
Membre de la Société de chirurgie.

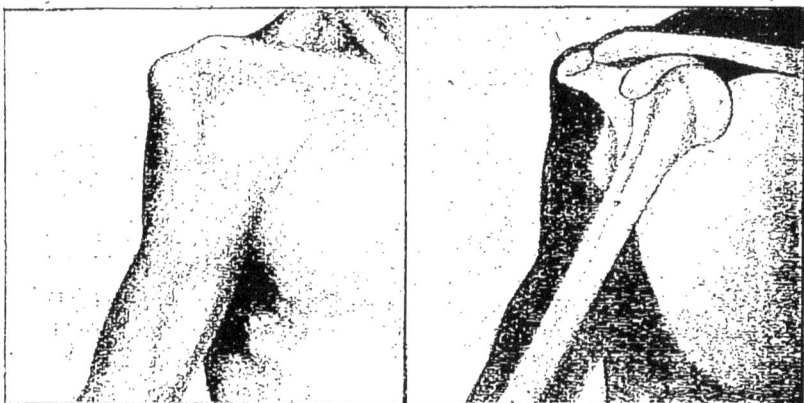

Fig. 570. — Luxation intra-coracoïdienne.

1 *volume grand in-8° de* 1046 *pages, avec* 820 *figures dans le texte (dont* 478 *dessinées d'après nature par le* Dr E. DALEINE *et* 167 *photographies originales), et* 16 *planches hors texte en couleurs. Relié toile. .* **30** fr.

Vient de paraître :

LA

Séparation de l'Urine
des Deux Reins

PAR

Georges LUYS

Assistant du Service des Voies Urinaires à l'Hôpital Lariboisière

Préface de Henri HARTMANN
Professeur agrégé à la Faculté, Chirurgien de l'Hôpital Lariboisière

1 *volume in-8° avec* 55 *figures dans le texte.* . . . . **6** fr.

Traité
de Physiologie

PAR

J.-P. MORAT	**Maurice DOYON**
PROFESSEUR A L'UNIVERSITÉ DE LYON	PROFESSEUR AGRÉGÉ A LA FACULTÉ DE MÉDECINE DE LYON

5 *vol. grand in-8°, avec fig. en noir et en couleurs dans le texte. En souscription (avril 1904).* **60** *fr.*

I. — **Fonctions élémentaires.** — II. — **Fonctions d'innervation.** — III. — **Fonctions de nutrition.** — Circulation; calorification. — IV. — **Fonctions de nutrition** (suite). — Digestion; absorption; respiration; excrétion. — V. — **Fonctions de relation.** — **Fonctions de reproduction**.

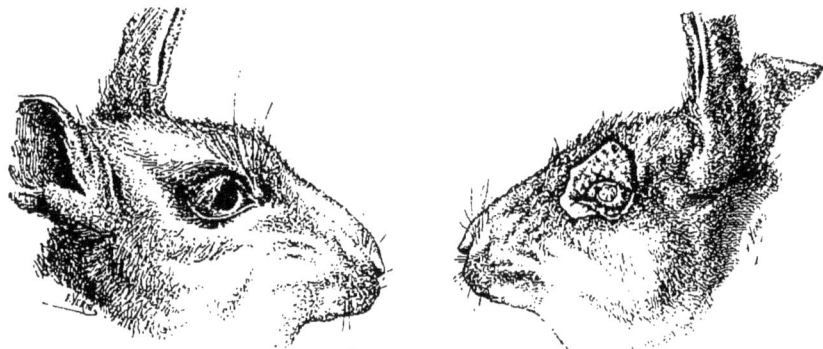

Tome II. Fig. 136. Troubles trophiques après section du sympathique cervical.

Chaque volume sera vendu séparément. — Toutefois, les éditeurs acceptent jusqu'à nouvel ordre, **au prix à forfait de 60 francs,** des souscriptions à l'ouvrage **complet.** — Les souscripteurs payeront en retirant chaque volume le prix marqué; mais le tome V et dernier leur sera fourni gratuitement ou à un prix tel qu'ils n'aient, en aucun cas, payé plus de 60 francs pour le total de l'ouvrage.

Volumes publiés :

I. — **Fonctions élémentaires.** — Prolégomènes, contraction, par J.-P. Morat. — Sécrétion, milieu intérieur, par M. Doyon. 1 vol. grand in-8°, avec 194 figures noires et en couleurs . . . . **15** fr.

II. — **Fonctions d'innervation,** par J.-P. Morat. 1 vol. grand in-8°, avec 263 figu es noires et en couleurs. . . . . **15** fr.

III. — **Fonctions de nutrition.** — Circulation, par M. Doyon; Calorification, par J.-P. Morat. 1 vol. grand in-8°, avec 173 figures noires et en couleurs. . . . **12** fr.

IV. — **Fonctions de nutrition** (*suite et fin*). — Respiration; excrétion, par J.-P. Morat; Digestion; absorption, par M. Doyon. 1 vol. grand in-8°, avec 167 figures en noir et en couleurs . . . . **12** fr.

Sous Presse : Tome V et dernier. — Fonctions de relation et de reproduction

C'est un grand traité de physiologie, tel qu'il n'en était pas paru depuis la troisième édition (1888) de l'ouvrage classique de Beaunis, que les auteurs ont eu le courage d'entreprendre et qu'ils mèneront certainement à bien, si l'on en juge par le remarquable spécimen qui forme le premier volume.

E. Gley (*Archives de physiologie*).

Traité

de

Physique Biologique

PUBLIÉ SOUS LA DIRECTION DE MM.

D'ARSONVAL
Professeur au Collège de France
Membre de l'Institut et de l'Académie de médecine.

CHAUVEAU
Professeur au Muséum d'histoire naturelle
Membre de l'Institut et de l'Académie de médecine.

GARIEL
Ingénieur en chef des Ponts et Chaussées
Professeur a la Faculté de médecine de Paris
Membre de l'Académie de médecine.

MAREY
Professeur au Collège de France
Membre de l'Institut et de l'Académie de médecine

SECRÉTAIRE DE LA RÉDACTION

M. WEISS
Ingénieur des Ponts et Chaussées
Professeur agrege a la Faculté de médecine de Paris.

Au moment où dans les Facultés de médecine s'est produit un changement considérable dans l'enseignement de la physique, il a semblé utile de réunir en un ouvrage tous les matériaux qui pouvaient faire le fond de cet enseignement.

Déjà les maîtres qui ont pour ainsi dire fondé la Physique biologique ont écrit sur certains points spéciaux des traités importants. — Mais, si l'on en excepte les manuels à l'usage des étudiants, il n'a encore paru aucun ouvrage d'ensemble. Il y avait là, semble-t-il, une lacune à combler.

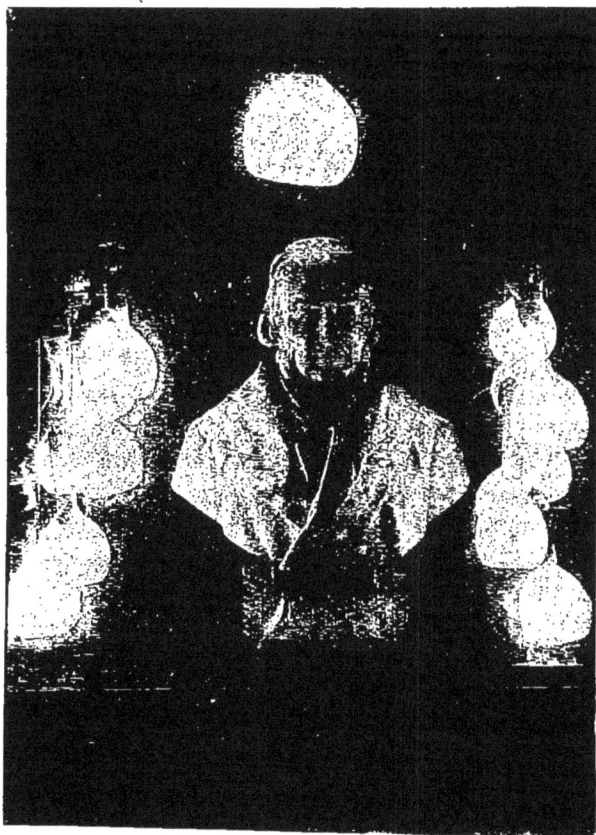

Tome II. Fig. 103. — Buste de Claude Bernard éclairé à la lumière des microbes photogènes.

TOME PREMIER : Mécanique, Actions moléculaires, Chaleur.
1 volume in-8° de 1150 pages avec 591 figures dans le texte : 25 fr.

TOME DEUXIÈME : Radiations, Optique.
1 volume in-8° de 1160 pages avec figures dans le texte : 25 fr.

TOME TROISIÈME : Électricité, Acoustique (*Sous presse*).

CONDITIONS DE LA PUBLICATION :

Le **Traité de Physique Biologique** sera publié en trois volumes : Tome I. *Mécanique. Actions moléculaires. Chaleur.* — Tome II. *Radiations. Optique.* — Tome III. *Électricité. Acoustique.* — Chaque volume sera vendu séparément.

Les tomes I et II sont vendus **25** fr. chacun. On souscrit dès maintenant à l'ouvrage complet au prix de **70** fr. — Ce prix restera tel jusqu'à la publication du tome III.

L'EAU DE MER

MILIEU ORGANIQUE

Constance du milieu marin originel comme milieu vital des cellules, à travers la série animale.

PAR

René QUINTON

Assistant du laboratoire de Physiologie pathologique des Hautes Études
au Collège de France.

1 volume in-8°, broché. . . . . **15 fr.**

Cours de ❧ ❧ ❧ ❧ ❧ ❧ ❧ ❧ ❧ ❧ ❧ ❧ ❧
❧ ❧ ❧ ❧ ❧ Dermatologie exotique

Par E. JEANSELME

Professeur agrégé à la Faculté de médecine de Paris
Médecin des Hôpitaux.

1 vol. in-8°, avec 5 cartes et 108 figures en noir et en couleurs. **10 fr.**

OUVRAGE COMPLET

Traité d'Anatomie Humaine

PUBLIE SOUS LA DIRECTION DE

P. POIRIER   et   A. CHARPY

Professeur d'anatomie à la Faculté
de médecine de Paris
Chirurgien des hôpitaux

Professeur d'anatomie
à la Faculté de médecine
de Toulouse

AVEC LA COLLABORATION DE

O. AMOEDO — A. BRANCA — A. CANNIEU — B. CUNÉO — G. DELAMARE
Paul DELBET — A. DRUAULT — P. FREDET — GLANTENAY — A. GOSSET — M. GUIBÉ
P. JACQUES — TH. JONNESCO — E. LAGUESSE — L. MANOUVRIER
M. MOTAIS — A. NICOLAS — P. NOBÉCOURT — O. PASTEAU — M. PICOU
A. PRENANT — H. RIEFFEL — CH. SIMON — A. SOULIÉ

5 volumes grand in-8° avec figures noires et en couleurs. . . . . 160 fr.

Tome 1. — **Introduction**. — **Notions d'Embryologie**. — **Ostéologie**.
— **Arthrologie**. *Deuxième édition, entièrement refondue*. 1 fort volume
grand in-8°, avec 814 figures, noires et en couleurs . . . . 20 fr.

Tome II. — 1ᵉʳ fascicule : **Myologie**. *Deuxième édition, entièrement refondue*.
1 volume grand in-8°, avec 331 figures. . . . . 12 fr.

2ᵉ fascicule : **Angéiologie** (Cœur et artères). Histologie. *Deuxième édition,
entièrement refondue*. 1 volume grand in-8° avec 150 figures . . . 8 fr.

3ᵉ fascicule : **Angéiologie** (Capillaires. Veines) *Deuxième édition revue*.
1 vol. grand in-8° avec 83 figures : . . . . 6 fr.

4ᵉ fascicule : **Les Lymphatiques**. 1 volume grand in-8° avec 117 fig. . 8 fr.

Tome III. — 1ᵉʳ fascicule : **Système nerveux**. Méninges. Moelle. Encéphale.
Embryologie. Histologie. *Deuxième édition, entièrement refondue*. 1 vol.
grand in-8° avec 265 figures. . . . . 10 fr.

2ᵉ fascicule : **Système nerveux**. Encéphale. *Deuxième édition, entièrement
refondue*. 1 vol. grand in-8° avec 151 figures . . . . 10 fr.

3ᵉ fascicule : **Système nerveux**. Les nerfs. Nerfs crâniens. Nerfs rachi-
diens. *Deuxième édition, entièrement refondue*. 1 volume grand in-8° avec
228 figures. . . . . 12 fr.

Tome IV. — 1ᵉʳ fascicule : **Tube digestif**. Développement. Bouche. Pharynx.
OEsophage. Estomac. Intestins. Anus. *Deuxième édition, entièrement refondue*. 1 volume grand in-8° avec 201 figures. . . . . 12 fr.

2ᵉ fascicule : **Appareil respiratoire**. Larynx. Trachée. Poumons. Plèvre.
Thyroïde. Thymus. *Deuxᵐᵉ édit. revue*. 1 volume grand in-8° avec 121 fig. 6 fr.

3ᵉ fascicule : **Annexes du Tube digestif**. Dents. Glandes salivaires.
Foie. Voies biliaires. Pancréas. Rate. **Péritoine**. 1 volume grand in-8° avec
561 figures. . . . . 16 fr.

Tome V. — 1ᵉʳ fascicule : **Organes génito-urinaires**. Reins. Uretère. Vessie.
Urètre. Prostate. Verge. Périnée. Appareil génital de l'homme. Appareil
génital de la femme. 1 volume grand in-8° avec 451 figures . . . 20 fr.

2ᵉ fascicule : **Les Organes des Sens**. Tégument externe, OEil. Oreille,
Nez et Fosses nasales. **Les Glandes surrénales**. 1 volume grand in-8°
avec 544 figures. . . . . 20 fr.

Vient de paraître :

Traité d'Anatomie ⁂ Pathologique

GÉNÉRALE

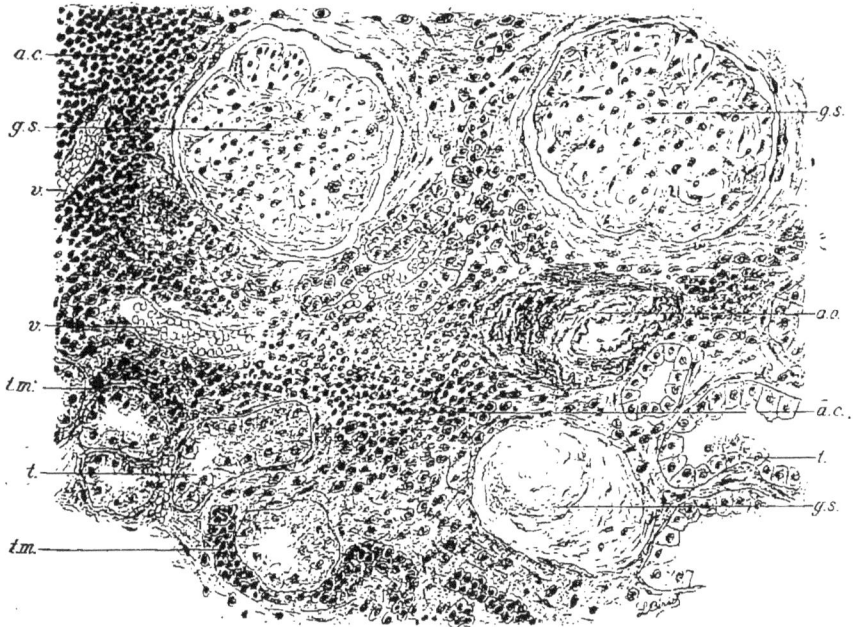

Fig. 60. — Néphrite chronique avec détails des lésions sur un point limité.

PAR

R. TRIPIER

Professeur d'anatomie pathologique à la Faculté de Médecine
de l'Université de Lyon

1 vol. grand in-8° avec 239 figures en noir et en couleurs. **25 fr.**

Ce livre est le produit de longues études qui correspondent à 20 années d'enseignement de l'anatomie pathologique. Ayant rempli les fonctions de médecin dáns les hôpitaux et tout d'abord étudié l'anatomie pathologique plus particulièrement dans ses rapports avec la clinique, l'auteur n'a jamais perdu de vue ce but essentiellement pratique. 239 figures, dont un grand nombre en couleurs, exclusivement exécutées sous la direction de l'auteur, illustrent ce traité et complètent l'exposé des lésions. Ce livre qui s'adresse aux étudiants et aux savants sera également précieux pour les praticiens soucieux de se tenir au courant.

CINQUIÈME ÉDITION REVUE ET AUGMENTÉE

DU

Traité élémentaire 🕮 🕮 🕮 🕮 🕮 🕮 🕮 🕮 🕮 🕮 🕮
🕮 🕮 🕮 🕮 🕮 🕮 de Clinique Thérapeutique

PAR

Le Dʳ Gaston LYON

Ancien chef de clinique médicale à la Faculté de médecine de Paris

1 vol. grand in-8° de 1654 pages, relié peau. **25 fr.**

Formulaire Thérapeutique 🕮 🕮 🕮 🕮 🕮

PAR MM.

G. LYON   et   **P. LOISEAU**

Ancien interne des Hôpitaux   Ancien interne des Hôpitaux
Ancien chef de clinique   Ancien Préparateur
à la Faculté de Médecine   à l'École supérieure de Pharmacie

AVEC LA COLLABORATION DE

E. LACAILLE

Assistant à la Clinique médicale de la Faculté de l'Hôtel-Dieu

M. MARCHAIS | Paul-Émile LEVY

Anciens internes des hôpitaux de Paris

TROISIÈME ÉDITION REVUE

1 vol. in-18 tiré sur papier indien très mince, relié maroquin souple. . . . . **6 fr.**

Les Maladies du Cuir chevelu 🕮 🕮 🕮

par le Dʳ R. SABOURAUD

Chef du laboratoire de la Ville de Paris à l'hôpital Saint-Louis

I. Maladies Séborrhéiques. — Séborrhée, Acnés, Calvitie

1 vol. in-8°, avec 91 figures dans le texte dont 40 aquarelles en couleurs . . . . **10 fr.**

II. Maladies desquamatives

Pytiriasis et Alopécies pelliculaires

1 vol. in-8° avec 122 figures dans le texte en noir et en couleurs. . . . . **22 fr.**

COMMENTAIRE ADMINISTRATIF ET TECHNIQUE

De la Loi du 15 Février 1902

RELATIVE A LA

Protection de la Santé publique 🕮 🕮

PAR MM.

Le Dʳ A.-J. MARTIN   et   Albert BLUZET

Inspecteur général de l'Assainissement   Docteur en Droit
Chef des services techniques du Bureau   Rédacteur principal au Bureau de l'Hygiène
d'Hygiène de la Ville de Paris   au Ministère de l'Intérieur

Un vol. in-8° de 480 pages avec une *table alphabétique*. Broché, **7 fr. 50**; cartonné toile. **8 fr. 50**

COLLECTION DE PLANCHES MURALES

DESTINÉES A

L'Enseignement
de la Bactériologie

Publiées par l'INSTITUT PASTEUR DE PARIS

Cette collection touche comme principaux sujets : charbon, rouget, choléra des poules, pneumonie, lèpre, suppuration, peste, gonocoque, choléra, fièvre typhoïde, morve, tuberculose, lèpre, actinomycose, diphtérie, tétanos, etc., et les maladies à protozoaires : coccidies, paludisme, maladie de la mouche tsé-tsé, trypanosomes, etc.

Conditions de la Publication. — La collection comprend actuellement 65 planches du format 80×62 centimètres, tirées en couleurs sur papier toile très fort, munies d'œillets permettant de les suspendre sur deux pitons et réunies dans un carton disposé spécialement à cet effet. *Elle est accompagnée d'un texte explicatif rédigé en trois langues (français, allemand, anglais).* **Prix : 250 francs** (port en sus). (*Les planches ne sont pas vendues séparément.*)

CLINIQUE MÉDICALE LAËNNEC

PLANCHES MURALES
DESTINÉES A L'ENSEIGNEMENT
de l'Hématologie
et de la Cytologie

PUBLIÉES SOUS LA DIRECTION

DE

L. LANDOUZY   et   M. LABBÉ
Professeur de Clinique   Chef de Laboratoire

SANG NORMAL, SANG PATHOLOGIQUE, SERUM, CYTODIAGNOSTIC

La collection comprend 15 planches du format 80×62 centimètres, tirées en couleurs sur papier toile très fort, munies d'œillets permettant de les suspendre sur deux pitons et réunies dans un carton disposé à cet effet. *Elle est accompagnée d'un texte explicatif en trois langues (français, allemand, anglais).*

Prix de la Collection : 60 francs (port en sus). (*Les planches ne sont pas vendues séparément.*)

ACHARD. — *Nouveaux procédés d'exploration.* Leçons professées à la Faculté de médecine de Paris, par Ch. ACHARD, agrégé, médecin de l'hôpital Tenon, recueillies et rédigées par P. SAINTON et M. LŒPER. *Deuxième édition, revue et augmentée.* 1 vol. grand in-8°, avec figures dans le texte en noir et en couleurs . . . . **8 fr.**

ALBARRAN ET IMBERT. — *Les Tumeurs du Rein,* par MM. J. ALBARRAN, professeur agrégé à la Faculté de Médecine de Paris et L. IMBERT, professeur agrégé à la Faculté de Médecine de Montpellier. 1 vol. grand in-8° avec 106 figures dans le texte, en noir et en couleurs . . . . **20 fr.**

BOREL. — *Choléra et Peste dans le Pèlerinage musulman. Étude d'Hygiène internationale,* par le Dʳ FRÉDÉRIC BOREL, médecin sanitaire maritime, ancien médecin de l'Administration sanitaire de l'Empire ottoman. 1 vol. in-8°, avec 6 tableaux . . . . **4 fr.**

BRISSAUD. — *Leçons sur les maladies nerveuses* (Salpêtrière, 1893-1894), par le professeur BRISSAUD, recueillies et publiées, par HENRY MEIGE. 1 vol. in-8° avec 240 fig. . . . . **18 fr.**

— *Leçons sur les maladies nerveuses (Deuxième série* ; hôpital Saint-Antoine), par le professeur BRISSAUD, recueillies et publiées, par HENRY MEIGE. 1 vol. in-8° avec 165 figures . . . . **15 fr.**

BROCA. — *Leçons cliniques de Chirurgie infantile,* par A. BROCA, chirurgien de l'Hôpital Tenon (Enfants-Malades), professeur agrégé. 1 vol. in-8° broché, avec 75 figures et 6 planches hors texte en photocollographie. . . . . **10 fr.**

CHARRIN. — *Leçons de pathogénie appliquée. Clinique médicale, Hôtel-Dieu* (1895-1896), par A. CHARRIN, professeur agrégé, médecin des hôpitaux, assistant au Collège de France. 1 vol. in-8° . . . . **6 fr.**

— *Les Défenses naturelles de l'organisme : Leçons professées au Collège de France,* par A. CHARRIN. 1 vol. in-8°. . . . . **6 fr.**

DEGUY ET WEILL. — *Manuel pratique du traitement de la diphtérie* (*Sérothérapie, Tubage, Trachéotomie*), par DEGUY, chef du laboratoire de la Faculté à l'hôpital des Enfants (Service de la diphtérie), et BENJAMIN WEILL, moniteur de tubage et de trachéotomie de la Faculté à l'hôpital des Enfants-Malades. Introduction par A.-B. MARFAN, 1 vol. in-8° br., avec figures . . . . . . **6 fr.**

DIEULAFOY. — *Clinique médicale de l'Hôtel-Dieu de Paris,* par le Professeur G. DIEULAFOY, 4 vol. gr. in-8°, avec figures dans le texte.

    I. 1896-1897. 1 vol. in-8° . . . . **10 fr.**
    II. 1897-1898. 1 vol. in-8° . . . . **10 fr.**
    III. 1898-1899. 1 vol. in-8° . . . . **10 fr.**
    IV. 1900-1901. 1 vol. in-8° . . . . **10 fr.**

DUCLAUX. — *Pasteur. Histoire d'un esprit,* par E. DUCLAUX, membre de l'Institut, directeur de l'Institut Pasteur, 1 vol. gr. in-8°, avec 22 figures. . . **5 fr.**

— *Traité de microbiologie,* par E. DUCLAUX.
    Tome I. *Microbiologie générale.* — Tome II. *Diastases, toxines et venins.* — Tome III. *Fermentation alcoolique.* — Tome IV. *Fermentations variées des diverses substances ternaires.* Chaque volume gr. in-8° avec figures. **15 fr.**
    L'ouvrage formera 7 volumes qui paraîtront successivement.

DUPLAY. — *Cliniques chirurgicales de l'Hôtel-Dieu,* par SIMON DUPLAY, professeur à la Faculté de médecine de Paris, membre de l'Académie de médecine, recueillies et publiées par les Dʳˢ M. CAZIN et L. CLADO.

    1ʳᵉ SÉRIE. 1 vol. in-8°, avec figures dans le texte . . . . **7 fr.**
    2ᵉ SÉRIE. 1 vol. in-8°, avec figures dans le texte. . . . . **8 fr.**
    3ᵉ SÉRIE. 1 vol. in-8°, avec figures dans le texte. . . . . **8 fr.**

DUVAL. — *Précis d'histologie,* par M. MATHIAS DUVAL, professeur à la Faculté de médecine de Paris, membre de l'Académie de médecine. *Deuxième édition revue et augmentée.* 1 vol. gr. in-8°, avec 427 figures dans le texte. . . **18 fr.**

FARABEUF. — *Précis de Manuel opératoire*, par L.-H. Farabeuf, professeur à la Faculté de médecine de Paris, membre de l'Académie de médecine. *Nouvelle édition.* 1 volume in-8°, avec 799 figures dans le texte. . . . . 16 fr.

GAUTIER (A.). — *Cours de Chimie minérale et organique*, par M. Arm. Gautier, membre de l'Institut, professeur à la Faculté de médecine de Paris. *Deuxième édition*, revue et mise au courant. 2 vol. grand in-8°, avec figures.

    I. *Chimie minérale.* 1 vol. grand in-8°, avec 244 figures dans le texte. 16 fr.

    II. *Chimie organique.* 1 vol. grand in-8°, avec 72 figures. . . . . . . 16 fr.

— *Leçons de Chimie biologique normale et pathologique. Deuxième édition* publiée avec la collaboration de M. Arthus, professeur de physiologie à l'Université de Fribourg. 1 vol. in-8°, avec 110 figures. . . . . 18 fr.

GRASSET. — *Consultations médicales sur quelques maladies fréquentes*, par le Dr Grasset, professeur à l'Université de Montpellier. *Cinquième édition*, revue et considérablement augmentée. 1 vol. in-16, reliure souple. . . . 5 fr.

— *Leçons de Clinique médicale*, faites à l'hôpital Saint-Éloi de Montpellier, par le Dr J. Grasset, professeur de clinique médicale à l'Université de Montpellier.

    1re SÉRIE (1886-1890). 1 vol. in-8°, avec 10 planches. . . . . 12 fr.

    2e SÉRIE (novembre 1890–juillet 1895). 1 fort vol. in-8°, avec une figure dans le texte et 10 planches lithographiées. . . . . 12 fr.

    3e SÉRIE (novembre 1895-mars 1898). 1 vol. in-8° de VII-826 pages, avec 20 planches hors texte, dont 10 en couleurs et 6 en phototypie . . . 15 fr.

HAYEM. — *Leçons sur les maladies du sang (Clinique de l'hôpital Saint-Antoine)*, par Georges Hayem, professeur, médecin des hôpitaux, membre de l'Académie de médecine, recueillies par MM. E. Parmentier, médecin des hôpitaux, et R. Bensaude, chef du laboratoire d'anatomie pathologique à l'hôpital Saint-Antoine. 1 vol. in-8°, avec 4 planches en couleurs. . . . . 15 fr.

JAVAL. — *Entre aveugles : Conseils à l'usage des personnes qui viennent de perdre la vue*, par le Dr Émile Javal, directeur honoraire du laboratoire d'ophtalmologie de l'École des Hautes Études, membre de l'Académie de médecine. 1 vol. in-16 avec frontispice. 2 fr. 50

KIRMISSON. — *Leçons cliniques sur les maladies de l'appareil locomoteur (os, articulations, muscles)*, par le Dr Kirmisson, professeur à la Faculté de médecine, chirurgien des hôpitaux, membre de la Société de chirurgie. 1 vol. in-8°, avec figures dans le texte . . . . 10 fr.

— *Traité des maladies chirurgicales d'origine congénitale*, par le professeur Kirmisson. 1 vol. in-8°, avec 311 fig. et 2 pl. en couleurs . . . 15 fr.

— *Les Difformités acquises de l'Appareil locomoteur pendant l'enfance et l'adolescence*, par le professeur Kirmisson. 1 vol. in-8°, avec 430 figures dans le texte. . . . . 15 fr.

LAVERAN. — *Traité du Paludisme*, par A. Laveran, membre de l'Académie de médecine et de l'Institut de France. 1 vol. grand in-8°, avec 27 figures dans le texte et une planche en couleurs . . . . 10 fr.

Manuel de pathologie externe, par MM. Reclus, Kirmisson, Peyrot, Bouilly, professeurs agrégés à la Faculté de médecine de Paris, chirurgiens des hôpitaux. Septième édition entièrement refondue, illustrée de nombreuses figures. 4 vol. in-8°, avec figures dans le texte. . . . . 40 fr.

    I. *Maladies des tissus et des organes*, par le Dr P. Reclus.

    II. *Maladies des régions : Tête et Rachis*, par le Dr Kirmisson.

    III. *Maladies des régions : Poitrine et abdomen*, par le Dr Peyrot.

    IV. *Maladies des régions : Organes génito-urinaires, membres*, par le Dr Bouilly.

Chaque volume est vendu séparément . . . . 10 fr.

MEIGE (Henry) ET FEINDEL (E.). — **Les Tics et leur Traitement.** Préface de M. le Professeur Brissaud. 1 vol. in-8° de 640 pages . . . . **6 fr.**

METCHNIKOFF. — **L'immunité dans les maladies infectieuses,** par Elie Metchnikoff, professeur à l'Institut Pasteur, membre étranger de la Société royale de Londres. Un vol. gr. in-8° avec 45 figures en couleurs dans le texte. **12 fr.**

— **Études sur la Nature humaine,** essai de philosophie optimiste, par Elie Metchnikoff, professeur à l'Institut Pasteur. 1 vol. in-8° avec fig. dans le texte. **6 fr.**

NOCARD ET LECLAINCHE. — **Les maladies microbiennes des animaux,** par Ed. Nocard et E. Leclainche, professeur à l'Ecole de Toulouse. *Troisième édition entièrement refondue et considérablement augmentée.* 2 vol. grand in-8. **22 fr.**

OLLIER. — **Traité expérimental et clinique de la régénération des os** et de la production artificielle du tissu osseux, par le Pʳ Ollier, professeur de clinique chirurgicale à la Faculté de médecine de Lyon. 2 vol. in-8°, avec figures dans le texte et planches en taille-douce. (Grand prix de chirurgie.). . . . . . **30 fr.**

— **Traité des Résections** et des opérations conservatrices que l'on peut pratiquer sur le système osseux, par le Pʳ L. Ollier. 3 vol. . . . . **50 fr.**

I. *Introduction.* — *Résections en général.* 1 vol. in-8°, avec 127 fig. . . . **16 fr.**
II. *Résections en particulier. Membre supérieur.* 1 vol. in-8°, avec 156 fig. **16 fr.**
III. *Résections en particulier. Résections du membre inférieur, tête et tronc.*

1 vol. in-8°, avec 224 fig. . . . . **22 fr.**

PANAS. — **Traité des maladies des yeux,** par Ph. Panas, professeur de clinique ophtalmologique à la Faculté de médecine, chirurgien de l'Hôtel-Dieu, membre de l'Académie de médecine, membre honoraire et ancien président de la Société de chirurgie. 2 vol. gr. in-8°, avec 453 fig. et 7 pl. en coul. Reliés toile. **40 fr.**

— **Leçons de clinique ophtalmologique,** professées à l'Hôtel-Dieu, par Ph. Panas, recueillies et publiées par le Dʳ A. Castan (de Béziers). 1 vol. in-8°, avec figures dans le texte. **5 fr.**

PANAS ET ROCHON-DUVIGNEAUD. — **Recherches anatomiques et cliniques sur le glaucome et les néoplasmes intra-oculaires,** par le professeur Panas et le Dʳ Rochon-Duvigneaud, ancien chef de clinique de la Faculté. 1 vol. in-8°, avec 41 figures dans le texte. . . . . **7 fr.**

PETIT. — **Guide thérapeutique des Infirmeries régimentaires,** par le Dʳ Henry Petit, médecin-major de 1ʳᵉ classe. 1 vol. in-12 de 350 p., cart. toile anglaise. **3 fr. 50**

PONCET. — **Traité clinique de l'actinomycose humaine.** *Pseudo-actinomycoses et botryomycose,* par Antonin Poncet, professeur de clinique chirurgicale à l'Université de Lyon, membre correspondant de l'Académie de médecine, et Léon Bérard, chef de clinique chirurgicale à l'Université de Lyon. *Ouvrage couronné par l'Académie de médecine et par l'Institut.* 1 vol. in-8°, avec 45 fig. dans le texte et 4 planches hors texte en couleurs. . . . . **12 fr.**

PROUST. — **Douze conférences d'hygiène** rédigées conformément aux programmes du 12 août 1890, par A. Proust. Nouv. éd. 1 vol. in-18, cartonné toile. . . . . **2 fr. 50**

— **La Défense de l'Europe contre la Peste et la Conférence de Venise de 1897,** par A. Proust. 1 vol. in-8°, avec fig. et 1 carte en couleurs. . **9 fr.**

PRUNIER. — *Les Médicaments chimiques,* par Léon Prunier, membre de l'Académie de médecine, pharmacien en chef des hôpitaux de Paris, professeur à l'École supérieure de pharmacie.

I. *Composés minéraux.* 1 vol. grand in-8°, avec 137 fig. dans le texte. . **15 fr.**

II. *Composés organiques.* 1 vol. grand in-8°, avec 47 fig. dans le texte. **15 fr.**

RANVIER. — *École pratique des Hautes Études. Laboratoire d'histologie du Collège de France.* Travaux publiés sous la direction de L. Ranvier, professeur d'anatomie générale, Membre de l'Institut, avec la collaboration de M. L. Malassez, directeur adjoint, et des répétiteurs et préparateurs du cours.

Tomes I à XVIII (1884-1900). Chaque vol. in-8° avec pl. hors texte . . **20 fr.** Les tomes V et VIII ne se vendent plus séparément.

— *Traité technique d'histologie,* 2ᵉ éd., entièrement refondue et corrigée, par M. L. Ranvier. 1 vol. gr. in-8° de 880 p., avec 414 grav. dans le texte et 1 pl. en chromo . . . . **12 fr.**

RECLUS. — *L'anesthésie localisée par la cocaïne,* par le Dʳ Paul Reclus, professeur agrégé à la Faculté de médecine de Paris, chirurgien de l'hôpital Laënnec, membre de l'Académie de médecine. 1 vol. petit in-8° avec 59 figures dans le texte. . . . . **4 fr.**

REDARD. — *Traité pratique des déviations de la colonne vertébrale,* par P. Redard, ancien chef de clinique chirurgicale de la Faculté de médecine de Paris, chirurgien en chef du dispensaire Furtado-Heine, membre correspondant de l'« American Orthopedic Association ». 1 volume grand in-8°, avec 231 figures dans le texte. . . . . **12 fr.**

REGNARD. — *La Cure d'altitude,* par le Dʳ Paul Regnard, membre de l'Académie de médecine, professeur de physiologie générale à l'Institut national agronomique, directeur adjoint du laboratoire de physiologie de la Sorbonne. *Deuxième édition.* 1 fort vol. grand in-8°, avec 29 planches hors texte et 110 figures dans le texte, relié toile pleine. . . . . **15 fr.**

RÉNON. — *Étude sur l'Aspergillose chez les animaux et chez l'homme,* par M. Rénon, ancien interne des hôpitaux de Paris. 1 vol. in-8°, avec figures dans le texte.. . . . . **5 fr.**

ROGER. — *Les maladies infectieuses,* par G.-H. Roger, professeur agrégé à la Faculté de médecine de Paris, médecin de l'hôpital de la porte d'Aubervilliers, membre de la Société de Biologie. 1 vol. in-8° de 1520 pages publié en 2 fascicules avec figures dans le texte. . . . . **28 fr.**

SOULIER (H.). *Traité de Thérapeutique et de Pharmacologie,* par M. H. Soulier, professeur à la Faculté de médecine de Lyon, membre correspondant de l'Académie de médecine. *Additionné d'un memento formulaire des médicaments nouveaux* (1901). *Ouvrage couronné par l'Académie des sciences et par l'Académie de médecine.* 2 vol. grand in-8°. . . . . **25 fr.**

THIBIERGE. — *Syphilis et Déontologie. Secret médical; responsabilité civile; énoncé du diagnostic; jeunes gens syphilitiques; la syphilis avant et pendant le mariage; divorce; nourrissons syphilitiques; nourrices syphilitiques; domestiques et ouvriers syphilitiques; syphilitiques dans les hôpitaux; transmission de la syphilis par les instruments; médecins syphilitiques; sages-femmes et syphilis,* par Georges Thibierge, médecin de l'hôpital Broca. 1 vol. in-8° broché. **5 fr.**

TRABUT. — *Précis de Botanique médicale,* par L. Trabut, professeur d'histoire naturelle médicale à l'École de médecine d'Alger. *Deuxième édition,* entièrement refondue. 1 vol. in-8° avec 954 figures.. . . . . **8 fr.**

Encyclopédie Scientifique ❧ ❧ ❧ ❧ ❧

❧ ❧ ❧ ❧ ❧ ❧ ❧ des Aide-Mémoire

Publiée sous la direction de **H. LÉAUTÉ**, Membre de l'Institut

Au 1er Avril 1904, 348 VOLUMES publiés

Chaque ouvrage forme un vol. petit in-8°, vendu : Br., **2 fr. 50**. Cart. toile **3 fr.**

DERNIERS VOLUMES MÉDICAUX PUBLIÉS

dans la *SECTION DU BIOLOGISTE*

BAZY. — *Maladies des Voies urinaires, Urètre, Vessie,* par le Dr BAZY, chirurgien des hôpitaux, membre de la Société de chirurgie. 4 vol.
  I. *Moyens d'exploration et traitement.* 2e édition. II. *Séméiologie.* III. *Thérapeutique générale. Médecine opératoire.* IV. *Thérapeutique spéciale.*

BERNARD. — *Les Méthodes d'exploration de la perméabilité rénale,* par Léon BERNARD, Chef de clinique médicale à la Faculté de Paris.

BONNIER. — *L'Oreille,* par PIERRE BONNIER. 5 vol.
  I. *Anatomie de l'oreille.* II. *Pathogénie et mécanisme.* III. *Physiologie : Les Fonctions.* IV. *Symptomatologie de l'oreille.* V. *Pathologie de l'oreille.*

BROCQ ET JACQUET. — *Précis élémentaire de Dermatologie,* par MM. BROCQ et JACQUET, médecins des hôpitaux de Paris. 2e édition entièrement revue. 5 vol.
  I. *Pathologie générale cutanée.* II. *Difformités cutanées, éruptions artificielles, dermatoses parasitaires.* III. *Dermatoses microbiennes et néoplasies.* IV. *Dermatoses inflammatoires.* V. *Dermatoses d'origine nerveuse. Formulaire thérapeutique.*

CHARRIN. — *Poisons de l'Organisme,* par le Dr A. CHARRIN, professeur agrégé, médecin des hôpitaux. 3 vol.
  I. *Poisons de l'urine* (2e éd.). II. *Poisons du tube digestif.* III. *Poisons des tissus.*

CHATIN ET CARLE. — *Photothérapie. La lumière, agent biologique et thérapeutique,* par A. CHATIN, préparateur chef adjoint du Laboratoire d'Électrothérapie à l'hôpital Saint-Louis, et M. CARLE, ancien Chef de clinique des maladies cutanées à la Faculté de Médecine de Lyon.

FAISANS. — *Maladies des Organes respiratoires. — Méthodes d'Exploration ; Signes physiques,* par le Dr Léon FAISANS, médecin de l'Hôpital de la Pitié. *Troisième édition.*

GRÉHANT. — *Hygiène expérimentale : L'Oxyde de Carbone,* par N. GRÉHANT, professeur de Physiologie générale au Muséum d'histoire naturelle.

HÉDON. — *Physiologie normale et pathologique du Pancréas,* par E. HÉDON, professeur de physiologie à la Faculté de médecine de Montpellier.

LAVERAN. — *Prophylaxie du Paludisme,* par A. LAVERAN, membre de l'Institut et de l'Académie de Médecine.

LEVADITI. — *La Nutrition* dans ses rapports avec l'immunité, par C. LEVADITI, lauréat de l'Institut.

MERKLEN. — *Examen et Séméiotique du Cœur, signes physiques,* par le Dr PIERRE MERKLEN, médecin de l'hôpital Laënnec. *Deuxième édition.*

SERGENT (EDMOND et ÉTIENNE). — *Moustiques et maladies infectieuses. Guide pratique pour l'étude des moustiques,* par les Drs EDMOND et ÉTIENNE SERGENT, de l'Institut Pasteur de Paris. Avec une Préface du Dr E. ROUX.

SERGENT ET BERNARD. — *L'Insuffisance surrénale,* par E. SERGENT, ancien interne, médaille d'or des Hôpitaux, et L. BERNARD, chef de clinique adjoint à la Faculté. *Ouvrage couronné par la Faculté de Médecine de Paris.*

TRIPIER ET PAVIOT. — *Péritonite sous-hépatique d'origine vésiculaire* dans ses rapports avec la colique hépatique, la pérityphlite, l'appendicite, etc., par R. TRIPIER, professeur d'Anatomie pathologique à la Faculté de Lyon et J. PAVIOT, agrégé, médecin des Hôpitaux.

VOUZELLE. — *La Syphilis,* par le Dr VOUZELLE, ancien interne des hôpitaux. 2 vol.
  I. *Chancre et syphilis secondaire.* II. *Syphilis tertiaire et hérédo-syphilis.*

Bibliothèque Diamant

DES

Sciences médicales et biologiques

A l'usage des Étudiants et des Praticiens

Cette Collection est publiée dans le format in-16 raisin, avec nombreuses figures dans le texte, cartonnage à l'anglaise, tranches rouges.

VIENT DE PARAITRE

QUATORZIÈME ÉDITION

entièrement refondue et considérablement augmentée du

MANUEL DE PATHOLOGIE INTERNE

par Georges DIEULAFOY

Professeur de Clinique médicale à la Faculté de médecine de Paris
Médecin de l'Hôtel-Dieu, membre de l'Académie de médecine

4 vol. in-16 diamant avec figures en noir et en couleurs, cartonnés à l'anglaise, tranches rouges . . . . . **32 fr.**

DERNIERS VOLUMES PUBLIÉS

ARTHUS. — *Éléments de Chimie physiologique,* par MAURICE ARTHUS, professeur de physiologie et de chimie physiologique à l'Université de Fribourg (Suisse). *Quatrième édition revue et augmentée.* 1 vol., avec figures. . . **5 fr.**
— *Éléments de Physiologie,* par MAURICE ARTHUS. 1 vol., avec figures. . **8 fr.**

BARD. — *Précis d'anatomie pathologique,* par M. L. BARD, professeur à la Faculté de médecine de Lyon, médecin de l'Hôtel-Dieu. *Deuxième édition, revue et augmentée.* 1 volume, avec 125 figures . . . . **7 fr. 50**

BERLIOZ. — *Manuel de Thérapeutique,* par le Dr F. BERLIOZ, professeur à l'Université de Grenoble, avec une préface du professeur BOUCHARD. *Quatrième édition revue et augmentée.* 1 vol. . . . . **6 fr.**
— *Précis de Bactériologie médicale,* par F. BERLIOZ, avec une préface du professeur LANDOUZY. 1 vol. avec figures. . . . . **6 fr.**

BROCA (A.). — *Précis de Chirurgie cérébrale,* par Aug. BROCA, chirurgien de l'hôpital Tenon, professeur agrégé à la Faculté de médecine. 1 vol. avec fig. **6 fr.**

GILIS. — *Précis d'Embryologie, adapté aux sciences médicales,* par PAUL GILIS, professeur agrégé à la Faculté de médecine de Montpellier, avec une préface de M. le professeur MATHIAS DUVAL. 1 vol., avec 175 figures. . . . . . . **6 fr.**

LAUNOIS. — *Manuel d'Anatomie microscopique et d'Histologie,* par M. P.-E. LAUNOIS, professeur agrégé à la Faculté de médecine, médecin des hôpitaux. Préface de M. le professeur MATHIAS DUVAL. *Deuxième édition entièrement refondue.* 1 vol., avec 261 figures . . . . **8 fr.**

SOLLIER. — *Guide pratique des maladies mentales (séméiologie, pronostic, indications),* par le Dr PAUL SOLLIER, chef de clinique adjoint des maladies mentales à la Faculté de médecine de Paris. 1 vol. . . . . **5 fr.**

SPILLMANN ET HAUSHALTER. — *Manuel de diagnostic médical et d'exploration clinique,* par P. SPILLMANN, prof. de clinique médicale à la Faculté de médecine de Nancy et P. HAUSHALTER, prof. agrégé. *Quatrième édition entièrement refondue.* 1 vol., avec 89 figures. . . . . **6 fr.**

THOINOT ET MASSELIN. — *Précis de Microbie. Technique et microbes pathogènes,* par M. le Dr L.-H. THOINOT, professeur agrégé à la Faculté de médecine de Paris, médecin des hôpitaux, et E.-J. MASSELIN, médecin vétérinaire. Ouvrage couronné par la Faculté de médecine (Prix Jeunesse). *Quatrième édition entièrement refondue.* 1 vol., avec figures en noir et en couleurs. . . . . . **8 fr.**

WURTZ. — *Précis de Bactériologie clinique,* par le Dr R. WURTZ, professeur agrégé à la Faculté de médecine de Paris, médecin des hôpitaux. *2e édition revue et augmentée,* 1 vol., avec tableaux et figures. . . . . **6 fr.**

BIBLIOTHÈQUE
d'Hygiène thérapeutique

DIRIGÉE PAR

Le Professeur PROUST

Membre de l'Académie de médecine, Médecin de l'Hôtel-Dieu,
Inspecteur général des Services sanitaires.

Chaque volume in-16, cartonné toile, tranches rouges, **4** fr.

L'Hygiène du Goutteux, par le Professeur PROUST et A. MATHIEU, médecin de l'hôpital Andral.

L'Hygiène de l'Obèse, par le Professeur PROUST et A. MATHIEU.

L'Hygiène des Asthmatiques, par E. BRISSAUD, professeur à la Faculté de Paris, médecin de l'hôpital Saint-Antoine.

L'Hygiène du Syphilitique, par H. BOURGES, préparateur au laboratoire d'hygiène de la Faculté de médecine.

Hygiène et thérapeutique thermales, par G. DELFAU, ancien interne des hôpitaux de Paris.

Les Cures thermales, par G. DELFAU, ancien interne des hôpitaux de Paris.

L'Hygiène du Neurasthénique (*Deuxième édition*), par le Professeur PROUST et G. BALLET, professeur agrégé, médecin des hôpitaux de Paris.

L'Hygiène des Albuminuriques, par le Dʳ SPRINGER, chef du laboratoire de la Faculté de médecine à l'hôpital de la Charité.

L'Hygiène des Tuberculeux, par le Dʳ CHUQUET, ancien interne des hôpitaux de Paris, médecin consultant à Cannes, avec une préface du Dʳ DAREMBERG.

Hygiène et thérapeutique des maladies de la bouche, par le Dʳ CRUET, dentiste des hôpitaux de Paris, avec une préface du Professeur LANNELONGUE.

L'Hygiène des Diabétiques, par le Professeur PROUST et A. MATHIEU, médecin de l'hôpital Andral.

L'Hygiène des maladies du cœur, par le Dʳ VAQUEZ, professeur agrégé à la Faculté, médecin des hôpitaux, avec une préface du Professeur POTAIN.

L'Hygiène du Dyspeptique, par le Dʳ LINOSSIER, professeur agrégé à la Faculté de médecine de Lyon, membre correspondant de l'Académie de médecine.

Hygiène thérapeutique des Maladies des fosses nasales, par MM. les Dʳˢ LUBET-BARBON et R. SARREMONE.

Traité d'hygiène 🔲🔲🔲🔲🔲🔲🔲🔲🔲🔲🔲🔲🔲🔲

par A. PROUST

Professeur d'hygiène de la Faculté de médecine de l'Université de Paris
Membre de l'Académie de médecine, Inspecteur général des services sanitaires.

Troisième Édition revue et considérablement augmentée

Avec la collaboration de

A. NETTER	ET	**H. BOURGES**
Professeur agrégé à la Faculté Médecin de l'hôpital Trousseau		Chef du laboratoire d'hygiène à la Faculté Auditeur au Comité consultatif d'hygiène publique

OUVRAGE COURONNÉ PAR L'INSTITUT ET LA FACULTÉ DE MÉDECINE

1 fort volume in-8°, avec figures et cartes . . . . **25** fr.

L'ŒUVRE MÉDICO-CHIRURGICAL
Dr CRITZMAN, directeur

SUITE DE MONOGRAPHIES CLINIQUES

SUR LES QUESTIONS NOUVELLES

En Médecine, en Chirurgie et en Biologie

La science médicale réalise journellement des progrès incessants. Les traités de médecine et de chirurgie auront toujours grand'peine à se tenir au courant. C'est pour obvier à ce grave inconvénient que nous avons fondé ce recueil de Monographies, avec le concours des savants et des praticiens les plus autorisés.

Chaque monographie est vendue séparément. . . . . 1 fr. **25**

Il est accepté des abonnements pour une série de 10 Monographies consécutives au prix à forfait et payable d'avance, de **10** francs pour la France et **12** francs pour l'étranger (port compris).

MONOGRAPHIES EN VENTE (Décembre 1903).

2. **Le Traitement du mal de Pott**, par A. CHIPAULT, de Paris.
4. **L'Hérédité normale et pathologique**, par le prof. CH. DEBIERRE, de Lille.
5. **L'Alcoolisme**, par JAQUET, privat-docent à l'Université de Bâle.
6. **Physiologie et pathologie des sécrétions gastriques**, par A. VERHAEGEN.
7. **L'Eczéma**, *maladie parasitaire*, par LEREDDE.
8. **La Fièvre jaune**, par SANARELLI, de Montevideo.
9. **La Tuberculose du rein**, par TUFFIER, prof. agr., chir. de l'hôp. de la Pitié.
10. **L'Opothérapie.** *Traitement de certaines maladies par des extraits d'organes animaux*, par le prof. A. GILBERT et L. CARNOT.
11. **Les Paralysies générales progressives**, par M. KLIPPEL.
12. **Le Myxœdème**, par G. THIBIERGE.
13. **La Néphrite des saturnins**, par H. LAVERAND, prof. chargé de cours à la Faculté catholique de Lille, lauréat de l'Académie de Paris.
14. **Traitement de la syphilis**, par le Professeur E. GAUCHER.
15. **Le Pronostic des tumeurs**, *basé sur la recherche du glycogène*, par A. BRAULT, méd. de l'hôp. Tenon.
16. **La Kinésithérapie gynécologique.** *Traitement des maladies des femmes par le massage et la gymnastique (système de Brandt)*, par H. STAPFER.
17. **De la Gastro-entérite aiguë des nourrissons**, par A. LESAGE, méd. des hôp.
18. **Traitement de l'Appendicite**, par FÉLIX LEGUEU, prof. agr., chir. des hôp.
19. **Les lois de l'Energétique dans le régime du diabète sucré**, par E. DUFOURT, méd. de l'hôp. thermal de Vichy.
20. **La Peste** *(Epidémiologie, Bactériologie. Prophylaxie. Traitement)*, par H. BOURGES, chef du laboratoire d'hygiène à la Faculté de médecine de Paris.
21. **La Moelle osseuse à l'état normal et dans les infections**, par G.-H. ROGER, prof. agr. à la Faculté de Paris, méd. des hôp., et O. JOSUÉ.
22. **L'Entéro-colite muco-membraneuse**, par GASTON LYON, ancien chef de clinique médicale de la Faculté de Paris.
23. **L'Exploration clinique des fonctions rénales par l'élimination provoquée**, par CH. ACHARD, prof. agr. à la Faculté, méd. des hôp. et J. CASTAIGNE.
24. **L'Analgésie chirurgicale**, par voie rachidienne (injections sous-arachnoïdiennes de cocaïne), par TUFFIER, prof. agr. à la Faculté de Paris, chir. des hôp.
25. **L'Asepsie opératoire**, par MM. PIERRE DELBET, prof. agr. à la Faculté de Paris, chir. des hôp., et LOUIS BIGEARD, chef de clinique chirurgicale adjoint.
26. **Anatomie chirurgicale et médecine opératoire de l'Oreille moyenne**, par BROCA, prof. agr. à la Faculté de Paris, chir. des hôp.
27. **Traitements modernes de l'hypertrophie de la prostate**, par E. DESNOS.
28. **La Gastro-entérostomie** (Indications, Procédés d'investigation et procédés opératoires, Résultats), par les Professeurs ROUX et BOURGET (de Lausanne).
29. **Les Ponctions rachidiennes accidentelles et les complications des plaies pénétrantes du rachis**, par E. MATHIEU, directeur du Val-de-Grâce.
30. **Le Ganglion lymphatique**, par M. DOMINICI.
31. **Les Leucocytes.** *Technique (Hématologie, cytologie)*, par M. le prof. COURMONT et F. MONTAGNARD.
32. **La Médication hémostatique**, par le Dr P. CARNOT, docteur ès sciences.
33. **L'Elongation trophique.** *Cure radicale des maux perforants, ulcères variqueux, etc., par l'élongation des nerfs*, par le Dr A. CHIPAULT, de Paris.
34. **Le Rhumatisme tuberculeux** *(pseudo-rhumatisme d'origine bacillaire)*, par le professeur Antonin PONCET et Maurice MAILLAND.
35. **Les Consultations de nourrissons**, par Ch. MAYGRIER, agrégé.
36. **La Médication phosphorée**, par le professeur GILBERT et le Dr POSTERNAK.

Annales Médico=Psychologiques

(ORGANE DE LA SOCIÉTÉ MÉDICO-PSYCHOLOGIQUE)

JOURNAL DESTINÉ A RECUEILLIR TOUS LES DOCUMENTS RELATIFS A

L'Aliénation mentale, aux Névroses et à la Médecine légale des Aliénés

Fondateur : Dʳ J. BAILLARGER

RÉDACTEUR EN CHEF : Dʳ ANT. RITTI, Médecin de la Maison Nationale de Charenton

Les Annales Médico-Psychologiques paraissent tous les deux mois par fascic. in-8° d'environ 180 pages

ABONNEMENT ANNUEL : PARIS, **20** fr. — DÉPARTEMENTS, **23** fr. — UNION POSTALE, **25** fr.

REVUE NEUROLOGIQUE

Organe Officiel de la Société de Neurologie de Paris

PUBLIÉE SOUS LA DIRECTION DE

E. BRISSAUD	P. MARIE
Professeur à la Faculté de Médecine	Professeur agrégé à la Faculté
Médecin des hôpitaux de Paris	Médecin des hôpitaux de Paris·

Secrétaire de la Rédaction : Dʳ Henry MEIGE

La **Revue Neurologique** paraît le 15 et le 30 de chaque mois dans le format gr. in-8° et forme, chaque année, un volume d'environ 1200 pages avec figures dans le texte.

ABONNEMENT ANNUEL : PARIS ET DÉPARTEMENTS. **30** fr. — UNION POSTALE. **32** fr.

Nouvelle Iconographie
de la Salpêtrière

Fondée en 1888, par J.-M. CHARCOT

PUBLIÉE SOUS LA DIRECTION DE

F. RAYMOND	A. JOFFROY	A. FOURNIER
Professeur de Clinique	Professeur de Clinique	Professeur de Clinique
des Maladies du système nerveux.	des Maladies Mentales.	des maladies cutanées et syphilitiques.

PAR

PAUL RICHER	GILLES DE LA TOURETTE	ALBERT LONDE
Directeur honoraire	Prof. agrégé à la Faculté de médecine	Directeur
du Laboratoire de la Clinique.	de Paris, Médecin des hôpitaux.	du Service photographique.

Secrétaire de la Rédaction : Henry MEIGE

Abonnement annuel : Paris, **25** fr. Départements, **27** fr. Union postale, **28** fr.

La **Revue Neurologique** et la **Nouvelle Iconographie** de la Salpêtrière sont les deux seules publications françaises qui s'occupent exclusivement des maladies du système nerveux. Elles se complètent l'une par l'autre, la première, sous la direction des créateurs de cette science en France, donnant l'ensemble de tout ce qui parait en Neurologie ; la seconde, choisissant dans les affections neuropathologiques les cas les plus intéressants et les plus typiques pour les décrire et les fixer par l'image, doublant ainsi l'utilité scientifique d'un intérêt artistique.

Archives de Médecine des Enfants

PUBLIÉES PAR MM.

J. COMBY	O. LANNELONGUE
Médecin de l'Hôpital des Enfants-Malades.	Professeur, Chirurgien à l'Hôpital des Enfants-Malades. ·
	A.-B. MARFAN
J. GRANCHER	Agrégé, Médecin de l'Hôpital des Enfants-Malades.
Professeur de clinique des maladies de l'enfance.	P. MOIZARD
	Médecin de l'Hôpital des Enfants-Malades.
V. HUTINEL	A. SEVESTRE
Professeur, Médecin des Enfants-Assistés.	Médecin de l'Hôpital Bretonnèau.

Dʳ J. COMBY, Directeur de la Publication

Les **Archives de Médecine des Enfants** paraissent le 1ᵉʳ de chaque mois. Elles forment chaque année un volume in-8° d'environ 800 pages.

ABONNEMENT ANNUEL : FRANCE (Paris et Départements), **14** fr. — ÉTRANGER (Union postale), **16** fr.

Bulletin de l'Institut Pasteur

REVUES ET ANALYSES

DES TRAVAUX DE MICROBIOLOGIE, MÉDECINE, BIOLOGIE GÉNÉRALE, PHYSIOLOGIE, CHIMIE BIOLOGIQUE

dans leurs rapports avec la BACTÉRIOLOGIE

COMITÉ DE RÉDACTION :

**G. BERTRAND — A. BESREDKA — A. BORREL — C. DELEZENNE
A. MARIE — F. MESNIL**

de l'Institut Pasteur de Paris

Le **Bulletin** parait deux fois par mois en fascicules grand in-8°, d'environ 50 pages.

ABONNEMENT ANNUEL : PARIS, **22** fr. — DÉPARTEMENTS et UNION POSTALE, **24** fr.

ANNALES DE L'INSTITUT PASTEUR

(Journal de Microbiologie)

Fondées sous le patronage de **M. PASTEUR**

ET PUBLIÉES PAR

M. E. DUCLAUX

Membre de l'Institut, Directeur de l'Institut Pasteur, Professeur à la Sorbonne et à l'Institut agronomique

Assisté d'un Comité de rédaction composé de : MM. les Docteurs **CALMETTE, CHAMBERLAND, GRANCHER, LAVERAN, METCHNIKOFF, NOCARD, ROUX** et **VAILLARD**.

Les **Annales** paraissent tous les mois dans le format grand in-8°, avec planches et figures.

ABONNEMENT ANNUEL : PARIS, **18** fr. — DÉPARTEMENTS, **20** fr. — UNION POSTALE, **20** fr.

Archives de Médecine Expérimentale
et d'Anatomie pathologique

Fondées par **J.-M. CHARCOT**

Publiées par MM. GRANCHER, JOFFROY, LÉPINE

Secrétaires de la rédaction : **CH. ACHARD, R. WURTZ**

Les **Archives** paraissent tous les 2 mois et forment chaque année un fort volume grand in-8°, avec planches hors texte en noir et en couleurs.

ABONNEMENT ANNUEL : PARIS, **24** fr. — DÉPARTEMENTS, **25** fr. — UNION POSTALE, **26** fr.

Revue de Gynécologie

ET DE

Chirurgie Abdominale

DIRECTEUR

S. POZZI

Professeur de clinique gynécologique à la Faculté de Médecine de Paris
Chirurgien de l'hôpital Broca, Membre de l'Académie de Médecine

Secrétaire de la Rédaction : **F. JAYLE**

La **Revue** parait tous les deux mois en fascicules très grand in-8° de 160 à 200 pages, avec figures et planches en noir et en couleurs.

Abonnement annuel : France (Paris et départements), **28** fr. Étranger (Union postale), **30** fr.

Annales de Dermatologie ❧ ❧ ❧ ❧ ❧ ❧ ❧ ❧ ❧

❧ ❧ ❧ ❧ ❧ ❧ ❧ ❧ ❧ ❧ et de Syphiligraphie

PUBLIÉES PAR MM.

ERNEST BESNIER
Médecin de l'hôpital Saint-Louis
Membre de l'Académie de médecine

A. DOYON
Médecin inspecteur des eaux d'Uriage
Correspondant de l'Académie de médecine

L. BROCQ
Médecin de l'hôpital Broca-Pascal

R. DU CASTEL
Médecin de l'hôpital Saint-Louis
Membre de l'Académie de médecine

A. FOURNIER
Professeur honoraire à la Faculté de médecine
Médecin de l'hôpital Saint-Louis

H. HALLOPEAU
Médecin de l'hôpital Saint-Louis
Membre de l'Académie de médecine

G. THIBIERGE
Médecin de l'hôpital Broca-Pascal

W. DUBREUILH
Professeur agrégé à la Faculté
de médecine de Bordeaux

Directeur de la publication : Dʳ G. THIBIERGE

PRIX DE L'ABONNEMENT ANNUEL : Paris, **30** fr. — Départements et Union postale, **32** fr.

BULLETIN DE LA SOCIÉTÉ FRANÇAISE
DE
Dermatologie et de Syphiligraphie
PUBLIÉ PAR LES SOINS DE MM. LES SECRÉTAIRES DE LA SOCIÉTÉ

Le *Bulletin* paraît tous les mois (excepté pendant les vacances de la Société), sous forme de cahier grand in-8°, et donne le procès-verbal complet de la séance précédente.

ABONNEMENT ANNUEL : Paris et Départements, **12** fr. — Union postale, **14** fi.

Nota : Les abonnés aux *Annales de Dermatologie* ont droit à recevoir cette publication aux conditions suivantes : Paris et Départements, 6 fr. — Union postale, 7 fr.

Revue d'Hygiène et de Police Sanitaire

Organe de la Société de Médecine publique et de Génie sanitaire

FONDÉE PAR **E. VALLIN**

PARAISSANT TOUS LES MOIS

SOUS LA DIRECTION DE
A.-J. MARTIN
Inspecteur général de l'Assainissement de la Ville de Paris,
Membre du Comité consultatif d'Hygiène de France.

ABONNEMENT ANNUEL : Paris, **20** fr. — Départements, **22** fr. — Union postale, **23** fr.

Archives d'Anatomie microscopique

FONDÉES PAR

E.-G. BALBIANI ET **L. RANVIER**

PUBLIÉES PAR

L. RANVIER ET **L.-F. HENNEGUY**
Professeur d'Anatomie générale
au Collège de France
Professeur d'Embryogénie comparée
au Collège de France

Les **Archives d'Anatomie microscopique** *paraissent par fascicules in-8° d'environ 150 pages; elles publient de nombreuses planches hors texte en noir et en couleurs et des figures intercalées dans le texte. Quatre fascicules, paraissant à des époques indéterminées, correspondent à un volume. — L'abonnement est fait par volume au prix unique de 50 francs.*

REVUE D'ORTHOPÉDIE

PARAISSANT TOUS LES DEUX MOIS

SOUS LA DIRECTION DE

M. le Dʳ KIRMISSON

PROFESSEUR DE CLINIQUE CHIRURGICALE INFANTILE A LA FACULTÉ DE MÉDECINE
CHIRURGIEN DE L'HOPITAL TROUSSEAU
MEMBRE DE LA SOCIÉTÉ DE CHIRURGIE
MEMBRE CORRESPONDANT DE L'« AMERICAN ORTHOPEDIC ASSOCIATION »

Avec la collaboration de MM.

O. LANNELONGUE		LE DENTU
Professeur à la Faculté de médecine de Paris,		Professeur à la Faculté de médecine de Paris,
Membre de l'Institut.		Membre de l'Académie de médecine.

A. PONCET	PIÉCHAUD	PHOCAS
Professeur à la Faculté	Professeur à la Faculté	Professeur agrégé à la Faculté
de médecine de Lyon.	de médecine de Bordeaux.	de médecine d'Athènes

Secrétaire de la Rédaction : Dʳ GRISEL, chef de clinique à l'hôpital Trousseau.

La Revue d'Orthopédie paraît tous les deux mois, par fascicules grand in-8°, illustrés de nombreuses figures dans le texte et de *planches hors texte*, et forme chaque année un volume d'environ 500 pages.

ABONNEMENT ANNUEL : PARIS, **15** fr. — DÉPARTEMENTS, **17** fr. — UNION POSTALE, **18** fr.

Annales des Maladies de l'Oreille et du Larynx

du Nez et du Pharynx

DIRECTEURS :

M. LERMOYEZ		**P. SEBILEAU**
Médecin de l'Hôpital Saint-Antoine		Professeur agrégé, chirurgien des hôpitaux.

E. LOMBARD

Oto-Rhino-Laryngologiste des Hôpitaux

SECRÉTAIRES DE LA RÉDACTION : H. BOURGEOIS ET H. CABOCHE

Les Annales des Maladies de l'Oreille et du Larynx paraissent tous les mois, et forment chaque année un volume in-8°, avec figures dans le texte.

ABONNEMENT ANNUEL : PARIS, **12** fr. — DÉPARTEMENTS, **14** fr. — UNION POSTALE, **15** fr.

REVUE GÉNÉRALE D'OPHTALMOLOGIE

RECUEIL MENSUEL BIBLIOGRAPHIQUE, ANALYTIQUE, CRITIQUE

DIRIGÉ PAR MM.

Le Professeur **DOR,** à Lyon. | Le Dʳ **E. ROLLET,** à Lyon.

La *Revue* paraît tous les mois et forme chaque année un vol. gr. in-8°, avec figures.

ABONNEMENT ANNUEL : Paris, **20** fr. — Départements, **22** fr. — Union postale, **22** fr. **50**.

REVUE DE LA TUBERCULOSE

Paraissant tous les trois mois

POUR FAIRE SUITE AUX

Études expérimentales et cliniques sur la Tuberculose

Fondées par le Professeur **VERNEUIL**, de l'Institut

SOUS LA DIRECTION DE MM.

CH. BOUCHARD, Président de l'Œuvre de la Tuberculose

BROUARDEL, CHAUVEAU, CORNIL, A. FOURNIER, J. GRANCHER, LANNELONGUE, NOCARD,
F. RAYMOND, CH. RICHET, KELSCH, L. LANDOUZY

Rédacteur en chef : Dʳ Henri CLAUDE
Médecin des hôpitaux.

ABONNEMENT ANNUEL : Paris, **12** fr. — Départements, **14** fr. — Union postale, **15** fr.

Journal de Physiologie ❧ ❧ ❧ ❧ ❧ ❧ ❧ ❧ ❧

❧ ❧ ❧ ❧ ❧ ❧ ❧ ❧ et de Pathologie Générale

PUBLIÉ PAR MM.

BOUCHARD
Professeur de Pathologie à la Faculté de Médecine
Membre de l'Institut et de l'Académie de Médecine

CHAUVEAU
Professeur de Physiologie au Muséum d'Histoire naturelle
Membre de l'Institut et de l'Académie de Médecine

Comité de Rédaction : MM. J. COURMONT, É. GLEY, P. TEISSIER

Le *Journal de Physiologie et de Pathologie Générale* paraît tous les deux mois dans le format grand in-8, avec planches hors texte et figures dans le texte. Outre les mémoires originaux, chaque numéro contient un *index bibliographique* de 30 ou 40 pages comprenant l'analyse des travaux français et étrangers.

Abonnement annuel : PARIS, **28** fr. — FRANCE ET UNION POSTALE, **30** fr.

BULLETIN DE L'ACADÉMIE DE MÉDECINE

PUBLIÉ PAR MM.

S. JACCOUD, Secrétaire perpétuel   et   **A. MOTET**, Secrétaire annuel

Abonnement annuel : PARIS, **15** fr. — DÉPARTEMENTS, **18** fr. — UNION POSTALE, **20** fr.

MÉMOIRES DE L'ACADÉMIE DE MÉDECINE

Comprenant la *liste des Membres* et le *Règlement* de l'Académie, les *Éloges* prononcés dans les séances annuelles par M. le Secrétaire perpétuel, les *Rapports* faits annuellement par l'Académie sur les *Épidémies* et sur les *Eaux minérales*, et enfin les *Mémoires* dont le Comité de publication a voté l'insertion.

L'abonnement à chaque volume gr. in-8°, publié en deux fascicules : France, **20** fr. Étranger, **22** fr.

COMPTES RENDUS HEBDOMADAIRES

DES SÉANCES DE LA

SOCIÉTÉ DE BIOLOGIE

Abonnement annuel : PARIS ET DÉPARTEMENTS, **20** fr. — ÉTRANGER, **22** fr.

BULLETINS ET MÉMOIRES

De la Société de Chirurgie de Paris

Publiés chaque semaine par les soins des Secrétaires de la Société

Abonnement annuel : PARIS, **18** fr. — DÉPARTEMENTS, **20** fr. — UNION POSTALE, **22** fr.

Bulletins et Mémoires

de la Société Médicale

DES HOPITAUX DE PARIS

Abonnement annuel : PARIS ET DÉPARTEMENTS, **12** fr. — UNION POSTALE, **15** fr.

52550. — Imprimerie LAHURE, 9, rue de Fleurus, Paris.

1012-03. — Coulommiers. Imp. Paul BRODARD. — 3-04.

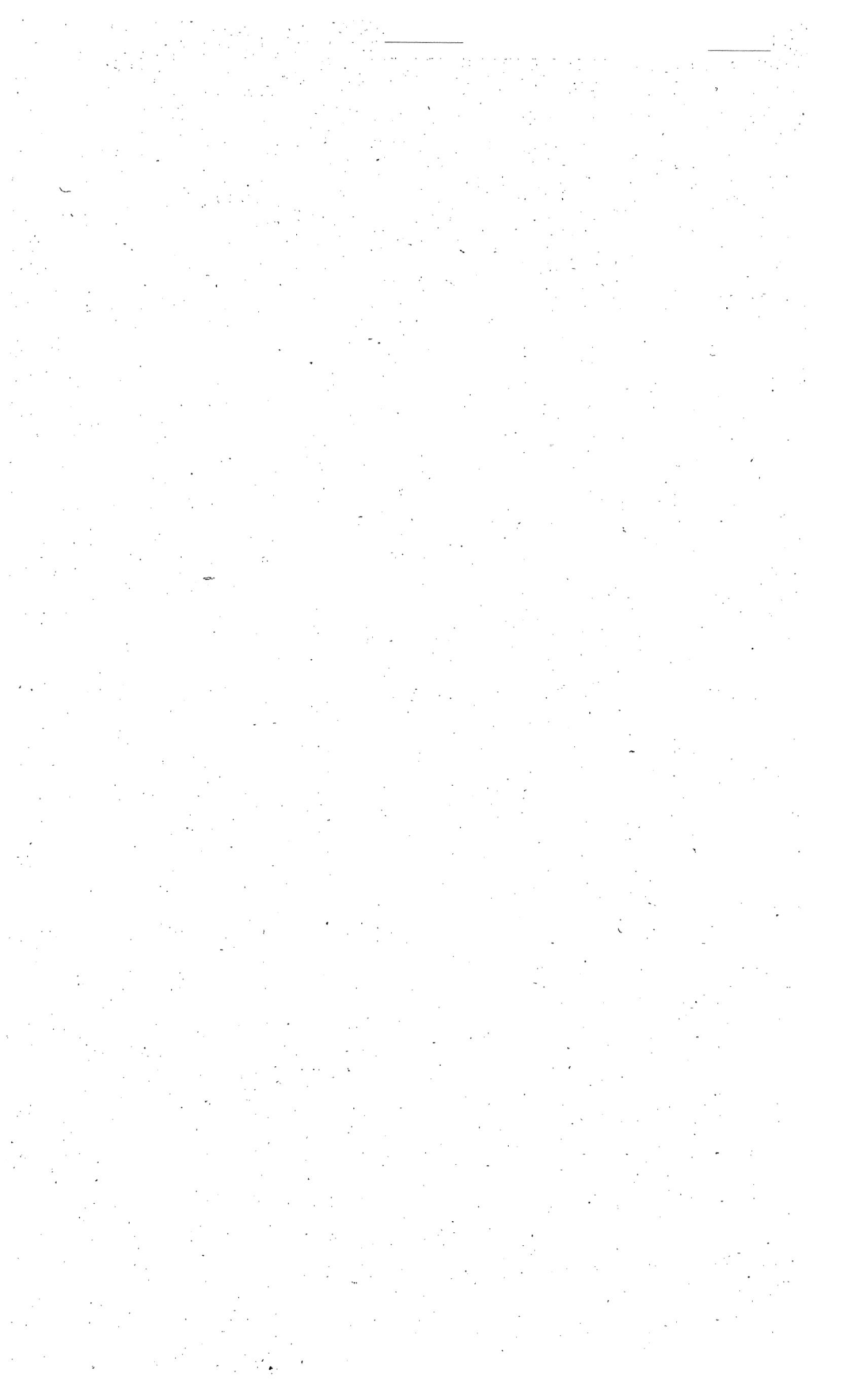

www.ingramcontent.com/pod-product-compliance
Lightning Source LLC
Chambersburg PA
CBHW032328210326
41518CB00041B/1771